胃癌中医临证指要

主编　张光霁　朱爱松

科 学 出 版 社

北 京

内 容 简 介

　　本书是在现代医学对胃癌常规诊治知识基础上，结合了中医学胃癌相关理论的阐述，从胃癌发生发展的病因病机入手，广泛汲取当代名家的辨治经验，对其进行详尽深入的剖析，并以此为据，因证立法，随法遣方用药。特别是针对处于不同阶段的胃癌及其常见并发症的中医辨证论治以及中医康复进行了规范而详细的阐述，同时甄选了常用胃癌相关中药的相应知识。

　　本书适合中医临床、科研、教学人员，以及中医爱好者研读参阅。

图书在版编目（CIP）数据

胃癌中医临证指要 / 张光霁，朱爱松主编. —北京：科学出版社，2024.3
ISBN 978-7-03-078089-8

Ⅰ.①胃…　Ⅱ.①张…　②朱…　Ⅲ.①胃癌－中医治疗法　Ⅳ.①R273.52

中国国家版本馆 CIP 数据核字（2024）第 039696 号

责任编辑：李　媛　鲍　燕 / 责任校对：张小霞
责任印制：赵　博 / 封面设计：蓝正设计

科 学 出 版 社 出版

北京东黄城根北街 16 号
邮政编码：100717
http://www.sciencep.com

中煤（北京）印务有限公司印刷
科学出版社发行　各地新华书店经销

*

2024 年 3 月第 一 版　　开本：787×1092　1/16
2024 年 9 月第二次印刷　　印张：10 1/2
字数：269 000

定价：68.00 元
（如有印装质量问题，我社负责调换）

编 委 会

主　编　张光霁　朱爱松

副主编　陈滨海　白　洁　楼招欢　李晓娟　姜涛

编　委 （以姓氏笔画为序）

白　洁　朱爱松　杜仲燕　李晓娟

余洁茹　张光霁　陈滨海　姜　涛

赵海燕　徐楚韵　楼招欢

序

胃癌是目前全球最常见的恶性肿瘤之一，其患病率和死亡率居高不下。不同国家和地区胃癌的发病率和死亡率存在显著差异，其中欧洲东北部、亚洲东北部以及拉丁美洲是胃癌的高发地区。在这些高发国家中，日本、智利、哥斯达黎加、中国以及一些北欧国家尤为明显。

作为胃癌发病的大国，中国每年约有 50 万人被确诊为胃癌，将近 40 万人因此丧生。在中国，胃癌已成为癌症新发病例数第三高的疾病，也是造成癌症死亡的首要原因之一。近几十年来，我国胃癌患病率呈下降趋势，尤以远端胃癌减少为最。相对的，近端胃癌却呈持续上升趋势。胃癌患病率与年龄、性别等多种因素密切相关。1988～2017 年 30 年间的统计结果显示，中国城市居民胃癌死亡率低于乡村居民，女性居民死亡率低于男性居民。虽然中国胃癌死亡率总体呈现出下降的趋势，但下降趋势在城乡之间、不同年龄层之间仍然存在较大差异。乡村居民胃癌死亡率下降速度较快，而城市居民胃癌死亡率下降速度相对较缓，年龄和性别方面的分析表明，城市 50～65 岁男性、65～69 岁女性和乡村 30～40 岁、80～84 岁居民的胃癌死亡率没有出现下降趋势。

然而，胃癌所带来的疾病负担不可忽视。以江苏省为例，1990～2019 年的 30 年间，由胃癌导致的伤残调整生命年(DALY)主要由早死亡寿命损失年(YLL)构成，占比高达 95%以上。此外，伤残寿命损失年在 DALY 中所占比例也在逐渐增加，从 1990 年的 0.98%升至 2019 年的 2.27%。随着人口老龄化趋势的加剧，我国未来胃癌的发病人数将持续居于高位，因此加强胃癌的防控工作势在必行，提高公众的健康意识和健康素养，促进胃癌早期筛查和早期治疗的推广是至关重要的。只有通过健康教育和健康促进措施，加强社会医疗资源的合理配置，推动多学科协作以及引入先进的诊疗技术，才能真正降低胃癌的发病率和死亡率，最终为人民的健康福祉做出更大的贡献。

张光霁

2023 年 8 月

前　言

随着疾病谱的变化,生物医学的局限性凸显。近年来,中医药发展事业顶层设计不断完善,中医药的临床实践从整体出发,还器官为患者,还症状为疾病,还检查为临床,实现了身心并重、防治并行,越来越深入人心,发生了质的飞跃。胃癌属于中医学的"反胃""噎膈""胃脘痛""痞满""呃逆""积聚"等病证范畴,是严重危害人类健康的重大疾病。在传统的手术、化疗、放疗手段不断优化,新兴的靶向治疗、免疫治疗等研究结果层出不穷的基础上,中医药辨治胃癌不仅能够切实有效地改善患者的治疗效果,也为胃癌防治开拓了新的思路,提供了新的方法。作为"胃癌发病大国"的中国,确证胃癌发病的机理和有效防治的方法,已成为医学界的研究热点之一,也是实现"健康中国2030"战略目标的重要途径。

本书是国家重点研发计划中医药现代化专项《基于"瘀毒郁互结"核心病因病机异病同治方案的创新研究与应用》(项目编号:2019YFC1708700)和国家自然科学基金重点项目(项目编号:82030119)的研究成果,基于胃癌的现代医学诊疗方案,结合中医学理论的特点,广泛汲取当代名家的辨治经验,从胃癌发生和演进的病因病机着手,对其进行详尽深入的剖析,并以此为据,因证立法,随法遣方用药。特别是针对胃癌及其常见并发症的中医辨证论治进行了规范而详细的阐述。这对临床中医治疗胃癌具有较强的参考价值。

为了使广大读者能够更清晰地了解中医辨治胃癌的思路,为患者提供更加规范的中医诊疗方案,本书以精简的篇幅提供了尽可能详尽的立法遣药信息,并对证型辨治的思路和重要注意事项进行了详细的解释说明,使之易于理解应用。

在本书编写过程中,得到了佟欣老师和研究生陈文君、蔡妍、王如洁、尹悦、杨楚琪、刘月颖、冯叶雯、王赞、李婷、赵正奇、吴含章、黄雪茹、吴梦婷、苏行、安庆文、钱力汇等同学的帮助。

最后,本书的不断完善离不开读者的支持和理解,如有不足之处,欢迎指正。

编　者

2023 年 8 月

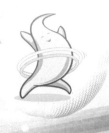

目　录

第一章

胃癌的现代医学概述

胃癌是严重危害人类健康的重大疾病，据《2021 年全球癌症统计》显示，全球范围内胃癌发病率在所有癌症中占到第五位，其中，在亚洲国家的发病率占据首位，胃癌成为癌症导致死亡的第三大因素。目前，胃癌的主要治疗手段包括手术、放化疗及分子靶向治疗等。然而，无论是手术、放化疗还是分子靶向治疗在改善患者生存质量、延长肿瘤患者生存期方面都还有很大提升空间。因此，迫切需要寻找新的治疗方案，在控制肿瘤生长转移的同时，提高中晚期肿瘤患者的生存率和生活质量。

第一节　流　行　病　学

一、发病率与死亡率

胃癌是目前最常见的恶性肿瘤之一，已成为发生率位居世界第五的癌症，其死亡率高达 75%。相关统计数据表明胃癌已成为癌症死亡原因的第三位。不同国家和地区胃癌发病率和死亡率存在很大的差异。全球范围内发病率 30/10 万以上的国家分布在欧洲东北部、亚洲东北部和拉丁美洲。胃癌在全球的高发国家主要有日本、智利、哥斯达黎加、中国及部分北欧国家。作为胃癌发病大国，中国每年约有 50 万人确诊胃癌，将近 40 万人死于该病。在中国胃癌新发病例数在癌症发病数中排名第三，胃癌死亡人数亦在癌症死亡人数排名的前三。

近几十年来，胃癌的发病率在我国呈下降趋势。胃癌发病率的下降主要是由远端胃癌的发病率下降造成的。相反，近端胃癌的发病率则呈持续上升状态。此外胃癌的发病率与年龄、性别等有一定的关系，流行病学统计结果显示 1988～2017 年 30 年间，在中国，城市居民胃癌死亡率低于乡村居民，女性居民死亡率低于男性居民。虽然中国胃癌死亡率总体呈现出下降的趋势，但下降趋势在城乡之间、年龄之间仍然存在较大差异。乡村居民胃癌死亡率下降速度增快，而城市居民胃癌死亡率下降速度基本保持不变。在年龄和性别中，城市 50～54 岁男性居民、65～69 岁女性居民，以及乡村 30～40 岁、80～84 岁居民的胃癌死亡率无下降趋势。此外胃癌的疾病负担仍然较重，以江苏省为例，1990～2019 年的 30 年间，由胃癌导致的伤残调整生命年（DALY）以早死亡寿命损失年（YLL）为主要构成部分，占比始终高于95%，而伤残寿命损失年（YLD）在DALY中的构成比从1990年的0.98%增加至2019年的2.27%。随着人口的老龄化，未来我国胃癌发病的实际人数仍将居高不下，胃癌的防控形势仍然严峻，加强防控刻不容缓。

二、常见危险因素

尽管由于幽门螺杆菌的鉴定和治疗增加，胃癌的发病率有所下降，但胃癌仍然是全球最常见的癌症之一，死亡率很高。有大量证据表明，酒精、加工食品、高盐摄入量、高脂肪摄入量和含有动物产品（肉类、鸡蛋和乳制品）的食物会增加患胃癌的发病风险。

（一）饮食因素

1. 盐腌食品

WHO专家认为高盐（盐浓度>10%），以及熏制、腌渍食物是胃癌发生的危险因素。研究表明经常食用高浓度盐会损伤胃黏膜，胃腔内壁细胞萎缩脱落，通常表现为黏膜变性坏死从而增加了机体对致癌物质的易感性，促进DNA合成和细胞增殖，最终导致胃癌。腌渍食物中含有大量的硝酸盐，在胃部可以被还原菌转变为亚硝酸盐，同食物中的胺结合成亚硝酸胺，具有极强的致癌性。如我国东南部沿海地区是胃癌高发地区，鱼露是当地居民传统自制调味品。研究发现，鱼露含有丰富的N-亚硝基化合物前物质，经亚硝化后具有很强的突变性和致癌性。世界胃癌高发国家韩国，人们喜食泡菜。

2. 霉变食物

全球近几十年来胃癌发生率下降，普遍认为可能与冰箱的推广，食物保鲜和霉变减少有关。我国胃癌综合考察报告指出胃癌高发地区粮食与食物霉菌污染严重，高发区慢性胃病患者空腹胃液真菌检出率显著高于低发区。现研究较多的为黄曲霉素（AFT）、杂色曲霉毒素（ST）、镰刀毒素（FC）等。杂色曲霉菌占优势产毒菌的第一位，并与胃内亚硝酸盐的含量及慢性病变的严重程度呈正相关。研究证实真菌可产生众多可致癌的毒素，且真菌自身能合成亚硝胺，从而起到致癌作用。

3. 乙醇

近年对于乙醇造成的胃黏膜损伤机制研究主要集中于几个方面。①直接损伤：乙醇使得胃黏膜上皮细胞完整性破坏，引起H^+反弥散，从而加重损伤。②黏膜下血管损伤：乙醇主要引起血管内皮损伤，扩张血管，使血液流速减慢，引发小血管破裂，血浆向外渗出，黏膜下出血等，胃黏膜屏障被破坏，同样引发H^+反弥散，进一步加重黏膜损伤。③炎性介质：黏膜受损后，在局部易积聚大量炎性介质，中性粒细胞聚集浸润，加重局部损伤程度。④H^+逆流：部分患者体内，乙醇引起血管扩张，胃酸一过性分泌过多，而黏膜完整性遭到破坏，H^+逆流增加，加深了黏膜部的损伤。⑤上述机制中，乙醇导致黏膜水肿、充血、糜烂，故乙醇摄入可以增加胃癌的发病风险。

（二）Hp 感染

幽门螺杆菌（*Helicobacter pylori*，Hp）是世界广泛分布的病原菌，在人群中具有较高的感染率。全世界大约 50% 的人口感染 Hp，在发展中国家感染率更高，我国人群的平均感染率在 58.07% 左右。世界卫生组织在 1994 年宣布 Hp 为人类胃癌 I 类致癌原。多数感染者并无临床症状或仅表现为慢性浅表性胃炎，但 Hp 感染者消化性溃疡和胃癌的发生率仍较高，分别为 17% 和 1%。Hp 感染是导致胃炎及慢性消化性溃疡的重要因素之一，而胃炎所引起的肠上皮化生与异型增生，常被视作胃癌前病变。Hp 黏附性较强，长期 Hp 感染可经多途径诱发慢性萎缩性胃炎、浅表胃炎、肠上皮化生、不典型增生等病变，均对胃癌发生发展起一定促进作用。患者感染 Hp 后，Hp 可以通过影响氧化应激、DNA 甲基化以及细胞增殖等病理过程介导胃上皮的炎症反应，继而导致 DNA 损伤、凋亡、自噬、异常细胞增殖等，最终为癌症发展提供病理基础。

（三）环境因素

我国胃癌高发地区集中于长江中下游沿岸地区和靠海一带，这些地区独特的地理位置及气候共同导致了胃癌的高发。以福建省为例，福建省的胃癌发病率具有明显的地理分布特点，以莆田和长乐两县胃癌高发。从地形上看，莆田、长乐位于"Z"字形大断裂带上；从地貌上看，莆田、长乐位于火山岩或泥炭区。这些流经地区多含铅、锌等元素，这些元素均被认为与胃癌有关。此外中部地区的河北省赞皇县胃癌发病率也较高。赞皇县地貌特征可分为东北部丘陵地带和西南部深山区。西南部深山区如嶂石岩年平均发病率为 115.79/10 万，而东北部丘陵地带如城关镇仅为 36.61/10 万。赞皇县深山区胃癌发病率明显高于丘陵地带。

（四）遗传因素

肿瘤流行病学、临床统计学和病因学实验研究发现，肿瘤与遗传有着密切关系，遗传因素在肿瘤发生过程中起着重要作用。遗传因素在胃癌病因中至关重要，特别是在环境致病条件作用下，机体内某些基因发生改变，从而导致细胞增殖与分化的平衡失调，使细胞发生癌变。胃癌家族聚集倾向仅次于直肠癌和乳腺癌，其发病风险是普通人的 1.5～3.5 倍。研究表明胃癌的遗传易感基因与胃癌的发生发展也有密切的关系。根据胃癌遗传易感基因的功能可以将其分成几个大类：①胃黏膜保护基因：包括 *MUC1*、*MUC2*、*MUC5AC*、*MUC6*、三叶肽家族基因等；②免疫反应相关基因：包括白介素基因、人类白细胞抗原基因、肿瘤坏死因子基因等；③代谢酶相关基因：包括 *CYP1A1*、*CYP2E1*、*CYP2C19* 等；④DNA 修复基因：包括 *MTHFR*、*XRCC1*、*HOGG1* 等；⑤肿瘤抑制基因：包括 *p53*、*CD72*、*NM23* 等。

第二节　病理表现

胃癌可发生在胃的任何部位，最多见于胃窦部（超过 50%），其次分别是胃小弯、贲门、胃体和胃的其他部位。

一、癌前状态

（一）慢性萎缩性胃炎

慢性萎缩性胃炎表现为黏膜固有层有炎性细胞浸润和腺体萎缩。根据腺体部分的厚度和整个黏膜厚度的关系，可分为轻度、中度和重度慢性萎缩性胃炎。明显的萎缩性胃炎肉眼和内镜下表现为胃黏膜薄而光滑，并可见明显的黏膜下血管，由于肠上皮化生常呈灶状不均衡增生，胃黏膜表面常见颗粒样隆起。慢性萎缩性胃炎的决定性因素之一便是 Hp，90%以上慢性萎缩性胃炎均有 Hp 感染阳性。临床胃痛病例常有慢性萎缩性胃炎症状，慢性萎缩性胃炎则常发生胃底黏膜肠上皮化生与幽门化生。

（二）胃息肉

胃息肉，主要分为增生性和腺瘤性，增生性占到 75%以上，其直径在 2cm 以下者癌变率为 0～4%，恶变的基础可能是出现了上皮不典型增生。腺瘤性息肉是由管状或乳头状结构构成的局限性不典型增生病灶。西方国家中腺瘤系指外观多为单个的隆起病灶。然而在日本，腺瘤的定义涵盖包括隆起型、扁平型、凹陷型在内所有外观不典型增生的病灶。腺瘤的癌变率因大小和组织学类型而存在差异，腺瘤直径小于 2cm 时，其癌变率约为 2%；当直径大于 2cm，癌变率达 40%～50%。扁平型腺瘤有较高的癌变倾向。

（三）残胃

在因良性病变切除胃大部分后 5～10 年，患胃癌的概率明显升高。这是因为胃大部切除术后幽门功能丧失，十二指肠液极易引起碱性反流性胃炎，反流液中多种胆胰液成分溶解黏膜上皮脂蛋白层，对胃黏膜屏障功能造成破坏；同时由于切除了胃窦，胃泌素的分泌明显减少，胃黏膜的营养供应受到影响，胃黏膜萎缩，更易导致萎缩性胃炎的发生。因胃被大部分切除，胃酸的分泌减少，胃内硝酸盐还原酶阳性菌生长繁殖加快，并促进亚硝基类化合物的合成，使胃黏膜易受致癌物影响，导致残胃癌。文献报道残胃癌的发生率在 1%～5%。与比尔罗特（Billroth）Ⅰ式吻合术相比，BillrothⅡ式吻合术后十二指肠液的反流程度更为严重，故其术后残胃癌的发生率远比 Billroth Ⅰ式吻合术后为高。

（四）胃溃疡

临床及动物研究均已证实慢性胃溃疡最终可以发生恶变。豪瑟（Hauser）从组织病理学证实溃疡边缘有癌变，由此提出溃疡癌变诊断标准：①局部黏膜层完全破坏；②溃疡边缘黏膜肌层与肌层融合；③溃疡底部胃壁高度纤维化及动脉硬化；④溃疡边缘有早期癌灶。然而，恶性溃疡能愈合—复发—恶化，反复发作，以上标准同样适用于癌性溃疡。以往根据 Hauser 的标准高估了溃疡的恶变率。目前认为胃溃疡极少恶变，溃疡边缘的黏膜上皮于反复炎症刺激下和修复过程中出现不典型增生，进而有癌变可能，但癌变率不超过 5%。

（五）其他癌前疾病

1. 胃巨皱襞症

胃巨皱襞症病因不明，多被认为是错构瘤或与自身免疫有关，癌变率约为10%。

2. 恶性贫血

美国一项对4517名恶性贫血患者20年的追踪随访发现，恶性贫血患者胃癌发病率为正常人的2.9倍。

3. 遗传性非息肉病性结直肠癌（HNPCC）、结肠息肉病（包括家庭性腺瘤性息肉病和黑斑息肉病）

胃癌可作为该病的一种肠外表现形式。

二、癌前病变

（一）胃黏膜不典型增生

多数胃癌伴有不典型增生阶段，并多于胃癌之前出现。胃癌多阶段发生理论中，不典型增生为萎缩与浸润癌变之间的阶段。不典型增生多表现为扁平病灶、息肉样生长病变，局限于胃黏膜上皮层，细胞增生明显，伴有细胞大小、形状和方向的异常。黏液分泌减少或消失，核浆比例增加，核的极性消失，呈假复层结构。核分裂象多见，有些为不典型性核分裂象。这些细胞的异常伴有腺体结构的紊乱，导致腺管密集，腺腔内皱褶及腺体出芽和分支。不典型增生应与反应性或再生性增生区分开来，后者常常发生在黏膜损伤的部位。

不典型增生常分为两类：高级别与低级别上皮内瘤变。其中低级别上皮内瘤变表现为黏膜结构轻度改变，包括芽状或分支状的管状结构，管腔内可见乳头，隐窝延长呈锯齿状并有囊性变。腺体由增大的柱状细胞排列而成，无或有极少黏液。圆形或卵圆形的细胞核常排列成假复层，位于异型增生的导管浅表部的增生区。高级别上皮内瘤变的腺体密集，且结构扭曲增多，细胞也有明显的异型性。导管形态不规则，常可见分支和折叠，无间质浸润。黏液分泌缺乏或仅有少量分泌。深染的细胞核形态多样，常呈雪茄形，多排列成假复层结构，常见突出的嗜双色性核仁。增生活性增强可见于整个上皮。当异型增生的组织浸润至黏膜固有层或穿透黏膜肌层时就可以诊断为癌。低级别上皮内瘤变发生浸润癌的危险性小，为0～23%；高级别上皮内瘤变发生浸润癌的危险性高达60%～85%。

（二）肠上皮化生

肠上皮化生多发于胃窦，并可逐渐向移行带及体部小弯侧扩展，分为完全型肠上皮化生（小肠型或Ⅰ型）和不完全型肠上皮化生（Ⅱ型）两种类型。完全型的肠上皮化生，胃黏膜结构形态几乎与小肠一样，不完全型则杯状细胞间有分泌黏液的柱状细胞而缺乏吸收细胞。组织化学染色完全型肠上皮化生出现的黏蛋白主要是涎黏蛋白，不完全型肠上皮化生中则有中性黏蛋白（ⅡA型）或硫黏蛋白（ⅡB型）。完全型肠上皮化生常未见Hp感染，而不完全型肠上皮化生多伴Hp感染。

有研究显示肠上皮化生发生胃癌的危险度为6.4。ⅡB型肠上皮化生与肠型胃癌联系紧密，但是否将其视作癌前病变仍存在争议。以下现象支持ⅡB型肠上皮化生为胃癌的癌前病变：①早期胃癌可看到肠上皮化生移行于胃癌的形态学变化；②部分胃癌细胞形态与肠上皮化生细胞有一定相似性；③二者酶的分布也类似；④肠上皮化生常见部位与胃癌好发部位多一致，主要为胃窦部小弯侧；⑤流行病学研究显示，肠上皮化生与肠型胃癌多发于男性及高龄患者。胃癌地区发病率常与肠上皮化生发病率及严重程度呈正相关。卡萨罗（Cassaro）等发现，累及整个胃小弯或全胃的肠上皮化生比灶性或以胃窦为主的肠上皮化生与胃癌的关系更加密切，同时他们还注意到ⅡB型肠上皮化生的存在与肠上皮化生的范围相关。

三、浸润与转移

胃黏膜上皮癌变后首先在黏膜内蔓延扩散，黏膜肌层的屏障作用使黏膜内癌可以长期不向深层浸润。肿瘤突破黏膜肌层后可向外依次侵犯黏膜下层、浅肌层、深肌层、浆膜下层、浆膜层以及大小网膜、肝、胰腺、横结肠、脾等邻近脏器。胃癌浸润时，可发生血管和淋巴管的侵入，形成癌栓。当淋巴管有癌栓形成时，易伴有淋巴结转移，血管有癌栓形成时，易伴有远处转移。胃癌在胃壁内的浸润扩散与肿瘤生长方式有关，一般呈弥漫浸润性生长的肿瘤在胃壁浸润范围较广泛并可以向贲门侧或幽门侧浸润累及食管或十二指肠。贲门癌易沿黏膜下层蔓延向上浸润食管，浸润范围有时可距肿瘤边缘6cm以上，胃窦癌浸润十二指肠多不超过幽门下3cm。

（一）淋巴转移

胃壁各部均有淋巴管存在，黏膜下层、浆膜下层尤为丰富，淋巴转移是胃癌转移主要方式。淋巴转移多由近及远，但也存在"跳跃式"转移现象。胃癌淋巴转移率除与所处病期相关外，与肿瘤的组织型同样关系密切，博尔曼（Borrmann）Ⅲ、Ⅳ型胃癌比其他型均更易发生淋巴转移，Borrmann Ⅰ、Ⅱ型胃癌则相对晚地发生淋巴转移；组织类型中：低分化腺癌、黏液腺癌和印戒细胞癌者更易发生淋巴转移。

（二）血行转移

胃癌于晚期时，常发生血行转移。隆起型早期胃癌，其中的高分化乳头状腺癌和管状腺癌更倾向早期发生血行转移。肝转移最多见，常见的其他转移部位包括肺、骨、肾、肾上腺、脑等。

（三）种植转移

胃癌细胞穿透浆膜后，可脱落种植于大小网膜、腹膜或腹腔脏器表面。由于重力作用，癌细胞下沉至盆腔，于直肠膀胱（子宫）陷凹内形成种植结节。其中，分化程度较差的印戒细胞癌、黏液腺癌，以及低分化癌均易发生种植转移。腹腔种植转移也是胃癌术后复发的最常见类型，多表现为腹腔积液、癌性腹膜炎和不完全性肠梗阻。

（四）卵巢转移

卵巢转移性癌多来自胃癌，临床多以双侧卵巢转移多见，其机制及途径尚未完全明晰，可能为腹膜种植转移或经淋巴逆流或血行转移而来。

第三节　诊断与分期

随着影像技术的发展，胃癌分期也更加准确。一项荟萃分析结果表明，超声内镜下胃癌原发肿瘤诊断的敏感度和特异度分别为 86% 和 91%；区域淋巴结转移诊断的敏感度和特异度分别为 69% 和 84%；超声内镜在诊断胃癌是否有黏膜侵犯方面有一定局限性。

一、影　像　学

（一）X 线检查

1. 概述

X 线钡餐检查是胃癌检测的一项重要手段，其诊断确诊率可高达 90%。X 线钡餐检查包括单重对比造影和双重对比造影。不仅可以充分显示肿块型和溃疡型胃癌，对于主要向黏膜下层生长的胃癌也有较高的诊断价值。胃癌的检出率和诊断准确率与检查设备、检查技术以及检查医师的经验密切相关；肿瘤大小、位置和形态也是影响检出率的因素。此外，X 线钡餐检查只能大致显示病灶范围，且难以进行肿瘤分期。

2. 早期胃癌的 X 线诊断

按病理形态和 X 线表现，早期胃癌一般分为以下 4 种类型。

（1）隆起型（Ⅰ型）：肿瘤呈盘状隆起，高度超过 5mm，基底宽，形态规则或稍不规则，多数境界清楚，少数境界欠清。可见圆形或不规则形隆起，表面呈小结节状，常伴小龛影，为肿瘤糜烂或小溃疡形成所致。病变局部胃小区破坏消失，胃蠕动可轻度受限。

（2）浅表型（Ⅱ型）

1）浅表隆起型（ⅡA 型）：隆起高度<5mm。局部胃小区破坏，黏膜呈颗粒状或结节状隆起。除了病变高度外，其余 X 线表现与隆起型表现相仿。

2）浅表平坦型（ⅡB 型）：肿瘤局部无明显隆起或凹陷。在各型早期胃癌中，此型检查技术要求最高，也最容易漏诊或误诊。低张、颗粒大小不同的钡剂混合应用，以及充足的气体是发现病灶的关键。

3）浅表凹陷型（ⅡC 型）：肿瘤凹陷深度<5mm。局部胃轮廓突起，呈浅表或盘状腔外龛影，龛影深度不超过 5mm，直径远大于深度，表面不规则；龛影周围黏膜轻度增粗，指状压迹少见；局部胃蠕动轻度受限。

（3）凹陷型（Ⅲ型）：其凹陷深度在 5mm 以上，为早期胃癌最常见类型，较容易被发现。肿瘤表面高低不平，呈小结节状或颗粒样改变。边缘规则或不规则，部分呈锯齿状。龛影周围黏膜中断，呈杵状或呈融合状，与进展期恶性溃疡有些类似，但程度较轻。

（4）混合型：具有上述两型以上的特征，以ⅡC+Ⅲ型较多见。直径 1cm 以下的小胃癌可表现为隆起、凹陷或平坦型，X 线低张气钡双重造影表现与早期胃癌相仿。小胃癌的确诊需结合胃镜检查。

3. 进展期胃癌的 X 线诊断

进展期胃癌的 X 线表现多样，容易诊断，大致可分为以下 4 种类型。

（1）肿块型：在人体形态上，肿瘤呈息肉状或巨块状向胃腔隆起，表面高低不平，常伴有糜烂和溃疡，境界多清楚。X 线显示息肉状或菜花状充盈缺损，表面可有小溃疡凹陷，境界多清楚，局部胃蠕动消失，邻近黏膜、胃壁正常。

（2）溃疡型：由于细胞分化、肿瘤生长速度不均匀以及血液供应不足等因素，溃疡型胃癌多先形成肿块，在肿块基础上发生坏死。

（3）浸润型：又分为弥漫型和局限型。肿瘤沿胃壁浸润生长，胃壁黏膜下层和肌层广泛受累，胃壁僵硬，黏膜增宽、平坦，表面粗糙。X 线表现为胃腔变小，形态固定，胃蠕动表浅或消失，胃黏膜增粗或消失，病变广泛时胃呈典型的"革袋状"，虽无蠕动，但胃排空增快。

（4）混合型：胃癌病灶可同时有上述一种或几种表现，肿块型常伴有溃疡，溃疡型伴有肿块，所有肿瘤多有不同程度的浸润，难以鉴别时，称为混合型。

（二）CT 检查

1. 概述

腹部 CT 扫描不仅可以显示胃壁的解剖分层，而且有助于显示胃癌病变范围、浸润深度、淋巴结转移、腹腔和盆腔种植以及脏器转移，由于 CT 对早期胃癌敏感性较低，不推荐使用 CT 作为胃癌初诊的首选判断方法，但是目前胃癌术前分期诊断首选的影像手段。为保证 CT 扫描质量，原则上 CT 检查前患者应空腹，检查时应先服 500～800ml 的水将胃适当扩张，没有良好的扩张通常难以判断胃壁增厚的意义。

CT 判断胃癌淋巴结转移的准确率相对较低，主要原因在于淋巴结大小仍是判断肿瘤是否发生淋巴结转移的首要标准，总的来说，CT 通常会低估 N 分期，敏感性为 40%～70%。多排螺旋 CT 薄层增强扫描，配合适当的窗宽、窗位，可以显示更多较小淋巴结，判断淋巴结转移的敏感性和特异性明显提高。此外，CT 对诊断胃癌腹膜种植和血行转移亦有较大价值。

2. 胃癌的 CT 表现

病变胃壁局限性不规则增厚，隆起型胃癌可表现为广基的分叶状软组织肿块凸向胃腔；浸润型胃癌多表现为胃壁局限性或弥漫性增厚；溃疡型胃癌多表现为胃壁增厚伴溃疡形成。肿瘤密度较邻近胃壁高，与正常胃壁分界多较清楚。肿瘤表面不规则，常见结节状隆起或溃疡。浆膜面光整或毛糙，与肿瘤是否累及有关。动态增强扫描胃癌的强化特点与肿瘤分型、细胞分化以及微血管密度有关。多数病变动脉期病灶呈中度或显著强化，黏膜线中断，黏膜与黏膜下层分界消失。黏膜下层或肌层受累时，局部呈中度强化，密度低于相应部位的黏膜病灶。门静脉期病灶多呈持续强化，程度与动脉期相仿，少数肿瘤强化程度可较动脉期有所增强或减弱。

CT 可显示腹部转移肿大淋巴结，如胃周淋巴结，胃左动脉、肝总动脉、腹腔动脉周围及肝十二指肠韧带淋巴结，特别是肠系膜根部和腹主动脉旁淋巴结。肠系膜根部或腹主动脉旁淋巴结转移肿大常意味着肿瘤不能根治切除。

胃癌腹膜种植初期多表现为腹膜或网膜小结节，直径<5mm 的种植灶，CT 扫描常难以检出，若有腹腔积液表现则多提示腹膜广泛种植转移。网膜种植后期大网膜常挛缩，表现为"网膜饼"——胃前下方大片块状软组织影，与前腹壁分界不清，常合并明显腹腔积液。肠系膜转移表现为肠系膜根部放射状、条索状增粗影。卵巢克鲁肯贝格瘤表现为附件实质性或囊实性肿

块，中等程度强化。胃癌血行转移多见于肝、肺、肾上腺、骨和肾，脑转移较少见，CT 是检测这些转移灶的最佳手段。胃癌肝转移的典型表现为"牛眼征"，动态 CT 增强最具诊断价值。此外，胃癌肝包膜下转移较其他转移性肿瘤多见。

（三）MRI 检查

MRI 在检测胃癌原发病灶、淋巴结转移、远处转移等方面的价值与 CT 相类似。采用特殊检查序列，MRI 可显示胃壁黏膜层、黏膜下层、肌层、浆膜层以及胃周脂肪间隙。MRI 增强扫描可显示早期胃癌胃黏膜异常强化，并可判断胃癌累及胃壁的深度和范围。与 CT 相似，MRI 也是通过测定淋巴结大小作为判断胃癌淋巴结转移的依据。与 CT 不同的是，MRI 特异性对比剂的使用在鉴别转移肿大淋巴结和炎性肿大淋巴结方面有一定价值。与 CT 扫描相似，MRI 检查也会低估 N 分期。此外，MRI 检查还常用来判断 CT 不能确定性质的肝脏病灶。

（四）PET 检查

正电子发射计算机断层扫描显像（PET）检查是通过探测人体内代谢功能的动态变化来诊断肿瘤性病变，通常采用氟脱氧葡萄糖（FDG）作为示踪剂。初步研究显示，PET 检查可用于辅助胃癌的术前分期、随访复发、对治疗的反应以及判断预后。正常胃壁中等程度摄取 FDG，60%～96% 的胃癌原发灶能够在 PET 上显示。与其他基于解剖的影像学诊断技术不同，PET 最大的优点是检查结果反映的是代谢功能的改变，有助于判断病变良恶性。PET 与 CT 检测区域或远处淋巴结转移的准确率大体相当。PET 在诊断肝、肺等远处转移方面更敏感，但对骨转移、腹膜转移和胸膜转移的诊断则不如 CT 敏感。

PET 判断胃癌术后复发的敏感性为 70%，特异性为 69%，检查结果阴性者比阳性者有更长的生存期。PET 在判断胃癌新辅助化疗的疗效方面有特殊的价值。此外，PET 检查中示踪剂摄取程度有预后判断价值，高 FDG 摄取与肿瘤大小、浸润深度和淋巴结转移有关，高 FDG 摄取的胃癌生存率显著低于低 FDG 摄取的胃癌。由于 FDG 摄取还与组织类型有关，印戒细胞癌和黏液腺癌在 PET 预后判断中属于例外。

（五）内镜检查

1. 概述

胃镜的发展经历了硬式胃镜、纤维胃镜、电子胃镜 3 个阶段。目前，胃镜检查已成为确诊胃癌的最重要手段，并可用于胃癌高危人群筛查。电子胃镜最大的特点是在纤维胃镜的头端安装了微型摄像系统，图像能够清晰显示在监视器的屏幕上，分辨率高，便于图像保存和交流。电子胃镜的诞生不仅极大地推动了胃镜检查的广泛开展，而且为开展内镜治疗铺平了道路。

胃镜检查的优点在于不仅可以直接观察病变的部位和形态，而且可以取得活检组织，定性诊断准确率极高。目前胃镜观察胃腔内部已无盲区，通常在病灶的边缘和中心区都应进行活检。早期胃癌胃镜诊断准确率差异较大，应用刚果红-亚甲蓝联合染色法可提高对小胃癌及微小胃癌的肉眼识别率。泌酸区黏膜被刚果红-亚甲蓝染成蓝色或黑色，肠上皮化生及胃炎区被染成红色，但在肿瘤病灶区域，经 2～5 分钟后褪色。

2. 早期胃癌的胃镜表现

（1）隆起型早期胃癌：包括Ⅰ型和ⅡA型，病变呈息肉样隆起，表面高低不平呈结节状或颗粒状，隆起的顶部可有浅表溃疡和坏死组织，隆起边缘不规则，有缺刻样改变。

（2）平坦型早期胃癌：主要是指ⅡB型，病变部位黏膜色泽改变，呈局限性或较广泛的黏膜发红、变色或褐色等色泽变化。病灶不高出黏膜面，局部黏膜平整似熨烫样，但黏膜表面多较粗糙呈颗粒状，与周围正常黏膜无明显分界。

（3）凹陷型早期胃癌：包括ⅡC型、Ⅲ型及ⅡC型＋Ⅲ型，表现为浅表的糜烂凹陷和溃疡，深度一般不超过2～3mm，边缘呈不规则锯齿状，癌组织局限于黏膜层时病灶与周围黏膜界线不清，肿瘤浸润到黏膜下层时则境界多较清楚。凹陷中心部黏膜呈颗粒状或结节状，其中可残留岛状非癌性黏膜上皮。凹陷部位充血、发红，有不规则的苔和黏液附着，局部多伴出血。凹陷周围黏膜皱襞聚集，可突然中断、变细、膨大或融合。

3. 进展期胃癌的胃镜表现

（1）Borrmann Ⅰ型：病变隆起呈半球状或菜花状，肿块突入胃腔，表面呈结节或分叶状，常有充血、水肿、糜烂或溃疡形成，有时覆以污秽苔及分泌物，病灶边界较清楚，组织较脆，触之易出血。

（2）Borrmann Ⅱ型：表现为局限性溃疡，边缘呈不规则隆起，形成矮堤状或火山状，境界较清楚，病灶周围黏膜无明显的浸润感。溃疡底部高低不平，可覆以污秽苔，组织脆，易出血。

（3）Borrmann Ⅲ型：溃疡病变与 Borrmann Ⅱ型相似，通常更大、更弥漫，边缘无明显环堤状隆起，周围黏膜僵硬，有浸润感，与正常组织分界欠清，胃腔变形更为明显。

（4）Borrmann Ⅳ型：癌组织沿胃壁各层组织的间隙向四周扩散，使胃壁弥漫性变厚，胃腔变形变窄，充气后也不扩张，蠕动减弱或消失。黏膜水肿，皱襞粗大，表面高低不平或呈结节状改变，可见多发浅表糜烂或溃疡；有时病变处黏膜表面貌似正常。病变可局限于胃壁的一部分或广泛累及全胃。与前述3种类型的胃癌相比，此型胃癌活检假阴性率高，部分患者虽经反复多次活检也不能明确诊断，因此误诊者屡见不鲜。

二、肿瘤标志物

目前常用的胃癌血清肿瘤标志物主要包括酶类标志和蛋白类标志两大类。胃蛋白酶原（PG）是一类酶标志物，为胃蛋白酶前体，依据免疫原性质不同分为 PGⅠ和 PGⅡ。PGⅠ由胃底、胃体主细胞和颈黏液细胞分泌，而 PGⅡ除由上述细胞分泌外，尚可由贲门、幽门及十二指肠布伦纳（Brunner）腺产生，随着胃黏膜萎缩由幽门向贲门侧进展，血清 PG 水平及 PGⅠ和 PGⅡ比值随之下降。PG 检测的理论基础，一方面是基于 PG 下降与胃黏膜萎缩之间的关系；另一方面是基于胃黏膜萎缩是胃癌的高危因素之一。CEA、CA19-9、CA72-4、CA50 则为传统的蛋白类肿瘤标志物。

研究发现，几乎所有肿瘤标志物均与胃癌 TNM 分期及预后有关。胃癌治疗有效时血清肿瘤标志物水平下降，随访时血清水平升高常提示肿瘤复发或转移。上述肿瘤标志物用于胃癌诊断的敏感性与特异性均不理想，单独检测某项指标不足以确定胃癌诊断，联合检测较单项检测意义更大。目前临床上多以 CEA、CA19-9、CA72-4 测定为基础，配合以 CA125、CA242、CA-50、MUAg 等指标检测，主要用于判断预后和胃癌治疗后随访。此外，AFP 阳性的胃癌多为胃肝样腺癌，易出现肝转移，预后较差。手术前后 AFP 水平变化与手术疗效呈正相关，因此术后 AFP 动态监测对判断此型胃癌的预后有重要意义。

三、临床病理分期

合理而准确的分期是制定治疗方案等的基础。目前,国际上公认的有国际抗癌联盟(UICC)/美国肿瘤联合会(AJCC)的 TNM 分期,以及日本胃癌协会(JRSGC)制定的胃癌处理规约分期(1999 年)两大分期系统。其中,UICC/AJCC 分期在世界范围内被广泛认可并采用。

(一)UICC/AJCC 分期

该胃癌分期方案最新版(第八版)更新于 2016 年,现介绍如下。

1. T——原发肿瘤

T_X：原发灶无法评价。

T_0：无原发肿瘤证据。

T_{is}：原位癌：上皮内肿瘤未侵犯固有层,高级别不典型增生。

T_1：侵犯固有层,黏膜肌层或黏膜下层。

T_{1a}：侵及固有层或黏膜肌层。

T_{1b}：侵及黏膜下层。

T_2：浸润至固有肌层。

T_3：浸润至浆膜下结缔组织,但未侵犯内脏腹膜或邻近结构。

T_4：穿透浆膜层或侵及邻近结构。

T_{4a}：穿透浆膜层(腹膜脏层),未侵及邻近结构。

T_{4b}：侵及邻近结构和器官。

2. N——区域淋巴结

N_X：无法评价。

N_0：无区域淋巴结转移。

N_1：1~2 个区域淋巴结转移。

N_2：3~6 个区域淋巴结转移。

N_3：等于或多于 7 个区域淋巴结转移。

N_{3a}：7~15 个区域淋巴结转移。

N_{3b}：16 个及以上区域淋巴结转移。

3. M——远处转移

M_0：无远处转移。

M_1：有远处转移。

临床分期：根据原发肿瘤浸润深度、淋巴结转移和远处转移情况,确定胃癌临床分期,如表 1-1。

表 1-1　UICC/AJCC 胃癌临床分期

分期	T	N	M
0 期	T_{is}	N_0	M_0

续表

分期	T	N	M
ⅠA 期	T_1	N_0	M_0
ⅠB 期	T_1	N_1	M_0
	T_2	N_0	M_0
ⅡA 期	T_1	N_2	M_0
	T_2	N_1	M_0
	T_3	N_0	M_0
ⅡB 期	T_1	N_{3a}	M_0
	T_2	N_2	M_0
	T_3	N_1	M_0
	T_{4a}	N_0	M_0
ⅢA 期	T_2	N_{3a}	M_0
	T_3	N_2	M_0
	T_{4a}	N_1	M_0
	T_{4a}	N_2	M_0
	T_{4b}	N_0	M_0
ⅢB 期	T_1	N_{3b}	M_0
	T_2	N_{3b}	M_0
	T_3	N_{3a}	M_0
	T_{4a}	N_{3a}	M_0
	T_{4b}	N_1	M_0
	T_{4b}	N_2	M_0
ⅢC 期	T_3	N_{3b}	M_0
	T_{4a}	N_{3b}	M_0
	T_{4b}	N_{3a}	M_0
	T_{4b}	N_{3b}	M_0
Ⅳ期	任意 T	任意 N	M_1

（二）JRSGC 分期

由于日本学者认为 TNM 分期的详尽程度欠缺，JRSGC 制定了更加详尽的胃癌分期标准。与 TNM 分期不同，JRSGC 分期中，N 分期建立在原发肿瘤与转移淋巴结解剖学关系的基础之上，强调转移淋巴结部位在分期中的重要性，还对腹膜播散、肝转移及腹腔脱落细胞给予了特别的重视。故此，JRSGC 分期对胃癌根治术中淋巴结清扫有较大的指导价值。

1. 原发肿瘤（T）

T_X：肿瘤侵犯程度不详。

T_1：浸润至黏膜或黏膜下层。

T_2：浸润至肌层或浆膜下层。

T_3：穿透浆膜层。

T_4：侵及邻近器官。

2. 淋巴结转移（N）

详见表 1-2。

表 1-2　肿瘤部位和淋巴结分站

肿瘤部位	N_0	N_1	N_2	N_3
L/LD	无淋巴结转移	3，4d，5，6	1，7，8a，9，11p，12a，14v	4sb，8p，12b/p，13，16a_2/b_1
LM/M/ML		1，3，4sb，4d，5，6	7，8a，9，11p，12a	2，4sa，8p，10，11d，12b/p，13，14v，16a_2/b_1
MU/UM		1，2，3，4sa，4sb，4d，5，6	7，8a，9，10，11p，11d，12a	8p，12b/p，14v，16a_2/b_1，19，20
U		1，2，3，4sa，4sb	4d，7，8a，9，10，11p，11d	5，6，8p，12a，12b/p，16a_2/b_1，19，20
LMU/MUL/MLU/UML		1，2，3，4sa，4sb，4d，5，6	7，8，9，11p，11d，12a，14v	8p，12b/p，13，16a_2/b_1，19，20

3. 肝转移（H）

H_0：无肝转移。

H_1：有肝转移。

H_X：肝转移情况不详。

4. 腹膜转移（P）

P_0：无腹膜转移。

P_1：有腹膜转移。

P_X：腹膜转移情况不详。

5. 腹腔脱落细胞（CY）

CY_0：腹腔脱落细胞阴性。

CY_1：腹腔脱落细胞阳性。

CY_X：未行腹腔脱落细胞检查。

6. 其他远处转移（M）

M_0：无其他远处转移（除外腹膜转移、肝转移、脱落细胞阳性）。

M_1：除腹膜转移、肝转移、脱落细胞阳性外有其他远处转移。

M_X：远处转移未知。

7. 临床分期

详见表 1-3。

表 1-3　JRSGC 的胃癌临床分期

分期	N_0	N_1	N_2	N_3
T_1	ⅠA	ⅠB	Ⅱ	Ⅳ
T_2	ⅠB	Ⅱ	ⅢA	Ⅳ
T_3	Ⅱ	ⅢA	ⅢB	Ⅳ
T_4	ⅢA	ⅢB	Ⅳ	Ⅳ
H1，P1，CY1，M1	Ⅳ	Ⅳ	Ⅳ	Ⅳ

第四节 治 疗

对于侵袭性胃癌患者进行较详细的肿瘤分期与术前评估至关重要。局部侵犯（T_4）或已有远处转移患者通常不适合进行根治性治疗。患者的健康通常由身体状况、生理年龄、是否有并发症综合决定，而这些指标可以通过肺功能和心肺运动试验客观反映。最终的治疗方案往往需要综合外科医生、放射科医生、病理科医生和肿瘤科医生的意见进行选择，治疗方案确定后还需与患者充分沟通，争取得到患者的信任。

一、外 科 治 疗

进入 21 世纪以来，胃癌的手术治疗日益趋向理性化、规范化和科学化。早期胃癌的手术治疗也逐渐向缩小化和微创化方向发展。目前，有关进展期胃癌根治术的合理淋巴结清扫范围虽然东、西方国家之间仍存在一些争议，但彻底清扫第 1、2 站淋巴结的 D_2 手术作为治疗进展期胃癌的标准术式，已逐渐为大多数学者所接受。

（一）术式分类

传统上胃癌的术式分为 3 类：根治性切除术、姑息性切除术和胃肠内引流术。根治性切除术按照胃切除范围的不同分为全胃切除术、远端胃大部切除术和近端胃大部切除术；按照淋巴结清扫范围的不同分为未彻底清扫第 1 站淋巴结的 D_0 根治术，彻底清扫第 1 站淋巴结的 D_1 根治术，彻底清扫第 1、2 站淋巴结的 D_2 根治术，以及彻底清扫第 1、2、3 站淋巴结的 D_3 根治术。

目前，将切除 2/3 以上胃的 D_2 根治术作为胃癌根治切除的标准术式，已为大多数学者所认同，并据此进一步将胃切除和（或）淋巴结清扫范围小于标准根治术的手术定义为缩小手术，反之则定义为扩大手术。缩小手术的术式包括内镜黏膜切除术（endoscopic mucosal resection，EMR）、内镜黏膜下剥离术（endoscopic submucosal dissection，ESD）、经腹腔镜胃局部切除术、腹腔镜辅助胃部分切除术以及剖腹局限性手术。其中，剖腹局限性手术涵盖保留幽门的胃部分切除术、保留大网膜和网膜囊的远端胃切除术、胃楔形切除术、节段胃切除术、远端半胃切除术以及近端半胃切除术等多种术式。扩大手术则包括淋巴结清扫范围超过第 2 站的 $D_2 \sim D_3$ 根治术，以及各种类型的联合脏器切除术。

（二）早期胃癌的术式选择

目前，对早期胃癌的手术治疗正日益趋向缩小手术和微创手术，对于符合适应证的早期胃癌，临床上首选内镜治疗，对于不适合内镜治疗的患者，可行开腹手术或腹腔镜手术。但传统根治术的适应证范围正逐渐缩小。

1. 早期胃癌的缩小手术

早期胃癌治愈率极高，传统手术治疗的治愈率达 90%~100%，采用传统根治手术已难以进一步提高治愈率。早期胃癌淋巴结转移率低，对于大部分早期胃癌患者而言，采用传统的根治性手术可能并无必要。

鉴于此，2001 年日本胃癌学会提出《早期胃癌治疗指南》，强调根据胃壁浸润深度及淋巴结转移情况决定治疗策略。建议对于<2cm 的黏膜内癌（分化良好，无溃疡形成）采用 EMR 治疗；其他黏膜内癌及<1.5cm 的黏膜下癌（分化良好）行缩小手术 A（D_1+第 7 组淋巴结清扫），其余黏膜下癌行缩小手术 B（D_1+第 7、8a、9 组淋巴结清扫）；早期胃癌疑有淋巴结转移时，若病灶<2cm 可行缩小手术 B，否则应行标准的 D_2 术。

2. 早期胃癌的内镜治疗

（1）内镜黏膜切除术（EMR）和内镜黏膜下剥离术（ESD）：EMR 是在内镜下切除包括病灶在内的胃黏膜治疗早期胃癌的微创技术，具有创伤小，恢复快，并发症少，费用低等优点。目前，普遍接受的 EMR 适应证应符合以下标准：①分化中等或良好的腺癌和（或）乳头状腺癌；②病灶局限于黏膜内；③隆起型病灶直径≤20mm；④平坦或凹陷型病灶直径≤10mm，肉眼观察应无溃疡或溃疡性瘢痕存在；⑤无静脉或淋巴管侵犯；⑥扩大适应证：直径<2cm 的黏膜内癌（cT1a），分化型癌，不伴溃疡。由于 EUS 对肿瘤浸润深度判断的准确率仅为 70%，EMR 治疗是否恰当，有赖于术后对 EMR 切除标本进行严格的病理学检查，包括水平和垂直切缘有无癌累及，以及肿瘤浸润深度、分化程度、淋巴管和（或）血管有无肿瘤浸润等。若病理检查发现切除的标本不符合 EMR 的适应证，提示淋巴结转移的机会增多，宜积极手术行淋巴结清扫。

（2）腹腔镜胃局部切除术：包括腹腔镜胃内黏膜切除术和腹腔镜胃部分（楔形）切除术。前者是指利用腹腔镜器械经皮经胃壁插入胃内进行早期胃癌的局部切除，后者是指在腹腔镜下提起和固定胃壁后距离病灶边缘 1cm 做胃楔形切除。腹腔镜胃局部切除的主要适应证包括符合内镜治疗适应证的早期胃癌，由于技术限制或所处位置特别而无法行 EMR 或 ESD 治疗者。此术式的优点在于手术创伤较小，可以较广范围地切除病灶，同时术中可对胃周围淋巴结进行活检。

（三）进展期胃癌的术式选择

迄今，手术治疗仍是治愈进展期胃癌的唯一有效方法。一般认为，ⅢA 期之前的进展期胃癌经手术为主联合术后辅助化疗的综合治疗后可获得治愈效果；对于进展期非食管胃结合部胃癌，可采用 D_2 手术切除联合术后辅助治疗；对于分期较晚（临床分期Ⅲ期或以上）者，可选择围术期化疗模式；对于进展期食管胃结合部癌，可选择新辅助放化疗或术前化疗；而ⅢB 期和Ⅳ期患者多数只能施行姑息性手术，中国临床肿瘤学会《2022 版 CSCO 胃癌诊疗指南》指出，增加新辅助化疗以及证据级别为 1B/2A 的辅助治疗。临床上应根据患者的全身情况、肿瘤分期和生物学特性选择合理的手术方式，对于有可能治愈的进展期胃癌应力争做到 A 级根治切除。

1. 根治性手术

（1）远端胃大部切除术：此种术式主要适用于胃窦癌和部分早期局限性胃体癌。切除范围包括远端 2/3～4/5 的胃及部分十二指肠，全部大网膜、小网膜，横结肠系膜前叶和胰腺被膜，胃窦癌的 D_2 根治术要求彻底清扫第 1、3、4、5、6、7、8a、9、11p、12a 组淋巴结。

（2）近端胃大部切除术：适用于贲门、胃底和胃体上部的早期局限型癌或肿瘤，原则上仍首选上腹部正中切口。切除剑突后多能提供良好的暴露，或肿瘤累及食管下端时宜选择胸腹联合切口，此切口虽然创伤较大，但能提供更好的暴露，有利于食管下段的充分切除，减少食管下端癌残留的危险。

（3）全胃切除术：对于不符合上述胃大部切除适应证的 U 区、M 区、UM 区、LM 区进展期癌、全胃癌、弥漫浸润性癌、多中心癌、残胃癌以及 L 区癌伴贲门区淋巴结转移者，宜选择全胃切除术。切口选择同近端胃大部切除术。远端胃的解剖及淋巴结清扫同远端胃大部切除术，近端胃的游离、淋巴结清扫及食管的切断同近端胃大部切除术。

（4）联合脏器切除：联合脏器切除的目的有二：①整块切除病胃及受浸润的邻近脏器；②彻底清扫转移淋巴结。当肿瘤浸润食管下端、横结肠、肝左叶、胰腺、脾等邻近脏器，但无远处转移征象，患者全身情况允许时，一般均主张联合切除受累脏器。局部晚期癌或肿瘤根治性联合脏器切除不仅能切除肿瘤原发灶，消除出血、梗阻等并发症，而且能够延长患者生存期，提高治愈率。

为保证根治性手术的彻底性和疗效，术中应遵循整块切除的原则，并严格按照 D₂ 根治手术的要求彻底清扫第 1 组和第 2 组淋巴结，同时避免上、下切缘癌残留。鉴于联合脏器切除常伴有较高的术后并发症率和死亡率，故应慎重施行。

2. 姑息性手术

约有 20%的胃癌因局部广泛浸润、腹膜播散、远处转移而丧失了根治性手术的机会，只能做姑息性手术。姑息性手术包括姑息性胃切除术、胃空肠吻合术、胃造瘘术、空肠造瘘术等。

胃癌伴有出血、穿孔或幽门梗阻等并发症时，若患者全身情况允许，估计病灶能安全切除时，应争取行姑息性胃部分切除或全胃切除术。如此不仅能消除并发症的困扰，提高生活质量，而且能够减轻机体的肿瘤负荷，有利于提高术后综合治疗的疗效，延长生存期。姑息性胃切除虽能延长生存期，但术后平均生存时间仅为 8～12 个月，且往往伴随着较高的并发症发生率和手术死亡率。因此，对晚期胃癌的剖腹探查和姑息性胃切除手术均应持慎重态度。须综合分析患者全身情况、转移的类型和范围以及并发症情况，权衡利弊，合理把握手术指征。对胃癌伴广泛腹膜种植、远处淋巴结转移或多发血行转移而无上述并发症时，姑息性胃切除的价值尚不明确，此类患者目前倾向于选择以化疗为主的综合治疗。

姑息性转流手术很少能真正缓解症状。胃空肠吻合虽能缓解部分患者的幽门梗阻症状，但不能延长生存期，仅适合于身体状况允许的幽门梗阻患者。理论上胃造瘘使流出道梗阻需要持续引流胃液的患者受益，空肠造瘘可以通过肠内途径补充水、电解质和营养物质。但是，由于胃造瘘和空肠造瘘术有相当高的手术并发症发生率，既不能很好地缓解症状，也不能延长生存时间，临床上较少采用。

3. 进展期胃癌的内镜治疗

进展期胃癌内镜下治疗主要适用于因心、肺、肝、肾器质性疾病不能耐受手术的患者，以及已有远处转移无手术指征或手术无法切除的患者。

（1）微波凝固治疗：将微波针状或柱状电极插入癌组织或直接与癌组织接触进行微波辐射，使肿瘤凝固坏死，反复进行多次治疗可使肿瘤缩小或消失。

（2）激光治疗：主要是利用 Nd：YAG 激光使肿瘤组织汽化和凝固。由于光敏剂更多地集中于肿瘤，采用光动力学疗法在光敏剂的存在和分子氧的参与下，用 630nm 波长红光行肿瘤区照射，可以有针对性地使肿瘤组织发生变性、坏死。

（3）直接注射化疗药物、无水乙醇或免疫制剂：在内镜直视下对癌灶局部注射抗癌药物（如油性博来霉素、甲基亚硝脲乳剂、氟尿嘧啶乳剂、活性炭吸附抗癌乳剂等)、无水乙醇或免疫制剂。

(4)经皮内镜下胃-小肠联合造瘘术:进展期胃癌伴幽门梗阻者可以考虑行经皮内镜下胃造瘘术以解除长期留置胃管的痛苦,在可能的情况下同时通过幽门联合放置空肠造瘘管进行肠内营养,24 小时后就可经空肠造瘘管给予要素饮食。

(5)自行扩张金属支架:胃癌进展造成的上消化道梗阻影响进食者可以通过内镜下置入自行扩张金属支架来缓解。治疗一般无严重并发症,治疗后 2 天左右能进固体食物,生活质量明显改善。

二、化 疗

胃癌确诊时大部分病例已属进展期,单纯手术疗效较差。作为综合治疗的重要组成,化疗是当今胃癌治疗的重要手段之一,其在胃癌综合治疗中的应用受到越来越多的重视。2007 年,美国国立综合癌症网络(NCCN)关于胃癌治疗指南的建议,接受根治性手术病理分期为 T_1N_0 的胃癌患者应定期随访,无须辅助治疗;T_2N_0 中无不良预后因素的也只需要随访;但 T_2N_0 中有不良预后因素者(肿瘤细胞分化差、病理分级高、血管神经有侵犯、年龄<50 岁)需接受辅助治疗;$T_{3\sim4}$ 或任何 T 分期、淋巴结阳性的患者均须接受术后辅助治疗;临床分期>T_2 或淋巴结阳性的患者接受术前辅助治疗,术后根据病理分期继续辅助治疗。无远处转移、不能手术的进展期患者,可以接受局部放疗并同期接受氟尿嘧啶/亚叶酸钙(5-Fu/LV)治疗,以后继续应用全身化疗。而对一般状况不佳或已有远处转移的晚期胃癌者应予以挽救治疗。挽救治疗包括:①最佳支持治疗;②挽救化疗,以 5-Fu 或顺铂(DDP)或奥沙利铂或紫杉类(PCT/DCT)或伊立替康(CPT-11)为基础的联合化疗;③鼓励参加临床试验。《2022 版 CSCO 胃癌诊疗指南》指出,PD-1 单抗联合化疗已成为晚期转移性胃癌一线治疗新标准,抗 HER2 ADC 药物从治疗布局和人群选择等改写 HER2 阳性患者定义和治疗新格局。

(一)单药化疗

(1)替吉奥:按照体表面积决定初始每日给药量,连续 14 天,早晚餐后 1 小时口服,或连续给药 21 天,休 14 天。

(2)多西他赛单药:$75\sim100mg/m^2$,静脉注射,第 1 天,每 21 天重复。

(3)紫杉醇单药:$80mg/m^2$,静脉注射,第 1、8、15 天,每 28 天重复;$135\sim250mg/m^2$,静脉注射,第 1 天,每 21 天重复。

(4)伊立替康:$150\sim180mg/m^2$,静脉注射,第 1 天,每 14 天重复;$125mg/m^2$,静脉注射,第 1、8 天,每 21 天重复。

(二)联合化疗

1. CF 方案(每 3 周重复)

(1)LV $200mg/m^2$,静脉滴注,第 $1\sim5$ 天。

(2)5-Fu $425mg/m^2$,静脉滴注,第 $1\sim5$ 天。

2. FOLFOX 方案（每 2 周重复）

（1）FOLFOX4

1）OXA 85mg/m^2，静脉滴注（2 小时），第 1 天。

2）LV 200mg/m^2，静脉滴注（2 小时），第 1、2 天。

3）5-Fu 400mg/m^2，静脉推注，第 1、2 天。

4）5-Fu 600mg/m^2，静脉滴注（2 小时），第 1、2 天。

（2）FOLFOX6

1）OXA 100mg/m^2，静脉滴注（2 小时），第 1 天。

2）LV 400mg/m^2，静脉滴注（2 小时），第 1、2 天。

3）5-Fu 400mg/m^2，静脉推注，第 1 天。

4）5-Fu 2400～3000mg/m^2，静脉滴注（46 小时）。

3. ECF 方案（每 4 周重复）

1）EPI 50mg/m^2，静脉滴注，第 1 天。

2）DDP 60mg/m^2，静脉滴注，第 1 天。

3）5-Fu 200mg/m^2，持续静脉滴注，连续 21 天。

4. EOX 方案（每 3 周重复）

1）EPI 50mg/m^2，静脉滴注，第 1 天。

2）OXA 130mg/m^2，静脉滴注（2 小时），第 1 天。

3）卡培他滨 625mg/m^2，口服，第 1～14 天。

5. DCF 方案（每 4 周重复）

1）TXT 75mg/m^2，静脉滴注，第 1 天。

2）DDP 75mg/m^2，静脉滴注，第 1 天。

3）5-Fu 1000mg/（m^2·d），持续静脉滴注 24 小时，第 1～5 天。

三、放　疗

　　胃癌根治术后局部复发或区域淋巴结转移是导致治疗失败的常见原因之一。局部或区域复发多见于肿瘤床、吻合口和淋巴引流区。作为手术的局部补充治疗，术中或术后的局部放疗有可能控制或消除术中残留的癌灶，降低局部复发率，并有可能改善患者的预后。对于局部晚期估计难以切除的胃癌，术前放疗可以使部分肿瘤降期，提高手术切除率，减少瘤床部位的复发。此外，放疗亦可作为胃癌的姑息治疗手段，用于不可切除或姑息性切除的胃癌患者，以控制局部病变、缓解疼痛等临床症状。不同组织类型的胃癌对放疗的敏感性差异较大，通常未分化癌、低分化腺癌、管状腺癌、乳头状腺癌对放疗均有一定敏感性；而黏液腺癌和印戒细胞癌对放疗不敏感，因而禁忌做放疗。胃癌的放疗通常与化疗相结合，在放疗的同时采用 5-Fu 类药物进行化疗，以增进疗效。

　　术前放疗主要适用于局部晚期胃癌，肿瘤与周围组织有浸润或粘连，估计完全切除肿瘤有困难者。通常放疗剂量在 20～40Gy，多与化疗同步进行。术中放疗主要适用于胃癌原发灶已切除，肿瘤浸润浆膜面或伴有周围组织浸润，以及伴有胃周围淋巴结转移者。伴有腹膜种植、广泛淋巴结转移或远处转移者禁忌做术中放疗。术中放疗的优点是可给予残余肿瘤或肿瘤床单次较大剂量的照射，而其周围的正常组织可得到较好的保护。胃癌术后辅助性放疗主要适用于伴有浆膜面浸润和（或）区域淋巴结转移的患者。术后放疗常与化疗同步进行，放射剂量为20～60Gy，常规分割照射。

四、免疫治疗

所谓免疫治疗是指通过调整机体对肿瘤的免疫应答而产生抗肿瘤效果的治疗方法。目前，用于胃癌临床的免疫治疗主要有非特异性生物反应调节治疗、过继免疫治疗和免疫检查点抑制剂等。

（一）非特异性生物反应调节治疗

非特异性生物反应调节治疗的药物也称为免疫增强剂，是一类通过调动机体内在的防御机制，提高体内免疫活性分子的浓度和（或）增强免疫活性细胞的功能，从而增加对肿瘤的非特异免疫能力的物质。免疫增强剂多与放、化疗联合应用，在胃癌治疗中疗效较为肯定的有OK-432、香菇多糖、PS-K 等。

（二）过继免疫治疗

过继免疫治疗包括淋巴因子激活的杀伤细胞（LAK）、肿瘤浸润淋巴细胞（TIL）和细胞毒性 T 细胞（CTL）。LAK 细胞具有广谱杀伤肿瘤活性，在 IL-2 诱导下能显著杀伤人体多种肿瘤细胞。TIL 细胞是从肿瘤组织中分离的淋巴细胞，具有较强的肿瘤特异性和肿瘤部位靶向性，其抗肿瘤效应是 LAK 细胞的 50～100 倍。CTL 细胞是由淋巴细胞与肿瘤细胞混合培养产生，能自动寻找并特异性杀伤自身肿瘤细胞，因而具有更强的抗肿瘤活性。上述过继免疫治疗方法应用于胃的治疗已有多年，但迄今有关过继免疫治疗疗效的报道较少，其远期疗效尚不明确。

（三）免疫检查点抑制剂

免疫治疗可以通过免疫检查点抑制剂（immune checkpoint inhibitors，ICIs）的免疫激活作用，增强自身免疫细胞的肿瘤杀伤能力，从而达到治疗目的，在黑色素瘤中显示出了很好的临床效益。临床研究如 KEYNOTE-012、ATTRACTION-2 和 KEYNOTE-059 等支持 ICIs 在转移性胃癌患者中的疗效。国内外的研究者均认为应用免疫治疗联合放化疗等方法可以提高疾病有效率。比如帕博利珠单抗（pembrolizumab）作为一种抗 PD-1 单抗已被美国食品药品监督管理局批准用于治疗局部晚期或者复发性的胃腺癌患者。然而在 KEYNOTE-061 试验中，pembrolizumab 在二线治疗中的疗效没有超过紫杉醇。另一种抗 PD-1 单抗——纳武利尤单抗（nivolumab），在 Attraction04 试验中显示 nivolumab 联合化疗具有可耐受的安全性。在 2021年 CSCO 指南中推荐在阳性评分 CPS≥5 时 Nivolumab 联合化疗（FOLFOX/XELOX）作为晚期 GC/GEJ 的一线治疗。免疫联合化疗在临床实践中有较好的治疗效果，但除此之外应用免疫治疗单药或者联合用药的新辅助治疗的定义、诊断、疗效还没有统一标准，因此不能客观评价疗效。

参 考 文 献

陈伟三，邱杰文，蔡树深，等，1995. 广东省揭阳市胃癌流行病学调查 [J]. 中华预防医学杂志，29（3）：182-183.

方柯红，房玥晖，连怡遥，等，2022. 我国成年居民胃癌归因于钠摄入过量的发病和死亡负担研究 [J]. 中华疾病控制杂志，26（1）：1-6.

李学信，李瑛，周卫平，等，1984. 扬中县胃癌分布及其环境因素 [J].徐州医学院学报，（2）：1-5.

李宇，许玉平，邓昌玉，2021. Hp 感染与早期胃癌的关系及其对 Th17/Treg 平衡的影响 [J]. 热带医学杂志，21（11）：1454-1456，1465.

林佳锐，庄业忠，庄秩轩，等，2019. 绿茶提取物 EGCG 联合 XELOX 方案新辅助治疗局部晚期胃癌的前瞻性随机对照研究 [J]. 黑龙江中医药，48（6）：337-338.

刘玉琴，丁高恒，袁浩冉，等，2022. 2017 年甘肃省肿瘤登记地区恶性肿瘤发病与死亡分析 [J]. 中国肿瘤，31（2）：88-97.

陶婷婷，2021-10-22 胃癌发病率高，早诊早治是关键 [N]. 上海科技报，（8）.

邬丽婷，李大兵，邓小霞，等，2021. 2013—2020 年重庆市北碚区胃癌疾病负担变化趋势及预测 [J]. 实用肿瘤学杂志，35（6）：495-499.

易应南，1980. 福建省莆田、长乐两县胃癌流行病学、病因学综考研究 [J].福建医大学报，（1）：33-50，93.

张祥宏，赵文元，张振国，等，1999. 河北省赞皇县胃癌高发区和相对低发区居民饮水水质和饮水习惯的对比分析 [J]. 中国公共卫生学报，18（3）：44-45.

Ferlay J，Colombet M，Soerjomataram I，et al，2019. Estimating the global cancer incidence and mortality in 2018: GLOBOCAN sources and methods [J]. International Journal of Cancer，144（8）：1941-1953.

Gao K，Wu J，2019. National trend of gastric cancer mortality in China（2003-2015）: a population-based study [J]. Cancer Commun（Lond），39（1）：24.

Miller K D，Goding Sauer A，Ortiz A P，et al，2018. Cancer statistics for hispanics/latinos，2018[J]. CA: A Cancer Journal for Clinicians，68（6）：425-445.

Smittenaar C R，Petersen K A，Stewart K，et al，2016. Cancer incidence and mortality projections in the UK until 2035 [J]. British Journal of Cancer，115（9）：1147-1155.

第二章

胃癌的中医学概述

胃癌属于中医学的"反胃""噎膈""胃脘痛""痞满""呃逆""积聚"等病证范畴。胃主受纳与消化,与脾皆为后天生化之本,胃体癌变,后天失养,虽病位在胃,但究其根本,与五脏六腑皆有联系。其发病与气滞、血瘀、痰凝、湿聚、毒邪、正虚等因素密切相关。本章将从胃的中医生理、胃的脏腑关系、胃癌病名溯源、历代医家胃癌相关医论举要几个方面进行概述。

第一节　胃的中医生理

胃是腹腔中容纳食物的器官。其外形屈曲,上连食道,下通小肠。主受纳腐熟水谷,为水谷精微之仓、气血之海,胃以通降为顺,与脾相表里,脾胃常合称为后天之本。胃与脾同居中土,但胃为燥土属阳,脾为湿土属阴。

一、胃的解剖形态

(一)胃的解剖位置

胃位于膈下,腹腔上部,上接食道,下通小肠。胃的上口为贲门,下口为幽门。胃之上为食管,胃之下为肠管,胃居二者之间为胃脘。其分上、中、下三部:胃的上部为上脘,包括贲门;下部为下脘,包括幽门;上下脘之间名为中脘,即胃体部分。贲门上接食道,幽门下接小肠,为饮食物出入胃腑的通道。《中国医学大辞典·胃》按:"胃,汇也,水谷汇聚之所也,为人体内消化器,形如囊,左大右小,横卧于膈膜下,上端为贲门,接于食道,下端为幽门,连于小肠。"

(二)胃的形态结构

胃的外形为曲屈状,有大弯、小弯。古代医籍中对胃的大小、形态、位置和重量等已有了记载。如《灵枢·肠胃》曰:"胃纡曲屈,伸之长二尺六寸,大一尺五寸,径五寸,大容三斗五升。"近代测知胃大弯的长度,约为四十厘米。周代的二尺六寸,约合五十二厘米,似比今之数为大,但相差无几,证明古人是经过实际观察和测量的。明代李梴在《医学入门·脏腑条分》中说:"胃号太仓,俗呼为肚。无所不容,若仓库然。上透咽门食管,而受其所吞;曲接小肠,而传其所腐,容三斗五升,而留亦如之。"

二、胃的生理功能

(一)胃主受纳水谷

受纳,即接受和容纳之意。水谷,即饮食物。胃主受纳是指胃接受和容纳水谷的作用。饮食物的摄入,先经口腔,由牙齿的咀嚼和舌的搅拌,会厌的吞咽,从食道进入胃中,容纳并暂存于胃腑。"人之所受气者,谷也,谷之所注者,胃也。胃者,水谷气血之海也"(《灵枢·玉版》)。"胃司受纳,故为五谷之府"(《类经·脏象类》)。机体的生理活动和气血津液的化生,都需要依靠饮食物的营养,所以又称胃为水谷气血之海。胃的纳,不仅是容纳,它还有主动摄入的意思,亦称为"摄纳"。胃之所以能主动摄纳,是依赖于胃气的作用,胃气主通降,使饮食下行,食下则胃空,胃空则能受饮食,故使人产生食欲。饮食入口,经过食道,容纳于胃,故称胃为"水谷之海""太仓""仓廪之官"。胃容纳水谷的量,在《灵枢·平人绝谷》中有胃"受水谷三斗五升,其中之谷常留二斗,水一斗五升而满"的记载。

胃主受纳功能是胃主腐熟功能的基础,也是整个消化功能的基础。若胃有病变,就会影响胃的受纳功能,而出现纳呆、厌食、胃脘胀闷等症状。胃主受纳功能的强弱,取决于胃气的盛衰,反映于能食与不能食。能食,则胃的受纳功能强;不能食,则胃的受纳功能弱。

(二)胃主腐熟水谷

腐熟,是饮食物经过胃的初步消化,形成食糜的过程。胃主腐熟指胃将食物消化为食糜的作用。《灵枢·营卫生会》说的"中焦如沤",更形象地描绘了胃中腐熟水谷之状,犹如浸泡沤肥之状。"中焦者,在胃中脘,不上不下,主腐熟水谷"(《难经·三十一难》)。胃接受水谷后,依靠胃的腐熟作用,进行初步消化,将水谷变成食糜,成为更易于转运吸收的状态。食糜传入小肠后,在脾的运化作用下,精微物质被吸收,化生气血,营养全身。饮食物经过初步消化,其精微物质由脾之运化而营养周身,未被消化的食糜则下行于小肠,不断更新,形成了胃的消化过程。如果胃的腐熟功能低下,就出现胃脘疼痛、嗳腐食臭等食滞胃脘之候。

胃的受纳、腐熟功能失常,一是受纳腐熟不及,如胃气虚弱,或胃气不降,即使胃中空虚,也无食欲,或食后胃脘疼痛、嗳腐食臭,或食后呕吐;一是摄纳腐熟太过,如胃中火旺,消谷下行过快,食后不久即饥饿欲食。

胃的受纳腐熟功能,虽然是消化过程的开始,但它是非常重要的,因为胃的受纳腐熟,是小肠的受盛化物和脾主运化的前提条件。人体精气血津液的产生,直接源于饮食物,而作为水谷之海的胃,也就成了气血生化之源。故《灵枢·玉版》说:"人之所受气者,谷也。谷之所注者,胃也。胃者,水谷气血之海也。"《素问·五脏别论》说:"胃者,水谷之海,六腑之大源也。五味入口,藏于胃,以养五脏气……是以五脏六腑之气味,皆出于胃。"说明胃受纳腐熟的水谷,是机体营养之源。因此,胃的受纳腐熟功能强健,则机体气血的化源充足;反之,则化源匮乏。所以,《灵枢·五味》说:"谷不入,半日则气衰,一日则气少矣。"胃主受纳腐熟水谷的功能,必须和脾的运化功能相配合,才能使水谷化为精微,以化生气血津液,供养全身，维持机体的生命活动。如《景岳全书·饮食门》说："胃司受纳，脾司运化，一纳一运，化生精气。"脾胃合称为"后天之本""气血生化之源"。饮食营养和脾胃的消化功能，对人体生命和健康至关重要。所以《素问·平人气象论》说："人以水谷为本，故人绝水谷则死。"

中医学非常重视"胃气"，认为"人以胃气为本"。胃气强则五脏俱盛，胃气弱则五脏俱衰，有胃气则生，无胃气则死。所谓胃气，其含义有三：其一，指胃的生理功能和生理特性。胃为水谷之海，有受纳腐熟水谷的功能，又有以降为顺，以通为用的特性。这些功能和特性的统称，谓之胃气。由于胃气影响整个消化系统的功能，直接关系到整个机体的营养来源。因此，胃气的盛衰有无，关系到人体的生命活动和存亡，在人体生命活动中，具有十分重要的意义。所以在临床治病时，要时刻注意保护胃气。其二，指脾胃功能在脉象上的反映，即脉有从容和缓之象。因为脾胃有消化饮食，摄取水谷精微以营养全身的重要作用，而水谷精微又是通过经脉输送的，故胃气的盛衰有无，可以从脉象表现出来。临床上有胃气之脉以和缓有力，不快不慢为其特点。其三，泛指人体的精气。"胃气者，谷气也，荣气也，运气也，生气也，清气也，卫气也，阳气也"（《脾胃论·脾胃虚则九窍不通论》）。

胃气可表现在食欲、舌苔、脉象和面色等方面。一般以食欲如常，舌苔正常，面色荣润，脉象从容和缓，不快不慢，称为有胃气。临床上，往往以胃气之有无作为判断预后吉凶的重要依据，即"有胃气则生，无胃气则死"。所谓保护胃气，实际上是保护脾胃的功能。临证处方用药应切记"勿伤胃气"，否则胃气一败，百药难施。

三、胃的生理特性

（一）胃主通降

通，即通畅。降，即下降。饮食物经食道进入胃中，经胃受纳腐熟后再下传小肠，在这一过程中，胃必须保持畅通状态，才能使饮食物的运行畅通无阻。保持"通"的状态，有赖于胃气的推动作用。胃气的运动特点是"降"，才能使饮食物经腐熟后，向下传送到小肠。"通"与"降"的含义虽然不同，但二者关系非常密切。通，才能降；降，才能保持通。若不通，就不可能降；反之，如果不降，也就不会通。也就是说，通与降是互为条件、互为因果的。

胃主通降与脾主升清相对。胃主通降是指胃的气机宜通畅、下降的特性。"凡胃中腐熟水谷，其滓秽自胃之下口，传入于小肠上口"（《医学入门·脏腑》）。饮食物入胃，经过胃的腐熟，初步进行消化之后，必须下行入小肠，再经过小肠的分清泌浊，其浊者下移于大肠，然后变为大便排出体外，从而保证了胃肠虚实更替的状态。这是由胃气通畅下行作用而完成的。故《素问·五脏别论》曰："水谷入口，则胃实而肠虚；食下，则肠实而胃虚。"《灵枢·平人绝谷》曰："胃满则肠虚，肠满则胃虚，更虚更满，故气得上下。"所以，胃贵乎通降，以下行为顺。中医的藏象学说以脾胃升降来概括整个消化系统的生理功能。胃的通降作用，还包括小肠将食物残渣下输于大肠和大肠传化糟粕的功能在内。脾宜升则健，胃宜降则和，脾升胃降，彼此协调，共同完成饮食物的消化吸收。

胃之通降是降浊，降浊是受纳的前提条件。所以，胃失通降，即为病理状态，可以出现纳呆脘闷、胃脘胀满或疼痛、大便秘结等胃失和降之证，或恶心、呕吐、呃逆、嗳气等胃气上逆之候。脾胃居中，为人体气机升降的枢纽。所以，胃气不降，不仅直接导致中焦不和，影响六腑的通降，甚至影响全身的气机升降，从而出现各种病理变化。

（二）喜润恶燥

喜润恶燥是指胃喜于滋润而恶于燥烈的特性。《临证指南医案·脾胃》说："太阴湿土，得阳始运；阳明燥土，得阴自安。以脾喜刚燥，胃喜柔润也。"指出"胃喜润恶燥"的特性。中医运气学说认为：风寒热火湿燥六气分主三阴三阳，即风主厥阴，热主少阴，湿主太阴，火主少阳，燥主阳明，寒主太阳。三阴三阳之气又分属五运，即厥阴风气属木，少阴热气属君火，少阳火气属相火，太阴湿气属土，阳明燥气属金，太阳寒气属水。"阳明之上，燥气主之"（《素问·天元纪大论》）。此为六气分阴阳，即燥主阳明，指运气而言。人与天地相应，在人体，阳明为六经之阳明经，即足阳明胃经、手阳明大肠经。胃与大肠皆禀燥气，"人身禀天地之燥气，于是有胃与大肠，二者皆消导水谷之府，惟其禀燥气，是以水入则消之使出，不得停胃"（《伤寒论浅注补正·卷二》）。火就燥，水就湿，阳明燥土必赖太阴湿土以济之，则水火相济，阴阳平衡，胃能受纳，腐熟水谷而降浊。故《伤寒论浅注补正·卷二》曰："胃与大肠，在天属申酉二辰，申当坤方属土，酉当兑方属金，在四时当七八月，为燥金用事之候。盖天地只是水火二气化生万物，水火相交，则蒸而为湿，湿与燥交，乃水火不变之气也。火不蒸水，则云雨不来，水不济火，则露降不降。"概言之，胃喜润恶燥的特性，源于运气学说中的标本中气理论，即"阳明之上，燥气主之，中见太阴"（《素问·天元纪大论》）。胃禀燥之气化，方能受纳腐熟而主通降，但燥赖水润湿济为常。所谓"恶燥"，恶其太过之谓。"喜润"，意为喜水之润。胃禀燥而恶燥，赖水以济燥。故曰"胃喜柔润""阳明燥土，得阴自安"（《临证指南医案·卷二》）。

胃之受纳腐熟，不仅赖胃阳的蒸化，更需胃液的濡润。胃中津液充足，方能消化水谷，维持其通降下行之性。因为胃为阳土，喜润而恶燥，故其病易成燥热之害，胃阴每多受伤。所以，在治疗胃病时，要注意保护胃阴，即使必用苦寒泻下之剂，也应中病即止，以祛除实热燥结为度，不可妄施苦寒以免化燥伤阴。此外，根据胃喜柔润特点，对胃病的治疗，《临证指南医案·脾胃》指出："所谓胃宜降则和者，非用辛开苦降，亦非苦寒下夺，以损胃气，不过甘平或甘凉濡润以养胃，则津液来复，使之通降而已矣。"以甘凉柔润或甘寒生津的药物作为生津养胃的基本方法。此外，如肝气郁结，横逆犯胃，宜疏肝养胃，方选逍遥散，重用白芍，疏中有柔，酸甘化阴；肝郁化火，伤胃劫阴，辛开苦降不宜入甚，用沙参、麦冬泻火柔肝养胃之功。张仲景《伤寒论》中的酸甘化阴以建中之大法，叶天士在《临证指南医案·脾胃》中的"阳明燥土，得阴自安"之论述，无不体现胃"喜润恶燥"之特性。

简言之，胃喜润恶燥之性，主要体现在两个方面：一是"胃以阳体而合阴精，阴静则降"（《四圣心源》）。胃气下降必赖胃阴的濡养。二是胃之喜润恶燥与脾之喜燥恶湿，阴阳互济，从而保证了脾升胃降的动态平衡。

第二节　胃的脏腑关系

中医学认为脏属阴，腑属阳；脏为里，腑为表，一脏一腑，一表一里，一阴一阳，相互配合，组成脾与胃、肝与胆、肾与膀胱等脏腑表里关系，体现了阴阳、表里配合关系。

《素问·五脏别论》曰："胃者水谷之海，六腑之大源也。"胃乃多气多血之腑，为后天获得营养之本，能益气生血，濡养脏腑百脉。同时胃属土，土生万物，万物归于土，胃在脏腑中占有极重要的地位，胃与其他脏腑生理上密切相关，病理上互相影响。胃部出现病变可能会影响到其他脏腑，其他脏腑有病，反之影响到胃。胃的脏腑关系主要包括胃与五脏的关系、胃与六腑的关系。

一、胃与五脏之间的关系

（一）胃与肝

《灵枢·经脉》曰："肝足厥阴之脉……抵小腹，挟胃……"足厥阴肝经与足阳明胃经有着密切联系，所以肝胃在生理、病理上息息相关，相互影响。

肝为将军之官，主疏泄，性喜条达恶抑郁。胃乃仓廪之官，有受纳、腐熟水谷之能，喜润恶燥。生理状态下，水谷入胃，腐熟消化吸收转输过程中，需借助肝气疏泄功能配合，才使胃脾升降有序，出入正常。肝也同样需要赖于胃土后天之气的培植，胃气和降，有利于肝气疏泄，可见肝与胃在生理功能上是密切联系的。

病理状态下，二者又相互影响。从五行学说角度分析，胃属土，肝属木，肝胃之间具有相克关系，即木克土。胃土属阴需要肝木条达之性才不会凝滞，饮食物才能正常消化吸收、受纳腐熟。肝气疏泄，气机畅达，促进脾胃之气升降运动，使脾气升、胃气降的运动稳定，为脾胃正常纳运创造稳定条件，促进饮食物的消化、水谷精微的吸收和糟粕的排泄。同时脾胃消化精微物质转化为血液濡养肝脏。

木克土，肝木太过则会克胃土。胃气通降有赖于肝木升发的制约，若肝气失调则会影响胃气而生病。酒食不节，过食肥甘厚腻之品，会助湿生热，既伤胃土，又易损肝，使湿热蕴积在肝胆，导致肝失疏泄出现肝胃同病；如因情志因素，经常抑郁忿怒，肝失疏泄木郁不能疏土，而致肝病及胃。所谓"土壅木郁"，肝郁又可克脾犯胃，使胃气郁滞，和降失常而发生胃脘痛。因此胃脘痛肝胃气滞证临床较为常见，以肝气犯胃为基本病理因素，情志失调为主要病因，故疏肝理气是本证的重要治则。李东垣以善治脾胃病称著于世，然而治疗脾胃病方中所用柴胡、香附等辛散疏达之品，旨在使肝木条达从而中土安和。叶天士治疗肝胃病经验丰富，贡献卓著。"肝为起病之源，胃为传病之所""肝木肆横，胃土必伤"。对肝胃病机间的关系做了精辟的概括，主张"醒胃先制肝"，常用香附、柴胡、青皮、苏梗、乌药等以疏肝，佐以半夏、陈皮、白蔻仁等药和胃，以治肝气犯胃，胃脘胀痛，气攻胁肋。此外如温胆汤证，脘痛、嘈杂、泛酸甚至呕吐酸水、睡眠不安等，皆因肝火过亢、横逆犯胃，肝胃失和所致。再者逍遥散证，脘胁胀痛不舒、郁郁寡欢、闷闷不乐、善太息、食少纳呆，不欲饮食等，则因肝气郁结，气机不畅，阻滞胃脘所致。

（二）胃与心

胃与心生理解剖位置毗邻，功能相关，相互资生。心居膈上，胃居膈下。二者仅一膜之隔。《素问·平人气象论》曰："胃之大络，名曰虚里，贯膈络肺，出于左乳下，其动应衣，脉宗气也。"《灵枢·经脉》曰："小肠手太阳之脉……入缺盆，络心，循咽下膈，抵胃，属小肠。"以及"足阳明之正……属胃，散之脾，上通于心"。明确指出了胃之大络与足阳明经别都与心脏相通。

胃为后天之本，化生气血，营养全身；而心生血，要借中焦精微而化赤；而气血之由来，胃也。心居上焦，主血脉，五行属火；胃居中焦，为水谷之海，五行属土。心、胃相生，即火生土。火土相互既济，息息相依。心主血其血来源于胃。李东垣曰："心主神，真气之别名也，得血则生，血生则脉旺。"心血不足，可产生怔忡、心悸、健忘、神倦或失眠多梦等症，均与胃虚不能生血以养心有关。临床常用归脾汤养血宁心，其方中多以助脾胃生血为主。

《傅青主男科》曰："心火能生胃土。"胃受纳腐熟赖于心阳的温运。心阳不振可能影响胃的生理功能，饮食物不化痰饮留中，发生心悸气短，中脘恶寒，脘痛泄泻等。如中阳不足引起寒饮内生的胃寒作痛不能饮食等症，常用的是桂附理中汤，方中用到附片、肉桂更明显是温心阳以补火生土。

在五行学说中，有"子能令母实，母能令子虚"之说，可用于心、胃二脏的关系。比如"子能令母实"，如阳明燥结之症，可伤心阴而心火偏亢。温热病病入中焦，壮热，口渴或大便闭结，可发生神昏谵语等心火偏亢症状，治疗必须用白虎汤清里热，或大承气汤釜底抽薪下其燥结，则神志清晰，心阴自复而心火不亢。

（三）胃与脾

脾胃是人体主要的消化器官，五行属土，同居中焦，为"气血生化之源"，二者相互配合共同完成消化功能，因此称为"后天之本"，承担着化生气血的重任。《灵枢·经脉》曰："胃足阳明之脉……属胃，络脾。""脾足太阴之脉……入腹，属脾，络胃。"体现出脾、胃在经脉上相互络属，足太阴脾经属脾络胃，足阳明胃经属胃络脾。脾胃共主化生气血，脾与胃经通过相互络属，促进了二者在气血津液等生命物质中的交互联系。因此脾胃经络上相互络属，结构上以膜相连，功能上气化相通，病理上相互影响。

脾胃关系体现在生理上主要包括纳运相得、升降相因、燥湿相济三个方面。

第一，纳运相得。《素问·灵兰秘典论》曰："脾胃者，仓廪之官，五味出焉。"脾与胃主管饮食物消化吸收。脾主运化，胃主受纳腐熟，受纳是胃腐熟和脾运化的前提，胃正常受纳水谷，发挥"水谷之海"的功能，才有脾"为胃行其津液"的"散精"作用。脾能运化、转输水谷精气，化生气血，又有助于胃主受纳的功能正常。脾与胃虽分工不同，但在人体后天重要的生命活动"气血生化"中共同发挥着"仓廪之官"的职能。二者相互配合，共同完成对食物的消化和吸收，而同为后天之本，气血化生之源。

第二，升降相因。脾为脏属阴，胃为腑属阳，阴升阳降，脾主升清，脾升则健，水谷之精微始得上输于心肺，胃才能行受纳腐熟之职；胃主降浊，胃降为和，脾气升清，胃气降浊，有利于水谷受纳向下传化，水谷下行而无停留积聚之患，又有助于脾气之升运；胃气通降，水谷受纳，进而腐熟、消化，脾才能化生、转输水谷精微至全身。脾胃之气，一升一降，相反相成，共同构成人体气机升降的枢纽，从而保证了纳运功能的正常进行。

第三，燥湿相济。脾脏属阴，主运化而升清，以阳气用事，故喜燥恶湿；胃腑属阳，主受纳腐熟而降浊，需阴液滋润，故喜润恶燥。脾胃燥湿喜恶之性不同。但又相互制约、相互为用。脾湿能济胃燥，方能行下降之令、传导之职，水谷糟粕依次传下；胃燥能济脾湿，脾方能行其上升之令、运化之职，水谷精气上输心肺，灌百脉而营养全身。二者燥湿相济，阴阳相合，才能保障脾胃的正常纳运及升降。

（四）胃与肾

《素问·水热穴论》曰："肾者，胃之关也，关门不利，故聚水而从其类也。上下溢于皮肤，故为胕肿。胕肿者，聚水而生病也。""关"可理解为水液出入的关口。水液排泄障碍，积聚体内，则会出现浮肿，多由肾"聚水"发展而来。饮食水谷首先入于胃，经脾输布于肺，肺气肃降下输于肾，肾气蒸腾水液下传膀胱，最终形成尿液排出体外。肾藏精，是人体生命活动的本源，肾中藏有元阴元阳，是人体气化作用的原动力。胃的游溢精气，脾的运化布散等都赖于肾的蒸腾气化作用。此外，肾中精气可分为先天之精和后天之精。先天之精禀受于父母，后天之精为脾胃运化水谷所生。

胃之受纳、腐熟水谷，在脾的运化功能配合下化生气血。李东垣曾指出："元气之充足，皆由脾胃之气无所伤，而后能滋养元气；若胃气之本弱，饮食自倍，则脾胃之气既伤，元气亦不能充，而诸病之所由生也。"因此，后天脾胃水谷精微不断充养才能保证肾精充足，从而发挥生理功能。胃与肾在精气化生上相互依存，相辅相成。胃阴与肾阴也相互影响而发病，如玉女煎证，胃火有余而肾阴不足，胃热阴虚出现头痛、牙齿松动、烦热口渴等症状。

（五）胃与肺

手太阴肺经起于中焦胃，"土生金"，胃主受纳、腐熟水谷，使水谷精微物质转化为气血，气血充足自身抵御邪气能力提高，正气充足，邪不可干。清代名医何梦瑶曰："饮食入胃，脾为营运其精英之气，虽曰周布诸脏，实先上输于肺，肺先受其益，是为脾土生肺金。肺受脾之益，则气愈旺，化水下降，泽及百体。"脾胃运化水谷精气，首先充养肺气。因此，当脾胃虚弱之时，易先影响到肺。肺气不足也与胃关系密切，如胃气虚弱之人易患感冒。表现上易感冒多是肺卫之气不足导致，但实际上与胃气虚有关，胃为后天之本，胃气虚弱不能补益肺气则肺虚，肺虚则卫气不足。因此胃病可以诱导"肺病"发生。同时过食寒冷之物可影响肺的功能，导致感冒，即胃肠型感冒。

胃气以降为顺，肺气亦是如此，脾胃为中焦气机之枢纽，若胃失和降则会导致肺气不降，如饮食过饱、大便秘结不通会增加腹内压导致膈肌受压出现气喘，此时采用通降大便之法有利于肺气肃降。同时胃食管反流会刺激咽喉或气管引发咳嗽。肺的生理功能主宣发肃降，肺宣发肃降功能正常有利于胃气下降。肺气不利可导致二便不通，而二便不通又会加重腹内压导致胃气、肺气不降反升。治疗肺系疾病的药物多能通利二便，如杏仁、紫菀、瓜蒌、桔梗等，这些药既是肺药也是胃药。咳嗽导致膈肌痉挛、腹内压增高，痰液刺激咽喉出现恶心呕吐等症。此外上呼吸道感染多会影响到消化酶活性，促使肠蠕动增快。肺与胃都是直接与外界相通器官，肺气源于胃气，同居于上，热性病会首先伤及肺胃。如呕吐、泄泻、气喘等会大量耗伤体内津液，导致津液不足出现便秘、口干、胃液减少等症状。

二、胃与六腑的关系

六腑是胆、胃、小肠、大肠、膀胱、三焦的合称，具有受盛和腐熟水谷、传化和排泄糟粕的功能，即所谓的"传化物"。共同生理特点是"泻而不藏""实而不能满"。六腑之间在功能上相互协调、相互为用，主要体现在饮食物的消化、吸收和排泄等方面。

《素问·经脉别论》曰："饮入于胃，游溢精气，上输于脾，脾气散精，上归于肺，通调水道，下输膀胱。"食物进入到胃里，通过胃的腐熟和初步消化成为食糜，然后下传于小肠，通过小肠进一步消化泌别清浊。其中清者为水谷精微物质，经过脾脏运输营养全身，其剩余的水液吸收以后成为渗入膀胱的尿液之源，其浊者，就是食物残渣，下达到大肠。渗入膀胱的尿液，经过气化作用，及时排出体外，进入大肠的糟粕经传导由肛门排出体外。

在饮食物的消化、吸收与排泄过程中，还有赖于胆汁的排泄以助饮食物的消化，三焦不仅是水谷传化的通道，而且三焦的气化推动能够让传化功能正常进行。可见，六腑在传化水谷的过程中，其消化功能主要是胃、胆、小肠的作用，其吸收功能关系到小肠、大肠，其排泄功能关系到大肠、膀胱，既有分工，又密切配合，共同完成对饮食物的消化、精微的吸收和糟粕的排泄。由于六腑传化水谷，需要不断地受纳、消化、传导和排泄，虚实更替，宜通而不宜滞，故六腑共同的生理特点是泻而不藏、实而不满，故有"六腑以通为用""腑气以降为顺"之说。

病理上，六腑的病变以壅塞不通为多见，且常相互影响。如胃有实热，消灼津液，则可致大肠传导不利，大便秘结不通；大肠燥结也可导致胃失和降，胃气上逆而见恶心、呕吐等症；胆失疏泄，常可犯胃，出现胁痛、黄疸、恶心、呕吐苦水、食欲不振等症；若再影响小肠，见腹胀、泄泻等症；脾胃湿热，熏蒸于胆，胆汁外溢，则可致口苦、黄疸等。

第三节　胃癌病名溯源

胃癌是指原发于胃的上皮源性恶性肿瘤，胃癌有很高的发病率和死亡率，尽管现代医学不断发展，但是胃癌的生存率仍然很低，中西医结合治疗胃癌具有广阔的前景。胃癌属于西医病名，在中医中并没有胃癌这一病名，中医历史源远流长，古籍中有许多与胃癌描述相似的疾病，可以归属于胃癌一病，例如，"胃脘痛""噎膈""反胃""伏梁""心下痞""癥瘕""积聚"等。

一、胃癌的西医概念及诊断

胃癌（gastric carcinoma）是指原发于胃的上皮源性恶性肿瘤。全球每年新发胃癌病例约120万，中国约占其中的40%。我国早期胃癌占比很低，仅约20%，大多数发现时已是进展期，总体5年生存率不足50%。近年来随着胃镜检查的普及，早期胃癌比例逐年增高。现代医学认为胃癌起病隐匿，早期胃癌可无明显症状，晚期胃癌表现为：①上腹饱胀不适或隐痛，以饭后为重；②食欲减退、嗳气、反酸、恶心、呕吐、黑便等。进展期胃癌除上述症状外，常出现：①体重减轻、贫血、乏力。②胃部疼痛，如疼痛持续加重且向腰背放射，则提示可能存在胰腺和腹腔神经丛受侵。胃癌一旦穿孔，可出现剧烈腹痛的胃穿孔症状。③恶心、呕吐，常为肿瘤引起梗阻或胃功能紊乱所致。贲门部癌可出现进行性加重的吞咽困难及反流症状，胃窦部癌引起幽门梗阻时可呕吐宿食。④出血和黑便，肿瘤侵犯血管，可引起消化道出血。小量出血时仅有大便潜血阳性，当出血量较大时可表现为呕血及黑便。⑤其他症状如腹泻（患者因胃酸缺乏、胃排空加快）、转移灶的症状等。晚期患者可出现严重消瘦、贫血、水肿、发热、黄疸和恶病质。以上症状再结合患者的内镜及组织病理学、影像学检查可明确胃癌诊断。

二、胃癌的中医溯源

中医古籍并没有肿瘤与胃癌这一病名。肿瘤最早的记载可追溯到殷商甲骨文出现的"瘤"字，《黄帝内经》中也有对肿瘤类似症状的记载如肠蕈、石瘕等病；癌在中医中最早见于宋代东轩居士所著的《卫济宝书》。中医古代文献中虽无胃癌的确切称谓，但对许多病症的描述与后人所论之胃癌相类似。中医内科学提出胃癌是由于正气内虚，加之饮食不节、情志失调等原因引起的，以气滞、痰湿、瘀血蕴结于胃，胃失和降为基本病机，以脘部饱胀或疼痛、纳呆、消瘦、黑便、脘部积块为主要临床表现的一种恶性疾病。根据胃癌的西医诊断对应中医相关文献，认为胃癌基本与胃脘痛、噎膈、反胃、伏梁、癥瘕、积聚等病症相对应，特别是对"噎膈""反胃"等症状的描述与贲门癌、幽门梗阻等症状非常相似。《素问·通评虚实论》曰："隔塞闭绝，上下不通。"《金匮要略·呕吐哕下利病脉证治》说："脉弦者，虚也，胃气无余，朝食暮吐，变为胃反。"而更多的学者则以为古人所谓"心之积"的"伏梁"，在很大程度上就是现今部分胃肿瘤的临床表现。如《素问·腹中论》说："病有少腹盛，上下左右皆有根……病名曰伏梁。……裹大脓血，居肠胃之外，不可治，治之每切按之致死。"《难经·五十六难·论五脏积病》又说："心之积，名曰伏梁，起脐上，大如臂，上至心下，久不愈，令人病烦心。"这种从脐上到心下的上腹部包块，很像现今的胃癌。

胃脘痛，出自《素问·五常政大论》，其云："风行于地，尘沙飞扬，心痛胃脘痛，厥逆鬲不通，其主暴速。"心脏与胃脘部位相近，因此对胃脘痛的描述通常与心痛并而言之，如《灵枢·厥病》曰："厥心痛，腹胀胸满，心尤痛甚，胃心痛也。"又如《灵枢·邪气脏腑病形》云："胃病者，腹䐜胀，胃脘当心而痛，上支两胁，膈咽不通，饮食不下，取之三里也。"《灵枢·经脉》云："（足太阴脾之脉）其支者，复从胃别上膈，注心中。是动则病舌本强，食则呕，胃脘痛，腹胀善噫……心下急痛。"《金匮要略》将胃脘部称为心下、心中。《备急千金要方·心腹痛》将胃脘痛分为："一曰虫心痛，二曰疰心痛，三曰风心痛，四曰悸心痛，五曰食心痛，六曰饮心痛，七曰寒心痛，八曰热心痛，九曰去来心痛。"《三因极一病证方论·九痛叙论》曰："夫心痛者……以其痛在中脘，故总而言之曰心痛，其实非心痛也。"

噎膈，"膈"始见于《黄帝内经》，称作鬲、膈塞、膈气。《黄帝内经》曰："三阳结谓之膈。"《灵枢·四时气》指出其病位在胃，言："饮食不下，膈塞不通，邪在胃脘。"《素问·至真要大论》曰："胃脘当心而痛，上支两胁，甚则呕吐、膈咽不通。""噎"证之名，始见于《诸病源候论》："噎者，噎塞不通也。"《医镜》言："噎者，咽喉噎塞而不通，饮或可下，食则难食也；膈者，胃口隔截而不受，虽饮食暂下，少顷复吐，而不能容也。"唐宋以后始将"噎膈"并称。《医贯·卷五》曰："噎膈者，饥欲得食，但噎塞迎逆于咽喉胸膈之间，在胃口之上，未曾入胃即带痰涎而出。"元代朱丹溪对"噎膈"做了详细的叙述，"其槁在上，近咽之下，水饮可行，食物难入，名之曰噎；其槁在下，与胃为近，食虽可入，良久复出，名之曰膈。""血耗胃槁，槁在贲门，脘痛吐食，上焦膈也；食下良久复出，槁在幽门，中焦膈也；朝食暮吐，暮食朝吐，槁在阑门，下焦膈也。"姜礼在《风劳臌膈四大证治·噎膈反胃》中论述："气留噎嗌，噎塞窒碍，食物不得顺利，曰噎。气结胸膈，填塞隔绝食物不得下通，曰膈。"

反胃，是指饮食入胃后，滞而难以下行，见胃中阵发性不适，乃至复逆吐出之症，亦称胃反、翻胃。《灵枢·上膈》有"饮食入而还出"的记载。《金匮要略》提出"胃反"之病名，曰：

"趺阳脉浮而涩，浮则为虚，涩则伤脾，脾伤则不磨，朝食暮吐，暮食朝吐，宿谷不化，名曰胃反。"又云："脉弦者虚也，胃气无余，朝食暮吐，变为胃反，寒在于上，医反下之，令脉反弦，故名曰虚。"《圣济总录》言："脾与胃合，主腐熟水谷，今脾胃气虚，水谷不化，与停饮相击，胃中虚胀，其气逆上，食久反出，故名胃反。其候朝食暮吐，暮食朝吐，寒热时作，心下痞结，状如覆杯。"《医贯》解释反胃为："翻胃者，饮食倍常，尽入于胃矣，但朝食暮吐，暮食朝吐，或一两时而吐，或积至一日一夜，腹中胀闷不可忍而复吐，原物酸臭不化，此已入胃而反出，故曰翻胃。"

伏梁，指脘腹部有痞满、肿块的一类疾病，多由气血结滞而成。《黄帝内经》《难经》等书中有"伏梁"之称，亦似胃癌有关症状之描述。"伏梁"出自《素问·腹中论》，其曰："帝曰：病有少腹盛，上下左右皆有根，此为何病？可治不？岐伯曰：病名曰伏梁。帝曰：伏梁何因而得之？岐伯曰：裹大脓血，居肠胃之外，不可治，治之每切按之致死。"《灵枢》曰："心脉微缓为伏梁，在心下，上下行时唾血。"《难经·五十六难》指出："心之积曰伏梁，起脐上，大如臂，上至心下。久不愈，令人病烦心。以秋庚辛日得之。"《诸病源候论》中描述为："伏梁者，此由五脏之积一名也。心之积，名曰伏梁，起于脐上，大如臂。诊得心积脉，沉而芤，时上下无常处，病悸，腹中热，面赤而咽干，心烦，掌中热，甚则唾血，身瘛疭。夏瘥冬剧，唾脓血者死。又其脉牢强急者生，虚弱急者死。"

心下痞，是以自觉心下（即胃脘部）痞塞，胸膈满闷，外无胀急之形，按之濡或硬，压之不痛或微痛为主要表现的病证，也可称胃痞。胃痞在《黄帝内经》称为痞、满、痞满、痞塞等，如《素问·异法方宜论》的"脏寒生满病"，《素问·五常政大论》的"备化之纪，……其病痞"，以及"卑监之纪，……其病留满痞塞"等都是这方面的论述。《伤寒论》对本病证的理法方药论述颇详，如谓"但满而不痛者，此为痞""心下痞，按之濡"，提出了痞的基本概念，并指出该病病机是正虚邪陷，升降失调，并拟定了寒热并用，辛开苦降的治疗大法，其所创诸泻心汤乃治痞满之祖方，一直为后世医家所常用。《诸病源候论·痞噎病诸候》提出"八痞""诸痞"之名，包含了胃痞在内，论其病因有风邪外入，忧恚气积，坠堕内损，概其病机有营卫不和，阴阳隔绝，血气壅塞，不得宣通。并对"痞"做了初步的解释："痞者，塞也。言腑脏痞塞不宣通也。"东垣所倡脾胃内伤之说，及其理法方药多为后世医家所借鉴，尤其是《兰室秘藏·卷二》之辛开苦降，消补兼施的消痞丸、枳实消痞丸更是后世治"痞"的名方。《丹溪心法·痞》将痞满与胀满做了区分："胀满内胀而外亦有形，痞则内觉痞闷，而外无形也。"在治疗上丹溪特别反对一见痞满便滥用利药攻下，认为中气重伤，痞满更甚。《景岳全书·痞满》对本病的辨证颇为明晰："痞者，痞塞不开之谓；满者，胀满不行之谓。盖满则近胀，而痞则不必胀也。所以痞满一证，大有疑辨，则在虚实二字，凡有邪有滞而痞者，实痞也；无物无滞而痞者，虚痞也。有胀有痛而满者，实满也；无胀无痛而满者，虚满也。实痞、实满者可散可消；虚痞、虚满者，非大加温补不可。"《类证治裁·痞满》将痞满分为伤寒之痞和杂病之痞，把杂病之痞又分作胃口寒滞停痰，饮食寒凉伤胃，脾胃阳微，中气久虚，精微不化，脾虚失运，胃虚气滞等若干证型，分寒热虚实之不同而辨证论治，对临床很有指导意义。

积聚，指腹内结块，或胀或痛的病证。"积聚"之名首见于《灵枢·五变》，其曰："人之善病肠中积聚者……如此则肠胃恶，恶则邪气留止，积聚乃伤。脾胃之间，寒温不次，邪气稍至，蓄积留止，大聚乃起。"《难经》将积与聚做了明确的区别："积者阴气，聚者阳气，气之所积名曰积，气之所聚名曰聚。积者五脏所生，其始发有常处，其痛不离其部，上下有所终始，左右有所穷处。聚者六腑所成，其始发无根本，上下无所留止，其痛无常处。"《寿世保元》描述积聚为："积者，生于五脏之阴也。其发有根，其痛有常处，脉必结伏；聚者，成于六腑之阳也，其发无根，其痛无常处，脉必浮结。"

癥瘕，指腹腔内痞块。一般以隐痛见腹内，按之形证可验，坚硬不移，痛有定处者为癥；聚散无常，推之游移不定，痛无定处者为瘕。张仲景在《金匮要略·疟病脉证并治》中首次提出"癥瘕"的病名。"病疟以月一日发，当以十五日愈，……师曰：此结为癥瘕。"葛洪的《肘后备急方》对癥坚的描述为："凡癥坚之起，多以渐生，如有卒觉，便牢大自难治也，腹中癥有结积，便害饮食，转羸瘦。"

胃癌是死亡率很高的恶性肿瘤，晚期患者五年生存率低，因此让很多患者闻之色变，经多年的临床实践证明，中西医结合治疗胃癌，可以取长补短，进一步提高胃癌的治疗效果。其途径主要有三个方面，即手术加中药、化疗加中药和放疗加中药，可以起到提高疗效或减毒增效的作用。中医治疗胃癌应当根据患者具体情况进行辨证论治，并注意胃癌各个时期的侧重，尤其是胃癌中后期应当重视扶助正气和顾护胃气。胃癌预后不佳，临床医师应当结合现代设施做到早诊断、早治疗，尽量延长患者的生存周期。同时临床除了内治法外，还可以结合针灸导引等治法来治疗胃癌，胃癌中后期患者病变往往延及全身，应当重视整体而调理全身共同抗癌，同时做好患者的心理疏导，营造愉悦的治疗环境也有利于治疗。

第四节　历代医家胃癌相关医论举要

胃癌是消化系统常见的恶性肿瘤，近年来其发病率及死亡率呈整体上升趋势，严重危害到了人民的生命和健康。虽然中医古籍中没有胃癌病名，但关于胃癌的论述常散见于"胃反""噎膈""胃脘痛""积聚"等病证中，历代医家皆有不同的经验心得。纵观古今医家治法，参照现代科研成果，总结防治胃癌的基本思路和方法，筛选有效方药，才能为临床提供理论基础和先导性认识。

一、春秋战国至秦汉时期（公元前 770 年～公元 220 年）

根据中医文献记载，早在两千年前就有"噎膈""反胃""癥瘕积聚"。《黄帝内经》中记载的"食痹"可以说是最早对胃癌相关症状的较为确切的描述。《素问·脉要精微论》言："其㼌而散者，当病食痹。"东汉张机在《金匮要略·呕吐哕下利病脉证治》中曰："跌阳脉浮而涩，浮则为虚，涩则伤脾，脾伤则不磨，朝食暮吐，暮食朝吐，宿谷不化，名曰胃反。"这些描述与现代医学中贲门癌、胃癌的症状十分相似。

胃癌相关的病因病机有很多，其内因多为阴阳不和，七情郁结，脏腑内虚，气滞血瘀，顽痰恶血。如《素问·通评虚实论》云："隔塞闭绝，上下不通，则暴忧之病也。"外因则包括六淫侵袭，寒湿失调，饮食不节，贪恋酒色等。如《灵枢·五变》曰："肠胃恶，恶则邪气留止，积聚乃伤，脾胃之间，寒温不次，邪气稍至，蓄积留止，大聚乃起。"

在春秋战国至秦汉时期对胃癌相关病症的治疗中，针灸是最早有记载的治法之一，《灵枢·邪气脏腑病形》有云："胃病者，腹胀，胃脘当心而痛，上支两胁，膈咽不通，食饮不下，取之三里也。"此外《黄帝内经》也立下了包括胃癌在内的各种疾病之治疗大法:"察其所痛,以知其应,有余不足,当补则补,当泻则泻,毋逆天时,是谓至治。"这些治疗原则对于后世临床辨证的发展具有重要意义。

二、魏晋隋唐时期(公元 220～907 年)

魏晋隋唐时期对于胃癌的记载逐渐增多。晋代葛洪《肘后备急方》中对于胃癌的发病、症状与病性之恶就有记载:"凡癥坚之起,多以渐生,如有卒觉,便牢大自难治也,腹中癥有结积,便害饮食,转羸瘦。"

隋代巢元方在《诸病源候论》中有云:"荣卫俱虚,其血气不足,停水积饮,在胃脘则脏冷,脏冷则脾不磨,脾不磨则宿谷不化,其气逆而成胃反也。"其将胃反之病因归纳为荣卫俱虚。此外,《诸病源候论》中对于积聚、癥瘕之病因病机都提到了寒温不适,邪气留止的特点。"癥瘕者,皆由寒温不调,饮食不化,与脏气相搏结所生也,其病不动者,直名为癥",此为寒温失调之致癥;"积聚痼结者,是五脏六腑之气,已积聚于内,重因饮食不节,寒温不调,邪气重沓,牢痼盘结者也,若久即成癥",此为外感风邪之致积。

在此时期各路医家也采用针刺、导引、内外并治等方法对胃癌的治疗积累了丰富的经验。晋代王叔和在《脉经》中对于癥瘕积聚的辨证论治有详细的记载:"脉弦紧而微细,癥也。夫寒痹癥瘕积聚之脉状皆弦紧,若在心下,即寸弦紧;在胃脘,即关弦紧;在脐下,即尺弦紧。""脉来小沉而实者,胃中有积聚,不下食,食即吐。"晋代皇甫谧则在《针灸甲乙经》中对腹中各类积聚施以治法:"腹中积,上下行,悬枢主之。疝积胸中痛,不得穷屈,天容主之。暴心腹痛,疝横发上冲心,云门主之。心下大坚,肓俞、期门及中脘主之。"唐代孙思邈在《备急千金要方·反胃》中收录灸法三首,方药十六首,其中多为健脾理气之剂。《备急千金要方·坚癥积聚》中所收善用虫类药物之方剂,被众多医家沿用至今。此外孙思邈还在"胃痹肠澼""积聚"等胃癌相关病证的治疗中提到了食疗的方法。唐代王焘也在《外台秘要》中记载了胃癌相关的方剂。

三、宋金元时期(公元 960～1368 年)

宋金元时期,各医家对于胃癌的辨证论治经验有了极大的发展,不同流派的思潮也开始迸发和碰撞。宋代陈无择在《三因极一病证方论》中记载了与胃癌类似的"不内外因心痛证":"久积,心腹痛者,以饮啖生冷果实,中寒……甚则数日不能食,便出干血,吐利不定,皆由积物客于肠胃之间,遇食还发,名积心痛。"金元时期,朱丹溪在《丹溪心法·翻胃》中对翻胃进行了分类:"翻胃大约有四:血虚、气虚、有热、有痰兼病。"

金元时期,被称为"补土派"的李东垣提倡内伤学说,充实了巢元方"荣卫俱虚"之病因,并将此作为一种理论提出。刘河间在《黄帝素问宣明论方·积聚门》中认为胃癌之病因病机是五脏六腑阴阳盛衰之失调所致:"斯疾乃五脏六腑阴阳变化盛衰之制也。亢则害,承乃制,极则反矣。"而张子和认为癥瘕积聚乃气机失调所致,在《儒门事亲》中有言:"因气动而内成者,谓积聚、癥瘕……"

在此时期,也有许多辨证论治的原则在前人理论的基础上加以继承、补充和创新。以金元四大家为代表的各派医家为例，河间倡以三承气下治"噎膈"；子和对于"噎膈"主以舟车丸攻之，以瓜蒂散扬之，并以邪从外来，喜汗、吐、下三法治疗"积聚"。其在《儒门事亲·斥十膈五噎浪分支派疏》中主张用攻伐之法治疗部分噎膈，指出胃癌发病之初，或为酒食所伤，或为胃中积热，或为感受外邪，此时若不察病因而妄用热药，则易因医致病；丹溪以滋阴立说，反对用下药及辛燥之味，力举滋阴降火及"用消积药使之融化"，但善用活血化瘀法以攻治"噎膈"，主张健脾化痰，温中益气以治"反胃"。其对年龄、性别与胃癌相关病证的治疗效果也已经有了一定的认识；东垣对于"噎膈"则喜用辛甘助阳之品以治其本，用补益脾胃以治"反胃"。其在《内外伤辨惑论》的辨阴证阳证篇有言："夫元气、谷气、荣气、清气、卫气、生发诸阳上升之气，此六者，皆饮食入胃，谷气上行，胃气之异名，其实一也。"其中补中益气汤现今仍为临床所用。

此外，其他医家对于胃癌之治法也提出了自己的经验。宋代许叔微倡"以所恶者攻之，以所喜者诱之"以治癥瘕积聚。金代张洁古提出壮人无积，虚人则有之，主张温补，言"当先养正则积自除"，强调实真气、强胃气。元代忽思慧的《饮膳正要》中记载有可以和胃的枣姜汤，去积聚的天门冬膏，治心腹冷痛积聚停饮的良姜粥等。元代危亦林则认为男子"反胃"多由下元冷惫，女子"反胃"多因血气虚损，提出女补气血，男温命门之说，并倡导以灸法、导引法来治疗"反胃"一证。

四、明清时期（公元 1368～1911 年）

到了明清时期，以张介宾为代表的各派医家在继承的基础上将胃癌的经验进一步发展。《类经》一书中对于《黄帝内经》与胃癌相关的条文进行了细致的整理。明代赵献可则在《医贯·噎膈论》中对噎膈与翻胃进行了详细的比较。

病因病机方面，明清许多医者十分强调情志、痰结与气虚血枯对疾病的重要影响。明代张介宾指出："噎膈一证，必以忧愁、思虑、积劳、积郁……而成。"而邵达认为："噎膈多起于忧郁。"忧郁则气结生痰，胶于上焦，道路狭窄，食物难入。不少医家引用张鸡峰噎膈"所谓神思间病是也"，用以说明情志因素对于疾病的影响。此外陈士铎在《石室秘录》中论述翻胃的病机时提到"人之反胃，乃是肾中阴水竭也"。认为胃癌之正气不足乃是阴虚火旺，耗伤津液。清代王清任则在《医林改错》中言："结块者，必有形之血也，血受寒，则凝结成块，血受热，则煎熬成块。"认为胃癌乃中气不足与血瘀所致。

明清开始的胃癌治法渐向系统化、完善化发展。明代张介宾力举健脾益肾以扶正而祛邪，赵献可强调反胃系"命门火衰"，釜底无薪，故极力主张益火之源，同时用理中汤以温中散寒。戴思恭等医家则更重视痰涎作祟致病，倡导顺气化痰以消噎膈。而李中梓主内外相因导致肿瘤说，立攻补兼施为治癌总则，倡温通疏利为治癌大法。创噎膈散治疗"风热瘟毒、毒火上犯之咽喉肿痛、疮痈、积痰、瘀血"，有报道用噎膈散加减治疗消化道肿瘤有效率达 90%以上。清代叶天士在《临证指南医案·胃脘痛》中有言："久有胃痛，更加劳力，致络中血瘀，经气逆。其患总在络脉中瘀窒耳……形瘦清减，用缓逐其瘀一法。"叶天士提出"太阴湿土，得阳始运；阳明阳土，得阴自安""仲景急下存津，其治在胃；东垣大升阳气，其治在脾"等论点。他在总结前贤的基础上进一步发展了"养胃阴"之学说，认为不能以治脾之药来笼统治胃，而用益胃汤治疗胃阴不足之病证，用药轻盈灵活，扶正固本，尤治温病。而王肯堂、高鼓峰等医家也认为噎膈一证，不出"胃脘干槁"四字，因而偏重滋养肾水，补益胃阴等。这些治则治法多为后世医家所遵循，至今仍有指导意义。

五、近代（公元 1840～1949 年）

近代则是中医传统肿瘤思想与西潮碰撞创新之开端,对于胃癌的治法以张锡纯之医论为主要代表。张锡纯于《医学衷中参西录》中对"胃癌"一词进行了一定的解释，并首次将"胃癌"与肠胃病门之噎膈相联系，"至西人则名为胃癌，所谓癌者，如山石之有岩，其形凸出也"。其在《医学衷中参西录》第二卷的治膈食方中遵循前人健脾理气之法，载以参赭培气汤，认为治疗胃癌"当以大补中气为主"。他还提到"迨用其方既久，效者与不效者参半，又有初用其方治愈，及病又反复再服其方不效者"，后经一病例所悟，亦采用活血化瘀法治疗胃癌："系贲门有瘀血肿胀也，当时若方中加破血之药，或能全愈"。

费伯雄在《医醇剩义》中指出："一身气血皆从胃中谷气生化而来，胃之关系一身，至为重要。"以他为代表的孟河医派道宗醇正，用药轻灵疏泄，主张轻药重投以和缓顾护脾胃，养胃和阴以甘味补益胃气。这种和缓为治，着重调和脾胃，体现了"平淡之极为神奇""不欲药过病所"的费氏学术思想。而扶阳派之宗师郑钦安，学宗《黄帝内经》《周易》及仲景立法用方之奥旨，吸收了温补派的理论精髓。他在《医法圆通》中提出元阴元阳是人身立命之根本，在阴阳的相互消长过程中，表现出"阳主阴从"的现象并提出"人生立命全在坎中一阳"。对于阳气虚之胃癌患者，郑钦安善用辛热药物以温扶阳气，用药多为大剂姜、附、桂等辛温之品。

六、现代（公元 1949 年以后）

自 20 世纪 50 年代开始，大批中医、中西医结合医生致力于中医药治疗肿瘤的临床实践和基础研究，并取得了丰硕成果。对于胃癌的治疗也真正形成了一套较为完整、行之有效的理论体系。

在中华中医药学会发布的《肿瘤中医诊疗指南》中，胃癌被分为肝气犯胃、胃热伤阴、气滞血瘀、痰湿凝结、脾胃虚寒、气血亏虚 6 个证型。周仲瑛教授认为，"癌毒"是导致胃癌发生发展的关键。治疗胃癌务必以"消癌解毒、扶正祛邪"为首要。初期配合化痰软坚、逐瘀散结之品，中期配伍调理脏腑功能之品，晚期正虚邪盛，则以培益为主，兼顾抗癌解毒、化痰软坚、散瘀消肿。抗癌解毒多选用虫类药物，以收搜毒、剔毒、除毒之功。魏品康教授则从痰论治胃癌，提出以消痰散结为胃癌之治疗总则，创立了消痰散结八法：消痰和胃法、消痰解毒法、消痰导滞法、消痰通络法、消痰解郁法、消痰祛瘀法、消痰利水法和消痰软坚法。魏教授在胃癌的诊治中创"消痰散结方"灵活应用虫类药物，大量运用全蝎、蜈蚣、干蟾皮、天龙、地龙等虫类药物，取得了较好的疗效。

现代中医对于胃癌的治则治法主要分为单纯中医治疗与中西医结合治疗两种方式。对于不适合或不接受手术、放疗、化疗的胃癌患者，采用单纯中医治疗，发挥控制肿瘤，稳定病情，提高生存质量，延长生存期的作用。肝胃不和者，主逍遥散合参赭培气汤加减，以疏肝和胃，降逆止痛；脾胃虚寒者，主理中汤加减，以温中散寒，健脾和胃；痰瘀互结者，主二陈汤合膈下逐瘀汤加减，以化痰祛瘀，活血止痛；胃热伤阴者，主麦门冬汤或竹叶石膏汤加减，以清热养阴；气血双亏者，主十全大补汤加减，以补气养血。对于接受手术、放疗、化疗且具备治疗条件的胃癌患者，采用中西医结合的治疗方式。

在不同治疗阶段分别发挥增强体质，促进康复，协同增效，减轻不良反应，巩固疗效的作用。手术结合中医治疗中，气血亏虚者主八珍汤、当归补血汤或十全大补汤加减，以补气养血；脾胃虚弱者主补中益气汤，以健脾益胃。放射治疗结合中医治疗中，热毒瘀结者主黄连解毒汤合桃红四物汤加减，以清热解毒活血；气阴亏虚者主玉女煎加减，以益气养阴。化学治疗结合中医治疗中，脾胃不和者主旋覆代赭汤或橘皮竹茹汤加减，以健脾和胃，降逆止呕；气血亏虚者同手术结合中医治疗之治法；肝肾阴虚者主六味地黄丸加减，以滋补肝肾。而放化疗后结合中医治疗，其辨证论治同"单纯中医治疗"。其他治疗方法如中药外治法、针灸、推拿等，在辨证论治的基础上对于胃癌的诊治亦有一定的疗效。

现今临床上中医治疗胃癌多以补虚扶正为基础，根据辨证配合施以清热解毒、活血化瘀、疏肝理气等方法。但是对于胃癌重症，历代医家在临床实践中亦感到十分棘手、预后不良。同时胃癌中医治疗疗效评价标准亟须建立，中医治疗胃癌研究方法仍需进一步完善。因此进一步揭示胃癌的发病机制和发展规律，取历代各家之长，加强防治，提高辨治，相信中医药治疗胃癌将会取得更确切的疗效。

参 考 文 献

陈灏珠，1997. 实用内科学［M］. 北京：人民卫生出版社：1584-1586.

国家卫生健康委员会，2019. 胃癌诊疗规范（2018 年版）[J]. 中华消化病与影像杂志（电子版），9（3）：118-144.

林洪生. 2014. 恶性肿瘤中医诊疗指南：2014 年版［M］. 北京：人民卫生出版社.

王春燕，2004. 胃癌证治的中医文献研究［D］. 济南：山东中医药大学.

王猛，田昭春，吕玲玲，等，2018. 中医药治疗胃癌研究近况［J］. 中国中西医结合外科杂志，24（6）：793-796.

余桂清. 1988. 历代中医肿瘤案论选粹［M］. 北京：北京出版社.

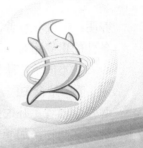

第三章

胃癌的病因病机

胃癌作为临床上常见的恶性肿瘤，其病因病机非常复杂，尚未完全阐明。中医学对胃癌病因的认识，可概括为外因和内因两个方面，即外感六淫之邪、饮食所伤，加上正气虚弱、脏腑功能失调，以致邪毒乘虚而入，蕴聚于经络、脏腑，使得机体阴阳失调，气血功能障碍，导致气滞、血瘀、痰凝、癌毒相互胶结，日久形成肿瘤。正气虚损是形成肿瘤的内在依据，邪毒外侵是形成肿瘤的必要条件。

第一节　中医学对胃癌的病因认识

中医学对胃癌的病因认识主要包括饮食不节、内伤七情、外感六淫邪毒以及正气不足等。

一、饮 食 不 节

中医学认为，饮食起居等因素能促进肿瘤的发生，如《医碥》记载："酒客多噎膈，饮热酒者尤多，以热伤津液，咽管干涩（观其口舌干涩可知），食不得入也""好热饮人，多患膈症"；宋代《济生方》曰："过餐五味，鱼腥乳酪，强食生冷果菜，停蓄胃脘……，久则积聚，结为癥瘕。"《景岳全书·反胃》载："或以酷饮无度，伤于酒湿；或以纵食生冷，败其真阳。"这些论述都说明了饮食因素在肿瘤发病中的重要性，这与现代的研究发现相似。

饮食不节，或饮酒过度，或恣食辛香燥热、熏制、腌制、油煎之品，或霉变、不洁之食物等，化生邪毒，脾失健运，不能运化水谷精微，气滞津停，酿湿生痰；或过食生冷，伤败脾胃之阳气，不能温化水饮，则水湿内生，交阻于胃；或长期的虚、瘀、痰、湿互相作用于人体，留滞于中焦，而成积聚出现胃部不适的症状。

调查显示，长期抽烟者胃癌发病风险较不吸烟者高 50%，烟草中所含尼古丁可直接刺激胃黏膜，破坏胃黏膜屏障，促进胃炎、胃溃疡形成，并延缓其愈合，进一步导致恶变。饮酒可致使胃部屡屡遭受乙醇的恶性刺激，容易引起胃部慢性炎症，进而使胃黏膜重度增生，最终导致胃癌的发生。另外，胃癌的发生与环境中硝酸盐水平及硝酸盐摄入量成正比。食物中亚硝酸盐、真菌毒素、多环芳烃化合物等致癌物或前致癌物主要来源包括咸肉、香肠、火腿、肉类罐头等肉制品,动物实验和流行病学研究发现烟熏、腌制及盐渍食品摄入量与胃癌发生呈正相关,胃癌高发县福建长乐县居民喜食鱼露,有报告其挥发性亚硝胺检出率达100%。同样,高盐饮食对胃癌的发生有促进作用。高盐饮食可损伤胃黏膜,破坏胃黏膜屏障,促进亚硝酸盐吸收,增加机体对致癌物的易感性及胃癌发生的危险。粗制海盐含有硝酸盐,咸鱼和腌肉富含酰胺。日本全国营养调查显示,胃癌病死率与人均盐消耗量呈正相关,每日摄取高盐食物者,胃癌相对危险性明显增加。

二、内伤七情

七情指的是喜、怒、忧、思、悲、恐、惊,是人体对外界环境的一种生理反应。七情太过或不及,能引起体内气血运行失常及脏腑功能失调,导致疾病。《素问·阴阳应象大论》中讲:"怒伤肝、喜伤心、思伤脾、忧伤肺、恐伤肾。"忧思伤脾,脾失健运,则聚湿生痰;或郁怒伤肝,肝气郁结,克伐脾土,脾伤则气结,水湿失运,导致脾胃的运化功能失常,痰湿集聚,气机阻滞,瘀久津聚成痰;或脾胃损伤、宿谷不化、积而化热、耗伤胃阴,亦可因气郁日久化火伤阴;抑或脾虚日久,耗气伤阳,以致脾胃阳气虚,日久损伤肾阳,故产生噎膈反胃之证。

流行病学调查显示,压抑、忧愁、思念、孤独、抑郁、憎恨、厌恶、自卑、自责、罪恶感、人际关系紧张、精神崩溃、生闷气等会使人体气机郁滞,癌肿会因为气机的进一步郁滞而出现恶化的倾向,胃癌危险性明显升高。而开朗、乐观、活泼者可以提高免疫功能,抑制胃癌进展和转移,有利于疾病的好转。

三、外感六淫邪毒

六淫乃风寒暑湿燥火之邪,从人体皮毛直接或间接地侵害人体,邪气在身体里稽留不去,影响正常的气血运行,导致脾胃的功能减弱。邪毒日久,影响脏腑功能,致使阴阳失调,气机不畅,津液耗伤,凝血化瘀,瘀血阻滞于胃,升降失司,脾主升功能失调,临床症状出现朝食暮吐,甚者食入即吐,完谷不化,又有呕血便血等症状。如《诸病源候论》曰:"夫积聚也,由寒气在内所生也。血气虚弱,风邪搏于腑脏,寒多则气涩,气涩则生积聚也。"《灵枢·五变》记载:"百疾之始期也,必生于风雨寒暑,循毫毛而入腠理,或复还,或留止,或为风肿汗出,或为消瘅,或为寒热,或为留痹,或为积聚……。"

邪毒(如幽门螺杆菌感染)等因素继续感染或者侵袭中焦脾胃,毒气弥漫中焦,瘀血症状加重,瘀毒互结,气血运行不畅,脉络瘀滞,最后积聚形成,导致胃癌的发生。病情继续发展,可使瘀毒邪气弥漫三焦,传导至其他脏腑以及机体其他部位,导致胃癌发生转移。现代医学研究表明,幽门螺杆菌不仅能引起胃黏膜慢性炎症,加速黏膜上皮细胞的过度增殖,导致畸变致癌,而且能促使硝酸盐转化成亚硝酸盐及亚硝胺而致癌。幽门螺杆菌的毒性产物CagA、VacA也可能具有促癌作用,胃癌患者中抗CagA抗体检出率较一般人群明显为高。

四、正气不足

中医学的正气指精气血津液和五脏六腑的正常功能活动,具有维护自身生理平衡与稳定、对外界环境调节适应、抗病能力和患病后自我修复能力等。早在《素问·刺法论》中就有言曰:

"正气存内，邪不可干……邪之所凑，其气必虚。"《素问·生气通天论》曰："苍天之气……顺之，则阳气固也，虽有贼邪，弗能害也。"说明了本病的发病在于正虚，正虚是发病基础。《灵枢·百病始生》曰："是故虚邪之中人也……留而不去，传舍于肠胃之外，募原之间，留著于脉，稽留而不去，息而成积。"《景岳全书》亦云："噎膈反胃名虽不同，病出一体，多因气血两虚而成。"《医宗必读·积聚》有言："积之成也，正气不足，而后邪气踞之。"说明了正气的重要性，正气虚弱邪气（内邪和外邪）侵害人体，无论是先天之气虚还是后天之气虚，都会致使脾胃虚弱，脾胃虚弱导致人体运化无力，痰湿内聚，影响气机升降，气机升降不能则脉络不通，瘀血积聚内生，积聚于胃，日久产生癌肿。

验之临床，胃癌发病多与年龄密切相关，如噎膈"少年少见此证，而惟中衰耗伤者多有之"。且许多胃癌患者，经积极调治，脏腑功能恢复，抗病能力增强，症状好转，癌瘤病灶亦不再发展，甚至缩小或消失，这正是正气来复，邪气退却之征。因此中医学对疾病的发生认为是正气的亏虚与邪气的亢盛，而胃癌的发生更是由于机体的正气不足，致病邪气的亢盛所引起的。

五、先天禀赋不足

人体先天禀赋不足或异常，致使人体脏腑功能紊乱，经络运行障碍，气血津液输布失常，气滞、血瘀、痰湿等病理产物结聚于体内，久之成瘤。研究显示，胃癌具有家族聚集性，胃癌患者的一级亲属得胃癌的危险性比一般人群平均高出 3 倍。国外及国内的大量资料表明，家族肿瘤史，尤其是直系亲属胃癌史，是胃癌的显著危险因素。癌症的家族遗传现象，目前认为可能由染色体畸变引起，这种染色体畸变有时会遗传给后代，但这种遗传并不是直接的癌症遗传，而是个体易发生癌症的倾向。当机体免疫功能低下或有缺陷时，可增加对胃癌的易感性，不能及时把突变细胞消灭在萌芽阶段，导致胃癌发生。

胃部病变如胃息肉、慢性萎缩性胃炎及胃部分切除后的残胃，这些病变都可能伴有不同程度的慢性炎症过程、胃黏膜肠上皮化生或非典型增生，有可能转变为癌。资料显示，轻度异型增生 10 年癌变率为 2.5%～11%，中度异型增生 10 年癌变率为 4%～35%，重度异型增生 10 年癌变率为 10%～83%。

六、胃部疾患与胃癌

慢性萎缩性胃炎与胃癌发生呈显著正相关，其癌变率为 0～10%，我国为 2% 左右。山东省临朐县胃癌高发区的调查显示，90% 以上的成年人患有不同程度的慢性萎缩性胃炎，其中 50% 在此病变基础上发生胃黏膜肠上皮化生，20% 的人出现不同程度的异型增生。胃溃疡与胃癌的关系是人们长期争论的问题。文献报告癌变率差异很大，主要因为对溃疡癌变的标准看法不一。一般认为胃溃疡癌变发生率在 1%～6%。也有报道对胃溃疡患者进行 10～25 年的观察，发现胃癌发生率并不比一般人群的预期发生率高。最近多项研究表明胃溃疡发生胃癌的危险性较低。相反，经过手术切除胃溃疡 15～20 年后，胃癌的危险度增加 1.5～3.0 倍。胃息肉是指胃黏膜上皮异常增生向胃腔内隆起的良性病变，一般分为增生性息肉（炎性息肉）及腺瘤性息肉（息肉样腺瘤）两类。后者癌变率较高，有高达 66.5% 的报告，一般在 25%～50%。由于活检标本表浅，难以确切区分息肉的类型。所以，临床上一般认为息肉直径＞2cm，多发性、广基者癌变率较高，应予以摘除。

七、其　　他

长期暴露于硫酸尘雾、铅、石棉、除草剂者及金属行业的工人，长期接触放射线、放射性物质的特殊人员胃癌风险也会增加。来源于日本原子弹爆炸后幸存者前瞻性研究发现儿童时期暴露电离辐射的幸存者发生胃癌的相对危险最高。

第二节　中医学对胃癌的病机认识

胃癌的病机主要包括正气亏虚，邪气亢盛；脾胃湿热，热毒血瘀；脾胃虚弱，气滞痰凝和瘀毒互结等。

一、正气亏虚，邪气亢盛

胃癌核心病机为正虚邪实。其发生发展不外两方面的因素：一是正气亏损，无力抗邪；二是邪气亢盛。而邪气作用于人体是否发病，最终取决于机体本身的内在因素。疾病是正邪交争的过程，正气充足则能祛邪外出，正气虚弱则邪气内扰，致使疾病进展，即《黄帝内经》云："风雨寒热，不得虚，邪不能独伤人……此必因虚邪之风，与其身形，两虚相得，乃客其形。"《医宗必读》中论述"积之成也，正气不足"。孙桂芝教授认为胃癌属于本虚标实之证，王晞星教授认为胃癌病因是脾胃虚弱等多种因素作用于人体，使脏腑气机失和，痰、瘀、毒结于胃脘。"肿瘤微环境"学说认为，肿瘤局部组织存在缺氧、酸性、炎性的微环境，可类比于中医理论中的正虚、痰凝、血瘀。人体细胞生存于微环境中，若微环境变化，细胞为了生存变化会与之相应，变化过度则为癌变。由此可见，无论是中医经典或是现代研究，都认为正虚邪实是胃癌的核心病机。

正虚原因有二。一是脾胃虚弱。《素问·灵兰秘典论》云："脾胃者，仓廪之官。"脾胃互为表里，同居中焦，脾主运化输布，胃主受纳腐熟，共同完成饮食物的消化吸收。《灵枢·五味》谓："胃者，五脏六腑之海也，水谷皆入于胃，五脏六腑皆禀气于胃。"《景岳全书》亦指出："血者，水谷之精也，源源而来，而实生化于脾。"脾胃功能健旺，气血生化有源，则身体健康。即张仲景所谓的"四季脾旺不受邪"，脾气健旺则不易感受外邪；反之，脾胃虚弱，则易感受外邪，即"内伤脾胃，百病由生"。素体脾胃虚弱，受纳、腐熟和运化水谷的功能减退，水谷不化，反生痰浊，阻滞气机，胃气郁滞，失于和降而致胃痛。

二是先天不足。人之生禀受父母的精气，父母体弱多病，精气亏虚，皆可导致子女禀赋不足，故年幼时多表现为形体怯弱，脏腑失健，抵抗力低下。先天不足一般指肾精不足，肾五行属水，内寄元阴元阳，为先天之本，脾胃属土，主运化水谷，化生气血，为后天之本。先天可济后天，后天可养先天，肾中元阳可资助脾阳，使中焦温煦而健运不息，即"命火生脾土"。若肾精亏虚，常可累及脾胃，脾胃运化功能失调，而致化源不足，脏腑形体失养，抗病能力低下，易受六淫邪气侵袭而致病。正如《灵枢·百病始生》云："是故虚邪之中人也，始于皮肤，皮肤缓则腠理开，开则邪从毛发入，……传舍于肠胃，在肠胃之时，贲响腹胀，多寒则肠鸣飧泄，……息而成积。"故"壮人无积，虚则有之"。

有学者研究认为正气与邪气相当于现代医学中的抵抗力和病原体，在肿瘤发生过程中，正气与邪气分别对应胃癌发病过程中的抑癌基因和癌基因，癌基因的激活和抑癌基因的失活均可促进胃癌癌前病变转向胃癌，即正虚邪盛可最终导致疾病发生。正如郑培永教授认为胃癌发生发展的病因病机主要是机体正气的亏损，无力抗邪所致的。

二、脾胃湿热，热毒血瘀

胃癌病在中焦脾胃，脾胃同病，但邪积在胃；胃为阳明燥土，多气多血，病易阳化，湿热为多。如李杲在《脾胃论》中云："胃者，阳土也，主动而不息。"故胃为阳腑，以"通"为用，以"降"为顺，喜动而恶静。胃癌，脾虚浊邪内生，癌毒蓄积于胃，易于阳化，湿热蕴结脾胃。如《太平惠民和剂局方》云："脾胃受湿，瘀热在里，或醉饱房劳，湿热相搏，致生疸病。"

吸烟饮酒，嗜食咖啡、油炸及辛辣食品，则蕴湿生热，或外感湿热邪气，均可阻滞脾胃气机，脾胃升降功能失常，脾不升清，胃不降浊，久而久之，阻滞中焦，气机不通而致病。湿热邪气本身并非癌毒，为胃癌早期病邪的主要表现形式，但湿遏热伏，易化火成毒，正如现代医学认为湿热的环境促进了胃中幽门螺杆菌生长，而幽门螺杆菌最终导致胃癌的发病率升高。另外，火热邪毒蕴积亦是导致胃癌发生发展的重要病理机制之一。如"大热不止，热甚则肉腐，故命曰痈。肺痈、胃痈、肠痈等，皆属于此"。

三、脾胃虚弱，气滞痰凝

《博济方》说："至于五积六聚，癥瘕癖块，皆由阴阳不和，脏腑虚弱，受于风邪，搏于脏腑之气所为也。"而脾胃为后天之本，气血生化之源，机体气血之运行输布全赖后天之本脾胃的充养，故脾胃虚弱，气血生化乏源，而致脾胃功能紊乱，升降失常，气滞痰凝，最后积聚成块，引起胃癌的发生发展。《四圣心源》曰："脾以己土而主升，升则化阳而善消；胃以戊土而主降，降则化阴而善受。"脾主运化，胃主受盛，脾宜升则健，胃宜降则和，脾胃升降功能正常，则"胃降而善纳，脾升而善磨，水谷腐熟，精气滋生，所从无病"。《灵枢·百病始生》曰："肠胃之络伤，则血溢于肠外，肠外有寒，汁沫与血相抟，则并合凝聚不得散而积成矣。"汁沫即痰湿，脾胃受损，脾胃气机升降失常，不能正常运化水液，水液积聚成痰浊，痰浊阻滞，与瘀血互结，日久积聚于肠胃，则癌瘤化生。

胃癌患者经过手术或放化疗后脾胃受损，出现恶心、呕吐、食欲不振等，为脾胃气机升降失调、胃气上逆的表现。《景岳全书·积聚》曰："脾肾不足及虚弱失调之人，多有积聚之病。"因气行则血行，气为血之帅，气虚失其"帅血"之功，不能正常推动血液的运行，则气虚血凝；加之脾虚失其运化，水液运行失常，故痰浊内生，则聚而成积。"气者，人之根本也。"正常情况下，气在全身上下通畅无阻，升降出入、无所不至，行推动、温煦、防御、固摄和气化之功能，维持人体生理活动和机体健康。若气机运行阻滞，或运行逆乱，或升降失调，出入不利，则影响脏腑功能而产生血瘀、湿聚、痰凝、热毒等病理产物，成为肿瘤发生、发展的关键。

沈金鳌在《杂病源流犀烛》中亦云："邪积胸中，阻塞气道，气不宣通，为痰为食为血，皆得与正相搏，邪既胜，正不得而制之，遂结成形而有块。"且"痰之为物，随气升降，无处不到……凡人身上中下有块者，多是痰"（《丹溪心法》）。故"噎膈多起于忧郁，忧郁则气结于胸，臆而生痰，久则痰结成块……病成矣"（《明医指掌》）。

四、瘀毒互结

瘀毒是瘀邪和毒邪共同参与的结果，临床上凡可致瘀或毒的病因，都可以成为瘀毒形成的始动因素。一般而言，瘀多从内生，毒可由瘀生亦可外来。瘀毒的产生多由于正气衰败，不能行津运血，附加外感污浊之气、情志内伤、饮食劳倦等多种因素共同作用，而形成的顽痰、死血、败血，积久不去，化瘀生毒所致。

瘀毒作为新的致病因素，既有瘀的特点，又兼顾了毒的特征，即瘀毒相互胶结的产物。瘀为有形之物，毒为无形之邪，毒常依附瘀而发挥作用。瘀毒形成之后，一方面加重机体血瘀，助长瘀毒之势，使新血不生。如唐容川在《血证论》中所云："经隧之中，既有瘀血踞住，则新血不能安行无恙，终必妄走。"另一方面瘀毒亦疯狂地掠夺水谷精微，破坏人体免疫系统，停滞在机体最虚之处，机体进一步衰弱，最终导致全身多脏腑的广泛损伤，所谓"极虚之处，便是容邪之地"。现代研究发现，机体高凝状态更易导致肿瘤的转移，临床上常见到肿瘤晚期患者出现多脏器的转移、恶病质、无法缓解的无休止的持续疼痛等，均是瘀毒内盛，正气衰败，阴阳离决之象。

综合所述，祖国医学对胃癌病因病机的认识虽有多端，但概言之，其病因多为感受外邪、饮食不节、情志失调、脾胃虚弱、胃络瘀滞、痰气壅塞等。其病机多为本虚标实，虚实夹杂，本虚为脾胃气阴两虚，标实不外乎外毒、瘀血、气滞、痰湿、湿热等。它们之间相互夹杂、相兼为患，临床证候复杂多变。痰凝血瘀，毒蕴正亏是其根本病机，六淫、七情、饮食所伤等均是直接或间接促成癌瘤的因素。正如《医宗必读·反胃噎膈》所云："大抵气血亏损，复因悲思忧恚，则脾胃受伤，血液渐耗，郁气生痰，痰则塞而不通，气则上而不下，妨碍道路，饮食难进，噎塞所由成也。脾胃虚伤，运行失职，不能熟腐五谷，变化精微，朝食暮吐，暮食朝吐，食虽入胃，复反而出，反胃所由成也。"

参 考 文 献

董智平，张静喆，2019. 中医治疗胃癌研究进展［J］. 中国中西医结合外科杂志，25（2）：206-209.

林翔英，林翠丽，田琳，等，2021. 脾胃湿热与胃癌前病变炎-癌转化机制的关系简析［J］. 中医杂志，62（17）：1473-1477.

刘磊，张光霁，楼招欢，等，2018. 丹参有效成分防治恶性肿瘤作用机制的研究进展［J］. 中华中医药杂志，33（6）：2472-2475.

刘磊，张光霁，徐楚韵，等，2018. 解毒三根汤痰毒同治抗消化道肿瘤作用初探［J］. 中华中医药杂志，33（11）：4824-4826.

刘沈林，2019. 中医药治疗胃癌临床述评［J］. 江苏中医药，51（4）：1-5.

鲁晓娜，黄雯洁，舒鹏，2021. 基于健脾法探讨胃癌的病因病机及辨治［J］. 山东中医药大学学报，45（3）：309-312.

南梦蝶，李潇，谢美雯，等，2022. 晚期胃癌中医药分部位论治思路［J］. 北京中医药大学学报，45（10）：

1071-1076.

王杰，赵润元，杜艳茹，2018. 李佃贵教授治疗胃癌经验［J］.时珍国医国药，29（10）：2505-2506.

张光霁，徐楚韵，2019. 基于中医病机"瘀毒互结"致病理论的肿瘤"瘀毒同治"特色理论及抗肿瘤创新药物
　　研究［J］. 浙江中医药大学学报，43（10）：1052-1057.

张广顺，廖广辉，张光霁，2019. 藤梨根从"痰毒"论治胃癌探析［J］. 辽宁中医药大学学报，21（2）：86-88.

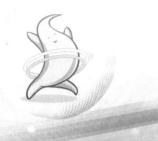

第四章

胃癌的辨证论治

第一节　概　　述

在中医学典籍中，胃癌可归属于"噎膈""反胃""积聚"等病名范畴。如《灵枢·四时气》曰："饮食不下，膈塞不通，邪在胃脘。"就与胃癌引起贲门狭窄，从而导致进行性吞咽困难，甚至食入即吐的症状非常相似。《金匮要略》言："朝食暮吐，宿食不化，名胃反。"与胃引起幽门狭窄或梗阻时出现的症状几乎完全一致。虽然其中可能还包括其他非肿瘤性的疾病，以及食管下端癌等病证，但也包括了胃癌在内。《难经》曰："积者阴气也，其始发有常处，其痛不离其部……聚者阳气也，其始发无根本……痛无常处。"因此可以认为积聚包括了胃癌及其他腹腔肿瘤。清代方肇权对"积聚"的症状有更为详细的描述："积聚……按之有形，或疼痛，仍居胃腑之间……或恶心呕吐，或恶阻饮食，或成坚硬者。"此与胃癌的体征和症状十分相似。

张光霁教授团队进行了大量的理论与实践研究，创新性地提出"久病必瘀，因瘀致毒，因毒致变，瘀毒互结为肿瘤的共性病机"。故胃癌的治疗总原则可以总结为"调理气机，化瘀解毒，扶助正气"十二字，再根据不同时期的症状特点进行辨证论治。

一、调理气机

1. 积聚之成多因气滞

气机失调是诱发胃癌的重要因素，其中主要是肝气郁结。从临床上，患者在发病前（即癌前期）常有长期的忧郁，或蒙受打击而不得解脱等肝气郁结的现象。历代医家也有相同的观点，如张鸡峰云："噎膈是神思间病。"巢元方云："此由忧患所致……使塞而噎。"张从正在解释积聚的成因时也认为是"忧思郁怒气机不和，日久聚成积"。长期情志抑郁不舒，肝气郁滞，导致了脾胃气机不畅，由气滞进而导致痰凝、血瘀、毒聚等一系列病理变化，致使癌瘤形成，因此气机失调亦是胃癌发病过程中的病理变化。

从其临床表现看，脾胃气滞的现象可出现于胃癌的早、中、晚各期。如早期脘腹胀满等气滞之象往往先于其他症状而出现；中期有恶心呕吐等气逆之象；晚期则诸症加剧，常见胸脘胀闷疼痛，进食困难，甚至食入即吐等。这些临床表现都可反映出气机失调是胃癌的重要病理变化。

2. 胃癌之治首重理气

古代医家对用理气法治疗噎膈、反胃等病证是有深入认识的。如宋代严用和论治噎膈说："化痰下气……膈噎之疾，无由作矣。"清代徐春甫建议论治反胃宜"调气养胃……则无反胃之患"。清代董西园论治积聚时也说："气滞而积聚则块硬而现形，若气通行，则散而无迹。"理气法对协调气机的平衡，促使血瘀、痰凝、毒聚的逆转都能发挥作用。理气法可以控制胃癌的形成和发展。临床上不乏使用理气法治疗后肿块缩小乃至消失的例证，足见调理气机对胃癌的治疗具有十分重要的意义。

现代医学有观点认为，癌变的原因是致癌因素引起细胞基因的调控失常，症状能否逆转也取决于调控能否恢复正常。研究表明，中医学的"气"与"气机"与人体正常的基因调控有共同的物质基础和生理功能。这些为用理气法治疗癌瘤能使失常的调控恢复正常，从而使癌变逆转，提供了有力依据。脾胃气运常赖肝木疏泄。若气机郁结，日久渐成痰成瘀成毒，结于胃则成癌。病程中尽管兼证不同，但气滞实为病变之关，故治胃癌当首重疏肝理气。临床常选用一些疏调气机的药物，如枳壳、广木香、佛手片、枸橘李、预知子、川楝子、郁金、青陈皮等药。

3. 理气亦可不避香燥

理气药大多辛香而温燥，难免有耗气、伤津、助火之弊，况且癌在临床上除见气滞之象外，常兼见气虚、津伤、血瘀、火热之象，故古代医家多竭力反对用这类香燥理气之品。如朱丹溪曰："若服之必死。"方贤认为用香燥"如抱薪救火"，刘宗厚甚至说："咽闭塞……有服耗气药过多……而致者。"更有张鸡峰等因畏用香燥之品，而放弃药物治疗，仅仅采用"内观自养"法来治此险恶痼疾。

从理论上讲，前人之说不无道理，但实际上理气药可以促使气机恢复正常，从而促进正气的生成和邪气的祛除，恢复气机的升降规律，而收正气复、津液生、瘀血去、火热退之效。同时，理气药并非皆是刚燥伤阴之物，亦有柔和之品，如枸橘李、佛手、预知子等，可根据病情，酌情用量，常有获效的报道，且此类药物并非刚燥至极。临床实践表明，只要辨证准确，配伍恰当，即使较长时间服用性质平和的理气药，也不会产生耗气、伤津、助火等副作用。同时，尚可配伍养血滋阴之品，比如当归、芍药、枸杞子、沙参等。临床应更加重视理气药的应用，"切不可因噎废食，而贻误病机"。实验研究亦表明，诸多理气药有较好的抗肿瘤作用。

二、化 瘀 解 毒

1. 化瘀解毒法

肿块（积聚）是胃癌的主要表现，瘀毒互结形成胃癌的实体病变，只有尽力设法缩小或消除肿块，才能有效地控制病情，防止发展，以臻痊愈。首先，胃癌作为实质性的肿块，化瘀法必然是相对应的治疗法则之一，同时作为胃癌的恶性属性，则解毒法亦是相对应的法则。因此化瘀解毒法可以作为胃癌的一个重要治则。

清代程钟龄所说的"脏腑、筋络、肌肉之间，本无此物而忽有之，必为消散，乃得其平"的观点非常有指导意义，对胃癌的整个治疗过程应贯彻"化瘀解毒"的原则。胃癌到了中、晚期，肿块已十分明显时，应用化瘀解毒、消坚散结，是大家都已知道的治法，但人们往往忽视此方在胃癌早期的应用。虽然早期肿块仅能借助现代医学检查得以诊断，然而必须承认积聚已成，应果断应用消法，以达及早消除之目的。一般认为，化瘀解毒必用克伐之品，难免伤正，恐病未去而正已亏，但治胃癌不用消坚非其治也，不能因噎废食。未手术之时，胃癌之实体，作为有形之邪，阻碍气机运行，气滞、血瘀、癌毒蓄积体内，直接或间接影响胃腑的正常生理功能。而气、瘀、毒三者，又以气的失调为初始环节。正如沈金鳌在《杂病源流犀烛》中谓：“邪积胸中，阻塞气道，气不宣通……遂结成形而有块。”故在胃癌的治疗上当从调气、化瘀、解毒等法入手，务使血瘀得化，癌毒得解。

2. 化瘀解毒之活用

化瘀解毒是治疗胃癌的重要原则，有其丰富的内涵，应灵活地针对病因，采用各种相适应的消坚散结法。从临床来看，痰瘀互结亦是胃癌的常见病机之一，此时应采用痰瘀同治的方法，因此，我们可以采用祛瘀消坚、化痰消坚、清热解毒消坚，以及攻毒消坚等治法。历代已有不少名方和经验。比如《外科正宗》之海藻玉壶汤、《黄帝素问宣明论方》之三棱汤加减变化皆可为代表。攻痰以海藻、昆布、茯苓、半夏等为主，逐瘀以三棱、莪术、石见穿、乳香、没药、丹参等为主，解毒可用藤梨根、半枝莲、蛇舌草、香茶菜、水杨梅根等。同时注意不一味地运用峻伐之品，如斑蝥、马钱子等，可选择天龙、露蜂房、蜈蚣、水蛭等药性较缓者，同时注意患者的体质情况，讲究应用的时机，药物的用量，乃至与其他治法的配合应用等。

3. 化瘀解毒之禁忌

晚期胃癌最多见的并发症是消化道出血。癌肿侵入胃壁肌层，血络受损，血溢脉外，上行则呕血，下行则便血。一旦出血，病情危笃。因此，防治胃出血在临床上很重要，应注意以下几点：①脘腹部疼痛有改变，原来不痛，现突然感到疼痛，或疼痛加剧，随之疼痛又减轻或消失，或疼痛持续不解；②胃脘部有难以言状的难受感，或灼热不适，有时伴有泛泛欲吐，口中有热腥味；③自觉全身乏力，自汗多，手足不温；④自觉心悸，心中空虚，精神萎靡或烦躁不安；⑤脉象弦数，面色㿠白，舌质淡，唇无血色。发现以上这些情况就应当警惕胃出血，治疗上就要注意避免应用破气破血药。一旦出现呕血或便血，应急则治其标，以止血为先，同时辅以治本，常用养阴止血、温阳摄血等，方可选择黄连阿胶汤、黄土汤、归脾汤等，药如生地黄、阿胶、白芍、白及、仙鹤草、藕节等。一切香燥伤阴之药，破气破血之品，如青皮、乳香、没药、苍术、厚朴等均在忌用之列。

三、扶 助 正 气

1. 不断贯穿扶正

治疗胃癌需要十分重视患者的正气，正气的亏虚是“瘀”形成的本质原因，因此在治疗时尤其应关注扶正益气，以恢复体内物质的正常运行，达到治病求本的目的。扶正药物的应用有利于消坚，有利于患者接受各种治疗，有利于改善患者体质，促进康复，延长生存期。气为血之帅，血为气之母。气血不和，百病变化而生。气不足则血不行，血不行则难化。晚期胃癌本虚标实，日趋严重，加之化疗之品又是耗气伤血之峻剂，因此运用好补法，实为治疗的关键，这既是补虚的需要，又是为攻邪创造条件的需要，故化瘀、化痰、理气、攻毒等亦须补虚。比如在运用化瘀峻剂时，可以人参、黄芪、白术、当归等益气养血，攻补兼施，相得益彰。

2. 扶正着重脾胃

胃癌中、晚期的虚弱，主要是脾胃的运化失司这一局部的病理变化及于全身所致。窦材在《扁鹊心书》中说：“番胃，乃脾气太虚，不能健运也。”程文圃亦认为：“必以扶助正气，健脾养胃为主。"脾胃为后天之本，肾为先天之本，均是人体正气的根本。而脾、胃、肾三者，尤应首重补脾胃。脾胃之气得充，后天之本得固，方能渐缓得效。以异功散、六君子汤、参苓白术散、逍遥散等方为例，药力平稳和缓，对晚期胃癌患者较为适宜。

另外，生晒参、西洋参、北沙参，药性平和，不滋腻，不温燥，有大补胃气、益胃阴的双重功效，其中以生晒参、西洋参的效力为最佳。应将补脾气和养胃阴结合起来，做到补脾气不伤胃阴，养胃阴不伤气。养胃阴常用麦冬、沙参、石斛、天花粉等药，尤其舌红有裂纹者，石斛尤佳。

李东垣曰"人以胃气为本"。李中梓曰"胃气一败，百药难施"。食欲减退、食量锐减是晚期胃癌较为突出的症状，临证时需要非常重视胃气。胃癌患者除大量呕血外，往往因胃气衰败，不能受纳和消化食物而致病情日趋严重。因此，提高胃癌患者食欲，增强胃气，实为延长患者生命，影响疗效和预后的关键。临床上常根据不同证型选方用药：胃阴不足型，常用益胃汤等方加减，而重用天花粉、南北沙参、石斛、生地黄等，气与津关系密切，气可生津，津可载气，故又常加入西洋参、五味子等药。脾胃虚弱型，常用枳术丸、参苓白术散等方加减，还用茯苓配陈皮。茯苓为渗湿利湿之主药，又有健脾功效，利而不猛，补而不峻，甘淡平和，孙思邈云茯苓"主治万病，久服延年"。陈皮善调脾胃气机，醒脾化痰开胃，药性平和。二药合用，相辅相成。瘀阻胃气型，以化瘀补养开胃法治之。用黄芪、白术、薏苡仁合丹参、莪术、三棱、八月札等药，以化瘀消癥，扶脾健运。此外，晚期胃癌，肾阳虚亏，长期食欲不佳者，还需重视温肾，温肾以补土，脾肾同治。桂附八味丸常作为治胃癌的常用中成药，以丸剂缓图，可于方中加入肉豆蔻、菟丝子、淫羊藿等，用量虽不大但可以见效，如疗效不显，再加熟地黄，以阴中求阳，可增强效果。

3. 妥善处理攻补

诸邪致瘀，瘀久蕴毒，瘀毒互结是肿瘤常见的发展与转归。以往对胃癌的治疗，一般是早期以攻邪为主，中期攻补兼施，晚期以扶正为主。但临证时不可拘泥于这个一般规律，在治疗时要注意瘀毒的轻重缓急，而根据病情的标本虚实、轻重缓急，恰当选择攻与补，或是攻补兼施，或是先攻后补，或是先补后攻，同时注意补中兼通，攻而不伐。补而不通可滞气留邪，又使药力难达病所。过用攻坚之品，反耗伤正气。

胃癌患者除按方治疗外，还应注意饮食的宜忌，这和治疗效果的好坏有一定关系。胃癌患者的饮食应以淡素为宜，以易消化而又富有营养的食物为佳，如牛奶、薏米仁、山药、丝瓜、莴苣等，是比较理想的食品。一切辛辣刺激之品及烟酒应避为宜。同时应少吃含盐量高的食品和油腻滋补之物。

第二节　围手术期的论治

胃癌早期以手术切除为主，中晚期宜采用包括手术、放化疗、靶向治疗、免疫治疗及中医药治疗在内的综合治疗。在确定治疗方案前必须对疾病分期、手术情况、个体差异等进行综合评价。中医药治疗可以在胃癌治疗的全程中参与。胃癌手术希望达到两方面目的，以延长生命为首要目的，以提高生活质量为次要目的。总体上胃癌手术治疗的原则是 R_0 切除：$T_1N_0M_0$，随诊观察加中医；$T_2N_0M_0$，适当化/放疗或观察加中医；T_3、$T_4N_0M_0$ 或任何 T，N（+），放疗/

化疗/靶向/免疫加中医。R₁切除：同步放化疗/化疗/靶向/免疫加中医。R₂切除：同步放化疗/化疗/靶向/免疫加中医。M₁：化疗加中医或单独中医治疗。一般情况不佳者给予最佳支持治疗（BSC）加中医。

一、围手术期定义

围手术期是围绕手术的一个全过程，从患者决定接受手术治疗开始，到手术治疗直至基本康复，包含手术前、手术中及手术后的一段时间，具体是指从确定手术治疗时起，直到与这次手术有关的治疗基本结束为止，时间约在术前1周至术后2周。

二、辨　证　论　治

（一）辨证要点

本病病位在胃，但与肝、脾等脏关系密切，因两脏之经脉均循行过胃，胃与脾相表里，脾为胃行其津液，若脾失健运则酿湿生痰，阻于胃腑；胃气以降为顺，以通为用，其和降有赖于肝气之条达，肝失条达则胃失和降，气机郁滞，进而可以发展为气滞血瘀。而手术行为必然对患者身心造成一定的影响，从而改变患者当下的证候或症状。

胃癌患者在术前往往过分关注手术疗效、手术风险、经济负担等，容易导致恐惧、焦虑、抑郁等情志改变，可谓"术前多恐"，从而使肝气郁结、胃失和降等。而手术这一创伤性的行为，对人体筋骨、皮肉必然会产生一定的损伤，使得机体内存在大量瘀血，血溢脉外，阻碍气机而引起诸多不良反应，故言"术后多瘀、多郁"，形成气滞血瘀、瘀血阻胃等。

（二）治疗原则

本阶段多由气、痰、湿、瘀互结所致，故理气、化痰、燥湿、活血化瘀是本阶段主要治疗之法。本阶段病位在胃，多有脾胃气机阻滞，气化不利，运化无权，在治疗中应始终重视顾护脾胃，勿损正气，也是应遵从的治疗原则。只有胃气得充，脾气得健，才能使气血生化有源，也才能助药以祛邪。但补虚时，用药也不可过于滋腻，以免呆滞脾胃。同时，疏肝理气法也是该阶段常用的治法。

（三）分证论治

1.术前
（1）肝气犯胃
症状：胃癌术前，胸胁胃脘胀满疼痛，疼痛常随情绪变化而增减，呃逆嗳气，呕吐，或见嘈杂吞酸，烦躁易怒，舌苔薄白或薄黄，脉弦或弦数。
治法：疏肝理气，和胃降逆。
代表方：柴胡疏肝散
本方以柴胡为君，调肝气，散郁结。臣以香附专入肝经，既疏肝解郁，又理气止痛；川芎辛散，开郁行气，活血止痛，二药助柴胡疏肝理气止痛。佐以陈皮理气行滞和胃，醋炒以增入肝行气之功；枳壳理气宽中，行气消胀，与陈皮相伍以理气行滞调中；白芍、甘草养血柔肝，缓急止痛。炙甘草又调和诸药，兼作使药。诸药合用，能理肝气、养肝血、和胃气，诚为疏肝理气解郁之良方。本方是四逆散加陈皮、川芎、香附而成。而四逆散中四药等量，侧重调畅气机，疏理肝脾；本方重用柴胡，轻用甘草，将枳实改为枳壳，再加陈皮、川芎、香附重在行气疏肝，兼以和血止痛，为治肝气犯胃之良方。

（2）气郁化火

症状：胃癌术前，胸胁胃脘疼痛剧烈，或见胁肋隐隐作痛，胃脘胀痛，疼痛常随情绪变化而增减，心烦易怒，口干口苦，饥不欲食，大便干，舌红少苔或中有裂纹，脉弦数。

治法：疏肝解郁，清肝泻火。

代表方：丹栀逍遥散

本方以逍遥散为主，柴胡疏肝解郁，使肝气得以调达，为君药；当归甘辛苦温，养血和血；白芍酸苦微寒，养血敛阴，柔肝缓急，为臣药。白术、茯苓健脾去湿，使运化有权，气血有源，炙甘草益气补中，缓肝之急，为佐药。加入薄荷少许，疏散郁遏之气，透达肝经郁热；炮姜温胃和中，为使药。当归、芍药与柴胡同用，补肝体而助肝用，血和则肝和，血充则肝柔。诸药合用，使肝郁得疏，血虚得养，脾弱得复，气血兼顾，体用并调，肝脾同治。方用逍遥散之疏肝解郁，健脾和营，再合以牡丹皮、栀子之清泄肝火，全方共奏疏肝健脾，养血清热之功效。

（3）瘀毒壅盛

症状：胃癌术前，脘中痞满疼痛，甚则恶心饮食困难，或有发热，或有烦躁不安，口渴欲饮，头痛，纳少，大便秘结，尿少而黄，舌质红绛、苔黄。

治法：凉血散瘀，清热解毒。

代表方：犀角地黄汤

本方中苦咸寒之犀角，凉血解毒，为君药。甘苦寒之生地黄，凉血滋阴生津，一助犀角清热凉血止血，一恢复已失之阴血。赤芍、牡丹皮清热凉血、活血散瘀，故为佐药。凉血与活血散瘀并用，热清血宁而无耗血动血，凉血止血而不留瘀。

（4）胃热伤阴

症状：胃癌术前，胃脘部灼热，口干欲饮，胃脘嘈杂，食后剧痛，进食时可有吞咽哽噎难下，甚至食后即吐，纳差，五心烦热，大便干燥，形体消瘦，舌红少苔，或舌黄少津，脉细数。

治法：清热养阴，益胃生津。

代表方：竹叶石膏汤

本方中竹叶、石膏清透气分余热，除烦止呕为君药。人参配麦冬，补气养阴生津，为臣药。半夏和胃降逆止呕，为佐药。甘草、粳米和脾养胃，为使药。半夏性温，与清热生津药配伍使用，消除其温燥之性，使降逆止呕的功效增强，使人参、麦冬补而不滞，使石膏清而不寒。本方为清补两顾之方。

（5）痰湿凝滞

症状：胃癌术前胃脘满闷，面黄虚胖，呕吐痰涎，腹胀便溏，痰核累累，舌淡滑，苔滑腻。

治法：燥湿化痰。

代表方：导痰汤

本方以祛痰降逆的二陈汤为基础，加入理气宽胀的枳壳，祛风涤痰的南星，共呈祛风涤痰功效。方中南星燥湿化痰，祛风散结；枳实下气行痰；半夏燥湿祛痰；橘红下气消痰药加强豁痰顺气之力；茯苓渗湿，甘草和中。全方共奏燥湿化痰，行气开郁之功，气顺则痰自下降，痞胀得消。

（6）心神失养

症状：确诊胃癌后，出现精神恍惚，心神不宁，多疑易惊，悲忧善哭，喜怒无常，或时时欠伸，或手舞足蹈，骂詈喊叫等，舌质淡，脉弦。

治法：甘润缓急，养心安神。

代表方：甘麦大枣汤

本方出自《金匮要略》，方中小麦为君药，养心阴，益心气，安心神，除烦热。甘草补益心气，和中缓急，为臣药。大枣甘平质润，益气和中，润燥缓急，为佐使药。三药合用，甘润平补，养心调肝，使心气充，阴液足，肝气和，则脏躁诸症自可解除。

2. 术后

（1）瘀毒未尽

症状：胃癌术后，觉术后胃脘隐痛，痛有定处，腹满不食，术后形体消瘦，舌质紫黯或有瘀点，脉涩。

治法：活血化瘀，行气止痛。

代表方：膈下逐瘀汤

本方用当归、川芎、桃仁、红花、赤芍、牡丹皮活血化瘀、消积止痛；五灵脂、香附、乌药、延胡索行气散结止痛；甘草缓急止痛，调和诸药；枳实合桃仁，一走气分一走血分，两药合用可通腑泻下、调和气血。诸药合用，共奏活血化瘀、消积止痛之功。

（2）脾虚气滞

症状：胃癌术后，胃脘痞闷，食欲不振，恶心呕吐，排便困难，伴全身乏力，气短懒言，面白神疲等。舌淡，苔白，脉沉细。

治法：益气健脾，行气通腑。

代表方：四磨汤

本方中以乌药行气疏肝解郁为君。沉香下气降逆以平喘；槟榔行气导滞以除心下痞满，共为臣药。三药合用，行气疏肝以消痞满，下气降逆以平喘急。然而人以气为本，为防三药耗伤正气，故又配以人参益气扶正，以冀行气降气而不伤气，为方中佐药。四药合用，共奏行气降逆，宽胸散结之功。行气与降气同用，以行气开郁为主；破气与补气相合，郁开逆降而不伤正。

（3）脾胃虚寒

症状：胃癌术后，胃脘隐痛，喜温喜按，宿食不化，泛吐清涎，面色㿠白，肢冷神疲，面部、四肢浮肿，便溏，大便可呈柏油样，舌淡而胖，苔白滑润，脉沉缓。

治法：温中散寒，健脾和胃。

代表方：理中汤

本方中干姜温运中焦，以散寒邪为君；人参补气健脾，协助干姜以振奋脾阳为臣；佐以白术健脾燥湿，以促进脾阳健运；使以炙甘草调和诸药，而兼补脾和中，以蜜和丸，取其甘缓之气调补脾胃。诸药合用，使中焦重振，脾胃健运，升清降浊机能得以恢复。

（4）心脾两虚

症状：胃癌术后，食欲不振，腹胀便溏，心悸怔忡，失眠多梦，眩晕健忘，面色萎黄，神倦乏力，舌质淡嫩，脉细弱。

治法：健脾养心，补益气血。

代表方：归脾汤

本方中以人参、黄芪、白术、甘草甘温之品补脾益气以生血，使气旺而血生；当归、龙眼肉甘温补血养心；茯苓（多用茯神）、酸枣仁、远志宁心安神；木香辛香而散，理气醒脾，与大量益气健脾药配伍，复中焦运化之功，又能防大量益气补血药滋腻碍胃，使补而不滞，滋而不腻；用法中姜、枣调和脾胃，以资化源。一是心脾同治，重点在脾，使脾旺则气血生化有源，方名归脾，意在于此；二是气血并补，但重在补气，意即气为血之帅，气旺血自生，血足则心有所养；三是补气养血药中佐以木香理气醒脾，补而不滞。

（5）心肾阴虚

症状：胃癌术后，口干便秘，心悸盗汗，虚烦不寐，腰膝酸软，头晕耳鸣，舌红少津，苔薄或剥，脉细数或促代。

治法：滋养心肾。

代表方：天王补心丹

方中重用甘寒之生地黄，入心能养血，入肾能滋阴，故能滋阴养血，壮水以制虚火，为君药。天冬、麦冬滋阴清热，酸枣仁、柏子仁养心安神，当归补血润燥，共助生地黄滋阴补血，并养心安神，俱为臣药。玄参滋阴降火；茯苓、远志养心安神；人参补气以生血，并能安神益智；五味子之酸以敛心气，安心神；丹参清心活血，合补血药使补而不滞，则心血易生；朱砂镇心安神，以治其标，以上共为佐药。桔梗为舟楫，载药上行以使药力缓留于上部心经，为使药。本方配伍，滋阴补血以治本，养心安神以治标，标本兼治，心肾两顾，但以补心治本为主，共奏滋阴养血、补心安神之功。

（6）气血两亏

症状：术后出现胃脘疼痛绵绵，全身乏力，心悸气短，头晕目眩，面色无华，虚烦不眠，自汗盗汗，面浮肢肿，或见便血，纳差，舌淡苔白，脉沉细无力。

治法：益气养血。

代表方：十全大补汤

本方以四君子汤补气健脾，以四物汤补血调肝，在此基础上更配伍黄芪益气补虚，肉桂补元阳，暖脾胃。共奏气血双补、补虚暖中之效。此证型多属胃癌晚期，以虚为主，气血两亏，不任攻伐，当以救后天生化之源、顾护脾胃之气为要，待能稍进饮食与药物，再适当配合行气、化痰、活血等攻邪之品，且应与补益之品并进，或攻补两法交替使用。若气血亏虚损及阴阳，致阴阳俱虚，阳竭于上而水谷不入，阴竭于下而二便不通，则为阴阳离决之危候，当积极救治。

三、预防与调摄

1. 饮食调理

（1）养成良好的饮食习惯，如按时进餐，不食过烫、过冷、过辣、变质食物，少吃或不吃油炸、腌熏食品，忌食辛辣、酗酒、咖啡、浓茶之类。

（2）适宜清淡饮食，多食新鲜瓜果蔬菜、豆类，适当配置一定数量的粗杂粮；可适当吃些抗癌水果：草莓、橙子、苹果、哈密瓜、奇异果、柠檬、葡萄、菠萝、猕猴桃；多吃十字花科蔬菜，如豌豆、萝卜、胡萝卜、西兰花和花椰菜等；少食肉类奶制品，如牛肉、狗肉、羊肉等红肉类奶制品；多补充维生素 E，也可以多吃坚果类、橄榄油、豆油、玉米油、芝麻油等。

（3）饮食应尽量做到色香味佳，富于营养又品种多样，如奶类、鱼、肉末、果汁等，有吞咽困难者应进食半流质或流质饮食，少食多餐。呕吐不能进食者，应适当补充液体、能量和维生素，以维持生命之必需。

2. 情志调理

（1）重视情志护理，避免情志刺激，正确认识手术治疗的目的及意义。

（2）加强疾病常识宣教，正确认识疾病，学会心理的自我调节，避免焦虑、紧张、抑郁、恐惧等不良情绪，保持心情舒畅。

四、结　　语

胃癌早期的治疗以手术为主，手术治疗是治愈胃癌的有效手段。早期胃癌以邪实为主，术前多有恐惧、焦虑的情绪，会出现如肝气犯胃、心神失养等证候，可用疏肝理气、养心安神之法，同时又有瘀毒壅盛的状态，需用化瘀解毒的治法，术后多有气滞血瘀、气血亏虚等证候，可以行气化瘀、益气养血等，采取中西医结合的治法，可使病情得到有效的缓解。

第三节　围放、化疗期的论治

胃癌的治疗强调多学科合作的综合治疗，手术和放、化疗仍然是进展期胃癌的主要治疗手段，但胃癌对放疗不敏感，有时仅有助于缓解局部梗阻，或者有助于控制未切除肿瘤的慢性出血。因此，对于无法切除的中晚期胃癌以及转移性胃癌，主张多以化疗为主，故本节主要探讨围放、化疗期的论治。

一、胃癌围放、化疗期

化疗药物作为细胞毒药物治疗恶性肿瘤，在有效杀死肿瘤细胞的同时也会杀伤正常体细胞，毒副作用大，容易出现骨髓抑制、消化道反应、周围神经损伤、免疫力下降等化疗不良反应，严重者影响患者化疗的进程，甚至加重病情，缩短患者生存时间。

中医认为病因主要是正虚邪实、药毒攻伐所致。毒邪久滞、气血不畅、积聚成瘀，引起气机不畅，耗伤正气，主要是损伤心、肝、肾及脾胃。脾胃纳运失健，气血化生乏源，升降失常，故出现一系列毒副作用。而消化道反应是较常见的不良反应，脾胃的功能失于调节，导致脾胃虚弱、气血亏虚，兼有气逆、湿阻。化疗间期消化道症状逐渐消失，气滞湿阻症候减轻，但骨髓造血抑制症状凸显，尤其是多次全身化疗后，化疗会引发气血亏损，改变患者血液内部各成分含量，会引发脾肾两虚、阴血亏虚。而放疗在胃癌的治疗中尚未得到广泛应用，不过从中医来看，主要与热毒伤阴有关。

因此，胃癌围放、化疗期的病机主要责之于脾肾亏虚、瘀毒残留，而虚、瘀、毒贯穿疾病的始终。

二、辨 证 论 治

（一）辨证要点

围放、化疗期主要病因为正虚邪实、药毒攻伐。病机为脾肾亏虚、瘀毒残留。化疗药物具有典型的"其性深伏、峻烈，易耗伤正气，波及多脏腑等"毒邪的特性，该"毒"不仅随着药物剂量的加大而加大，而且是直中脏腑、骨髓以产生毒害，损伤气血阴阳、四肢百骸，导致围化疗期的患者出现神疲乏力、身重困倦、嗜睡懒言、口中黏腻、恶心呕吐、腹胀便溏、齿松发脱、腰膝酸软、手足麻木、失眠焦虑等脾胃肝肾脏腑损伤的症状表现。同时放疗作为"热毒之邪"，日久产生阴毒邪火，耗伤人体阴液，因此，胃内灼热、五心烦热及咽干思饮等阴虚燥热症状明显增加。而虚、瘀、毒作为基础病机，贯穿疾病的始终。

（二）治疗原则

治疗原则当以扶正补虚为主，兼以祛邪。通过调理脾胃、补益气血、固本培元同时不忘兼化湿理气、化瘀解毒，以期达到缓解病情、延长生命的目的。

1. 扶正为主

李东垣谓："元气之充足，皆由脾胃之气无所伤，而后能滋养元气。若胃气之本弱，饮食自倍，则脾胃之气既伤，而元气亦不能充。而诸病之所由生也。"如若脾胃气虚，则肠胃功能不佳，导致运化失常，气血乏源，使患者自身元气无法补充，引发疾病加重。化疗药物破积消瘤，类似中医"消法"，但攻伐太过，易加重正气耗伤，脾胃不受攻伐，胃失受纳，脾失健运，水谷精微运化失司，则正气愈亏。

2. 祛邪为辅

胃腑作为"水谷之海""气血生化之源"，古人有云"得谷则昌，失谷者亡"。化疗药损伤脾胃，一方面造成气血生化不足，另一方面脾虚化湿、湿聚成痰。因此，在选方用药时可根据证型的主次地位，酌情加用健脾化湿、理气开郁、化痰散结、和胃消食等药物。同时，瘀毒残留，作为此阶段的基础病机，应时时注意化瘀解毒法的应用，遣方用药灵活机动，既能重视整体原则，又可兼顾个体化差异。

（三）分证论治

1. 瘀毒互结

症状：化疗后出现胃脘刺痛或胀或不适，食少纳呆，便溏或便结，或有呕血便血，肌肤枯燥甲错，舌质红或紫暗或有瘀斑，苔薄白或黄腻，脉弦细或沉涩或濡数。

治法：化瘀解毒，扶正消积。

代表方：四妙勇安汤合当归补血汤加减

四妙勇安汤由炙甘草、当归、金银花、玄参组成。方中金银花、玄参清热解毒，当归甘辛苦温，养血和血；炙甘草解毒而调诸药。当归补血汤由黄芪、当归组成，两药合用，则益气而生血。本证可酌情加虎杖、藤梨根、水杨梅根等增强解毒作用。若患者脾虚明显，则可合用四君子汤、异功散等。若患者伴有情志抑郁，则可加用圣约翰草、合欢皮、佛手、绿萼梅等。

2. 痰瘀互结

症状：化疗后出现膈满胸闷，体表局部肿块，刺痛，拒按，或腹胀便溏，舌暗红、有瘀斑，苔白厚，脉涩。

治法：化痰散结，活血止痛。

代表方：失笑散加味

本方由生蒲黄、五灵脂、三七粉、鸡血藤、土鳖虫、莪术、生薏苡仁、炒薏苡仁、炒白芥子、生山楂、生甘草组成。方中生蒲黄、五灵脂、三七粉活血止痛；鸡血藤、土鳖虫、莪术破血行气；生薏苡仁、炒薏苡仁、炒白芥子化痰；生山楂化瘀消食；生甘草缓急止痛。若化热者，加白花蛇舌草、半枝莲；若疼痛甚者，加白芍、延胡索等。

3. 气血两虚

症状：化疗后出现全身乏力，少气懒言，心悸气短，头晕目眩，面色无华，虚烦不寐，自汗盗汗，甚则阴阳两虚，舌淡少苔，脉沉细无力。

治法：补气养血。

代表方：八珍汤

本方由人参、黄芪、麸炒白术、茯苓、当归、川芎、白芍、熟地黄、炙甘草组成。方中人参大补元气、生津养血、补脾益肺；黄芪补气升阳、生津养血，以助人参；熟地黄补血滋阴、填精益髓；麸炒白术、茯苓健脾益气化湿浊；当归、川芎补血活血，行气止痛；白芍养血敛阴；炙甘草益气和中，调和诸药，全方共奏益气健脾，补益气血之功。纳差者，加佛手花、鸡内金；呕吐痰涎者，加半夏、陈皮；偏于气虚者，加山药；偏于血虚者，加阿胶、制黄精等。

4. 脾胃虚寒

症状：化疗后出现胃脘隐约胀痛或胀满，喜按喜温，恶心呕吐，时呕清水，面色苍白，肢凉神疲，或便溏浮肿，舌淡胖有齿痕，苔白滑润，脉沉缓或沉细濡。

治法：温中散寒，健脾和胃。

代表方：附子理中汤

本方由附子、干姜、人参、白术、炙甘草组成。郑钦安在《医理真传》中云："非附子不能挽欲绝之真阳，非姜术不足以培中宫之土气。"方中以附子温补脾肾，白术健脾燥湿、补中宫之土，干姜温胃散寒，人参微寒有刚柔相济之意，炙甘草调和上下最能缓中，配合得当，治疗中下焦虚寒、火不生土诸证。若腹痛者，加肉桂、川椒、吴茱萸；降逆化痰多选生姜、陈皮；若气滞明显，则加木香、砂仁。

5. 脾肾两虚

症状：化疗后出现面色苍白，形体消瘦，神疲乏力，宿谷不化，大便溏薄，舌质淡，舌边有齿印，苔薄白，脉沉缓或细弱。

治法：健脾滋肾。

代表方：左归饮合异功散

左归饮由熟地黄、淮山药、山茱萸、茯苓、枸杞子、炙甘草组成，四君子汤加陈皮即为异功散。异功散由党参、白术、茯苓、甘草、陈皮组成。方中党参能大补元气为君药；茯苓、白术补气健脾，利水渗湿，山茱萸、枸杞子既能补肾益精，又能温肾助阳；陈皮和胃助运，使补而不滞，充分体现了治疗时顾护脾胃，保"后天之本"的理论精髓。若骨髓抑制明显，尚可加胶类血肉有情之品加强补肾填精之力。

6. 脾虚痰湿

症状：化疗后出现胸闷膈满，食少，腹胀，便溏，时吐痰涎，纳呆，乏力，面黄虚肿，舌淡苔滑腻，脉缓弱。

治法：化痰散结，温化中焦。

代表方：四君子汤合二陈汤

四君子汤由人参、麸炒白术、茯苓、炙甘草组成，二陈汤由姜半夏、橘红、甘草、茯苓、生姜等组成。方中人参、茯苓、麸炒白术补益脾气；姜半夏、橘红燥湿祛痰；炙甘草健脾补中。若完谷不化者，加补骨脂、肉豆蔻；畏寒者加高良姜；大便次数多者，加益智仁、肉苁蓉等。

7. 肝胃不和

症状：放疗后出现上腹部胀闷，时时作痛，窜及两胁，嘈杂反酸，呃逆嗳气，口苦心烦，饮食少时或呕吐反胃，大便不爽，舌淡红，苔薄黄或薄白，脉弦细。

治法：降逆止痛，疏肝和胃。

代表方：柴胡疏肝散

本方由柴胡、陈皮、川芎、香附、麸炒枳壳、白芍、炙甘草组成。方中柴胡疏肝解郁，川芎行气止痛，白芍平肝止痛，陈皮理气化痰，麸炒枳壳消积破气，香附疏肝理气，炙甘草补脾益气，调和诸药。诸药合用，共奏健脾行气，降逆止痛之功。若胃痛较甚者，加川楝子、延胡索等；若嗳气较频者，加沉香、半夏、旋覆花等；若泛酸者，加乌贼骨、煅瓦楞子。

8. 胃热伤阴

症状：胃癌放疗后，胃内灼热，口干欲食，胃脘嘈杂，食后剧痛，五心烦热，大便干燥，脉滑细数，舌红少苔，或舌黄少津。

治法：养阴润燥，清热平胃。

代表方：泻心汤合益胃汤

泻心汤由制大黄、黄连、黄芩组成，益胃汤由沙参、麦冬、生地黄、玉竹等组成。方中黄连、黄芩苦寒泻心火，清邪热，除邪以安正；制大黄之苦寒通降以止其血，使血止而不留瘀。胃为水谷之海，十二经皆禀气于胃，胃阴复则气降能食，故以沙参、麦冬、玉竹以复胃之阴，肾阴乃胃阴之本，故以生地黄助胃阴之复。诸药合用使胃阴得复，邪热得除。若湿热较重加苍术、薏苡仁；阴虚较重加石斛等；大便秘结加芒硝；舌苔暗淡或有瘀点加红花、桃仁等。

三、预防与调摄

临床研究显示，气血亏虚证患者贫血较为多见，因此对于气血亏虚证患者要注意益气养血，可加用阿胶、龟甲胶、鹿角胶、坎炁等血肉有情之品等；肝胃不和证患者肝功能异常较为多见，故对于脾胃不和证患者要注意保肝治疗，可加用垂盆草、五味子等确有护肝功效的药品。

四、结　　语

胃癌患者从发病到肿瘤，以及手术、化疗、放疗均损伤脾胃，无论是疾病所伤还是治疗所伤，均耗气伤血，损害中焦运化功能，脾虚贯穿于胃癌的始终。正虚是本，邪实是标。正气亏虚、脏腑功能失调是发病的内在因素，而放化疗更是直接或间接地损害了人体的正气。因此，胃癌围放、化疗期的治疗，当根据肿瘤的情况、病期早晚、体质强弱、具体所伤等选用或合用健脾和胃、益气养血、补益肝肾等治疗方药。

胃癌患者脾胃功能虚弱，则见脾生津不足，中医认为放疗射线"火毒"，易伤阴耗气，故重视顾护胃气以滋养胃阴，可有效改善患者消化道功能，延长生存期。化疗药物多性属湿热，短期内致使湿热内停，稍久后则致使脾胃虚损，故可选用健脾化湿、和胃醒脾、补气养血等治法。

第四节　围靶向、免疫治疗期的论治

靶向、免疫治疗主要应用于胃癌的晚期，而晚期胃癌患者癌毒内盛，癌毒耗伤气血，日久阴阳亏虚，久病及肾，正气亏虚不能抗邪。本期患者加上靶向、免疫治疗的"大毒治病"，因此，围靶向、免疫治疗期的治疗总以扶正为主，同时注重用化瘀解毒、化痰散结、理气燥湿等药以祛邪外出，使疾病得到控制。

一、胃癌围靶向、免疫治疗期

胃癌作为常见的恶性肿瘤之一，严重危害着生命健康。大部分胃癌患者确诊时已经属于晚期，晚期胃癌发展快、死亡率高，应用传统的手术治疗、放化疗等无法根治，预后较差，容易发生复发或转移。小分子靶向抗血管生成药物的问世，给晚期胃癌尤其是化疗耐药患者带来了新的希望。而免疫治疗则延长了部分晚期胃癌患者生存期。

分子靶向治疗是指将肿瘤细胞表达过度的分子作为靶点，选择相应的特异性阻断剂，对该分子进行有效的控制，使肿瘤生长受到抑制，从而达到控制肿瘤转移和复发的目的，其中包括血管内皮生长因子通路、人表皮生长因子受体家族通路、NF-κB 通路等。现代研究发现，分子靶向通过阻断血管内皮生长因子信号通路，可以使血管生成和淋巴管生成均得到抑制，从而控制胃癌发生发展，但是依然存在一定的毒副作用的问题，如高血压、蛋白尿、手足皮肤损害、血液毒性、胃肠道反应等。

免疫治疗主要包括疫苗治疗、T 细胞过继治疗、免疫检查点抑制剂治疗等，而关于免疫检查点抑制剂的研究最为成熟，是通过特异性地与肿瘤细胞表面的免疫检查点结合，激活人体免疫系统，识别肿瘤细胞并杀死。但随着免疫检查点抑制剂的进一步应用，临床发现其会过度激活免疫系统，诱导发生免疫相关不良事件，如免疫介导性肺炎、肝炎、皮肤反应、腹泻，不仅影响疗效和后续治疗，严重则会危及生命。中医学通过辨证论治，介入靶向、免疫胃癌治疗中，有望通过调理气血，平衡阴阳，发挥中医整体调节、减毒增效的功效。

二、辨　证　论　治

（一）辨证要点

靶向药物、免疫治疗药物一般用于晚期胃癌。而晚期胃癌患者癌毒内盛，癌毒耗伤气血，日久阴阳亏虚，久病及肾，正气亏虚不能抗邪。因此，瘀毒痰湿互结，脾肾气血亏虚为核心病机。胃癌晚期，癌毒暗耗气血，同时由于化放疗、靶向、免疫治疗等原因损伤正气，导致正气愈虚；正气亏虚不能抗邪，阻于局部则形成肿块，形成转移灶。久病则会多瘀、多痰且多虚，晚期胃癌患者大多伴有气虚、血虚以及血瘀等症状，且邪盛正虚或夹瘀是其主要临床病理表现。靶向药物的长期服用，日久则会耗气伤阴，以致形成阴虚血瘀、气滞血瘀及痰瘀互结等多种病理表现，并出现多种并发症。

（二）治疗原则

晚期胃癌进行靶向或免疫治疗时，仍以"扶正"和"祛邪"为两大治疗原则，以扶正固元为主，祛邪解毒为辅。通过匡扶正气，扶助补益患者气血阴阳，改善患者虚证体质，调整阴阳状态，使其达到气血调和、阴阳平衡的状态，并且要清除癌毒，减轻患者的肿瘤负荷。故在胃癌围靶向、免疫治疗期的治疗上，应始终将"匡扶正气、缓消癥积"作为根本大法。

1. 扶助正气，增强防御

正气亏虚是"癌毒"形成的本质原因，因此对于晚期胃癌，"扶正"应贯穿治疗的始终。在治疗时尤其应关注补正气、调气机，以恢复机体的正常运行，达到治病求本的目的。

2. 祛除邪气，随证治之

诸多邪气如痰、湿、风、热等可能是胃癌围靶向、免疫治疗期出现副作用的病因病机，因此在扶正的同时，尤要考虑邪气形成的原因，佐以相应化痰、利湿、祛风、清热等。

（三）分证论治

1. 痰湿结聚

症状：脘腹满闷，食欲不振，腹部作胀，吞咽困难，泛吐黏痰，呕吐宿食，大便溏薄，苔白腻，脉弦滑。

治法：消痰散结。

代表方：导痰汤

本方由南星、半夏、陈皮、茯苓、枳实、甘草等六味药物组成，南星、半夏为君药，燥痰化湿、消肿散结；茯苓为臣药，健脾渗湿以制脾之生痰之源；枳实、陈皮为佐药行气化湿，该方中南星、半夏具有消肿散结作用，但南星、半夏力量尚显不足，因为痰浊所致的肿瘤可上达巅顶，下至涌泉，流窜脏腑经络，可加用全蝎、蜈蚣、水蛭、虻虫等药物，以攻逐痰毒、消散痰结。

2. 痰瘀毒结

症状：面色晦暗，或肌肤甲错，胸膈痞闷，脘腹胀满，或腰腹疼痛，痛有定处，如锥如刺，或尿血，血色暗红，口唇紫暗；舌质暗，苔薄腻，或有瘀点瘀斑，脉涩或细弦或细涩。

治法：祛痰化瘀，解毒散结。

代表方：二陈汤合抵当丸

二陈汤由半夏、橘红、茯苓、生姜、乌梅、甘草组成，抵当丸由水蛭、虻虫、桃仁、大黄组成。方中半夏辛温性燥，燥湿化痰，降逆止呕，为君药。橘红理气化痰，芳香醒脾，使气顺痰消，为臣药。君臣相配，增强燥湿化痰之力。茯苓甘淡，健脾渗湿，使湿祛痰消，治其生痰之源，为佐药。甘草化痰和中，调和诸药，为使药。生姜降逆止呕，又制半夏之毒；乌梅收敛肺气，使散中有收；水蛭破血逐瘀，利水；虻虫破血逐瘀通经，二药相伍，善于治疗瘀血内阻血结证，桃仁逐瘀破血，大黄泻热祛瘀，利血脉。诸药合用，标本兼顾，祛痰化瘀，解毒散结。

另外：如患者呕吐恶心，可加竹茹清热化痰、除烦止呕，旋覆花降逆止呕；如患者反酸、胃脘部烧灼感，可予以左金丸泻肝火，开痞结；若患者失眠可予以柴胡加龙骨牡蛎汤加减清热安神；患者出现畏寒怕冷，面色㿠白，可予以肉桂、附片温补肾阳；若患者出现大便隐血，考虑消化道出血，予以藕节炭、茜草炭、三七粉等止血。

3. 阴虚瘀毒

症状：胃内灼热，嘈杂不舒，饥不欲食，食后脘痛，口燥咽干，五心烦热，消瘦乏力，舌质暗红或有裂纹或有瘀点瘀斑，脉细数。

治法：滋阴解毒。

代表方：益胃汤合丹参饮

益胃汤由沙参、麦冬、玉竹、生地黄、冰糖组成，丹参饮由丹参、檀香、砂仁组成。方中沙参、麦冬，滋润性强，能养阴生津；辅以玉竹、生地黄，与沙参、麦冬，共奏滋阴生津，润燥止渴之功效；佐以冰糖益气和胃，助胃生津。丹参活血化瘀，檀香调气和胃，砂仁行气调中温胃，全方在复胃阴、生津液同时调气化瘀，气行则痛止。如见汗多，气短者，加党参、五味子；阴液枯竭、胃气垂绝者，沙参改用西洋参、生晒参或红参；呃逆，加枇杷叶、柿蒂；呕吐，加橘皮、竹茹；厌食，加山楂、谷芽、麦芽；大便干结，加白蜜、麻子仁等；毒甚者，加半枝莲、蛇莓、白花蛇舌草等。

4. 气虚瘀毒

症状：神疲乏力，食少纳呆，腹内包块，胃脘或胀或痛，面色枯槁或萎黄，消瘦，自汗，恶心呕吐，便溏；舌质淡或暗，舌体胖或有齿痕，舌有瘀斑，苔薄白，脉细涩。

治法：益气解毒。

代表方：补中益气汤合大黄䗪虫丸

补中益气汤由黄芪、党参、炙甘草、白术、当归、陈皮等组成，大黄䗪虫丸由䗪虫、桃仁、水蛭、虻虫、蛴螬、黄芩、大黄、杏仁等组成。方中黄芪补中益气，升阳固表，为君药。配伍党参、炙甘草、白术，补气健脾为臣药。当归养血和营，协党参、黄芪补气养血；陈皮理气和胃，使诸药补而不滞，共为佐药。炙甘草调和诸药为使药。䗪虫有破瘀血，消肿块，通经脉的作用，合大黄通达三焦以逐干血；水蛭、虻虫、蛴螬活血通络，消散积聚，攻逐瘀血；黄芩配大黄，清上泻下，共逐瘀热；桃仁配杏仁降肺气，开大肠，祛瘀血。诸药合用，共奏解毒邪、祛瘀血、润燥结之效。两方合用，共奏益气扶正，解毒祛瘀之功。

5. 脾胃虚弱

症状：胃痛隐隐，绵绵不休，劳累或受凉后发作或加重，神疲纳呆，四肢倦怠，手足不温，大便溏薄，时有泄泻；舌淡苔白，脉虚弱或迟缓。

治法：健脾和胃。

代表方：六君子汤

本方由人参、白术、茯苓、炙甘草、陈皮、半夏组成，益气健脾之品配伍燥湿化痰之药，补泻兼施，标本兼治。以四君子汤益气健脾，脾气健运则气行湿化，以杜生痰之源；重用白术，较四君子汤燥湿化痰之力益胜；半夏辛温而燥，为化湿痰之要药，并善降逆和胃止呕；陈皮既可调理气机以除胸脘痞闷，又能止呕以降胃气，还能燥湿化痰以消湿聚之痰，所谓"气顺而痰消"。

三、预防与调摄

中医自古便有"五谷为养"的说法。胃癌的发病与饮食关系密切，平素偏食腌腊、盐渍食物，嗜好烟酒，易损伤胃气，聚生内热痰湿，日久乃成瘤变。和其他瘤种相比，临床上治疗胃癌时尤其应当注意提醒患者饮食宜忌，主张胃癌患者饮食量应适度，宜多食面食，多餐少食，可选薏苡仁粥、砂仁藕粉粥、益脾糕等帮助调治，忌烟酒、含亚硝胺类食物、粗糙陈旧食物、辣椒等刺激性食物以及饮食偏嗜等。

四、结　　语

中医认为"阴平阳秘，精神乃治，阴阳离决，精气乃绝""亢则害，承乃制"，可以看出中医追求阴阳平衡，胃癌围靶向、免疫治疗期的副作用则是"阴平阳秘"这种状态被打破所出现的。中医药治疗胃癌不是无限制地提高患者的免疫力去杀死肿瘤细胞，而是达到一个平衡的"点"，既能避免"亢则害"，也能够激发正气去杀伤肿瘤细胞。同时中医强调"正气存内，邪不可干"，通过扶正祛邪、抑强扶弱，使免疫内环境处于相对平衡的状态。

第五节　无瘤期的论治

胃癌无瘤期是指根治性手术后、辅助性放化疗结束后未检测出疾病复发的阶段。临床表现不一，或轻或重，主要为胃隐痛、呃逆、神疲乏力、纳呆、便溏等。无瘤期治疗主要以防止肿瘤复发转移为主，中医药防治胃癌术后复发转移是中医"治未病"理论思想的核心体现。

一、胃癌无瘤期

中医"治未病"的理念最早发源于殷商时期，其中《黄帝内经》首先明确提出这一理论。《素问·四气调神大论》中提出："圣人不治已病治未病，不治已乱治未乱。"《黄帝内经》之后的历代医家使"治未病"思想认识得到了不断的发展。《金匮要略》中有"见肝之病，知肝传脾，当先实脾"的论述，阐述了五脏之间生克关系与疾病发展的联系，也强调了脾胃在疾病防治方面的作用。清代叶天士则提出了"先安未受邪之地"的理论，以防止疾病的传变，达到未病先防的目的。此理论在防治消化系统恶性肿瘤转移时具有重要意义，在肿瘤尚未发生远端转移时，先顾护远端易发生转移部位的正气，以降低转移率、延长生存时间。

肿瘤的复发与转移，部分责于正虚，但也不可忽视瘀、痰、毒等病理产物的作用。其中"毒"具有隐匿性、凶顽性、流窜性、损正性、猛烈性、善行数变性、穿透性、潜伏性、易夹杂性等多种特性，是本阶段治疗的出发点之一。

目前无统一的胃癌术后证型标准，既往的研究文献资料，各医家大多从经验分型的角度去分析证候特点，然而胃癌临床表现复杂，单一的证型往往不能全面表现出患者的症候特点以及疾病的演变规律。

二、辨 证 论 治

（一）辨证要点

胃癌术后、放化疗后，戕伐正气，致使胃失和降，正气不足。术后进食量少，脾胃后天补给不足，则脾气亏虚；脾胃功能运化受损，脾失升清，胃失和降，又情志不疏，肝气失利，合而形成气滞。气滞而血行不畅，以致血脉瘀阻。脾胃虚弱，湿邪中阻，故导致脾虚湿困。本病的病位在胃，与肝、脾、肾相关，病性以气虚、脾虚、阴虚为主，还包含血瘀、湿毒、气滞等病理产物。

（二）治疗原则

"健脾以扶正，扶正积自消"，胃癌是一个正虚邪实的疾病，正虚是本，邪实是标，脾虚贯穿于胃癌疾病的始终，因此"补虚健脾"是防治复发转移的关键所在。胃癌患者实施手术后，正气受戕，运化失司，水湿停滞，痰湿内生，瘀毒残留，更为胃癌的复发创造了物质条件，故临床用药加减上除了"健脾益气"外，还要注重"化瘀解毒，除湿消痰"等。

（三）分证论治

1. 瘀毒阻络

临床表现：胃脘刺痛，痛有定处，按之痛甚，食后加剧，入夜尤甚，或见吐血、黑便，漱水不欲咽，肌肤甲错；舌质紫暗或有瘀斑，脉涩。

治法：化瘀解毒，理气和胃。

代表方：丹参饮合四妙勇安汤加减

丹参饮由丹参、檀香、砂仁组成。方中丹参化瘀凉血、解毒止痛，檀香、砂仁理气燥湿止痛。四妙勇安汤由炙甘草、当归、金银花、玄参组成。方中金银花、玄参清热解毒，当归甘辛苦温，养血和血；炙甘草解毒而调诸药。前方活血行瘀，散结止痛；后方解毒化瘀。若胃痛甚者，加延胡索、木香、郁金、枳壳；若四肢不温，舌淡脉弱者，加党参、黄芪；便黑加三七、白及。瘀毒内盛，可加水蛭、虻虫、蜈蚣等。

2. 脾虚湿阻

临床表现：脘腹痞塞不舒，胸膈满闷，头晕目眩，身重困倦，呕恶纳呆，口淡不渴，小便不利；舌苔白厚腻，脉沉滑。

治法：燥湿健脾，化痰理气。

代表方：二陈平胃散

本方由半夏、茯苓、陈皮、甘草、苍术、厚朴组成。若痰湿盛而胀满甚，加枳实、紫苏梗、桔梗；气逆不降，嗳气不止者，加旋覆花、代赭石、枳实、沉香；痰湿郁久化热而口苦、舌苔黄者，改用黄连温胆汤；嘈杂不舒，苔黄腻，脉滑数，改用大黄黄连泻心汤合连朴饮；兼脾胃虚弱者加党参、白术、砂仁。癌毒较甚者，可加半边莲、猪苓、蛇六谷、薏苡仁等。

3. 胃肠气滞

临床表现：腹部胀痛或窜痛，恶心，嗳气，呃逆，不思饮食，肠鸣矢气；舌淡苔薄白，脉弦。

治法：理气止痛，和胃消滞。

代表方：木香顺气散

本方由木香、青皮、橘皮、甘草、枳壳、川朴、乌药、香附、苍术、砂仁、桂心、川芎组成。若气滞较重，胁肋胀痛者，加川楝子、郁金；若痛引少腹睾丸者，加橘核、荔枝核、川楝子；若腹痛肠鸣、腹泻者，可用痛泻要方。癌毒较甚者，可加虎杖根、水杨梅根、藤梨根、野葡萄根等。

4. 肝胃不和

临床表现：胃脘胀痛，痛连两胁，情绪抑郁，善怒，遇烦恼则痛作或痛甚，嗳气、矢气则痛舒，胸闷嗳气，喜长叹息，大便不畅；舌苔多薄白，脉弦。

治法：疏肝解郁，理气止痛。

代表方：柴胡疏肝散

本方由柴胡、芍药、川芎、香附、陈皮、枳壳、甘草组成。若胃痛较甚者，加川楝子、延胡索等；若嗳气较频者，加沉香、半夏、旋覆花等；若泛酸者，加乌贼骨、煅瓦楞子。癌毒较甚者可加八月札、郁金、皂角刺、山慈菇等。

5. 脾胃虚寒

临床表现：胃痛隐隐，绵绵不休，喜温喜按，渴喜热饮，泛吐清水，身体困重，手足不温，大便溏薄；舌淡苔白，脉虚弱或迟缓。

治法：温中健脾，和胃止痛。

代表方：黄芪建中汤

本方由黄芪、桂枝、芍药、生姜、甘草、大枣、饴糖组成。泛吐清水较多，加干姜、制半夏、陈皮、茯苓；泛酸，可去饴糖，加黄连、炒吴茱萸、乌贼骨、煅瓦楞子；胃脘冷痛，里寒较甚，呕吐，肢冷，加理中丸；若兼有形寒肢冷，腰膝酸软，可用附子理中汤；无泛吐清水，无手足不温者，可改用香砂六君子汤。癌毒较甚者，可加龙葵、姜黄、石见穿、莪术等。

6. 脾胃气虚

临床表现：胃脘隐痛，口唇淡白，面色无华，纳呆便溏，神疲乏力，自汗，少气懒言；舌质淡，苔薄白，脉细弱。

治法：补气健脾，升清降浊。

代表方：补中益气汤

本方由人参、黄芪、白术、炙甘草、当归、陈皮、升麻、柴胡组成。若闷胀较重者，加枳壳、木香、厚朴；四肢不温，便溏泄泻者，加制附子、干姜，或合用理中丸；纳呆厌食者，加砂仁、神曲；舌苔厚腻，湿浊内蕴，加制半夏、茯苓，或改用香砂六君子汤；癌毒较甚者，可加香茶菜、白花蛇舌草、半枝莲等。

7. 胃阴亏虚

临床表现：胃脘隐隐灼痛，似饥而不欲食，口燥咽干，五心烦热，盗汗，消瘦乏力，口渴思饮，大便干结；舌红少津，脉细数。

治法：养阴益胃，和中止痛。

代表方：一贯煎合芍药甘草汤

一贯煎由沙参、麦冬、生地黄、枸杞子、当归、川楝子组成；芍药甘草汤由芍药、甘草组成。若胃脘灼痛，嘈杂泛酸者，加珍珠粉、牡蛎、海螵蛸；胃脘胀痛较剧，兼有气滞，加厚朴花、玫瑰花、佛手；大便干燥难解，加火麻仁、瓜蒌仁；若阴虚胃热，加石斛、知母、黄连。癌毒较甚者可加红豆杉、香茶菜、浮海石、绞股蓝等。

三、预防与调摄

针对胃癌无瘤期的病因，采取相应的预防措施，如虚邪贼风，避之有时，起居有节，调畅情志，饮食适宜，不妄作劳等。戒烟、戒酒，保持心情愉快，对预防肿瘤复发转移有重要意义。应加强复查工作，做到早期发现、早期诊断、早期治疗，对复发转移预后有积极意义。

胃癌术后，要使患者树立积极防治肿瘤复发转移的信心，配合治疗，起居有节，调畅情志，饮食清淡易于消化，适当参加锻炼。治疗用药要"衰其大半而止"，过度放化疗或使用中药攻邪之品常易耗伤正气。一般宜"缓缓图之"，最大限度地延长患者生存期，减少痛苦，提高生活质量。

四、结　　语

胃癌术后无瘤期患者有其共同的病机特点，即正气耗损，或有余邪，其治疗应掌握本虚标实的病机，且胃为六腑之一，以通为用，以降为顺，根据《黄帝内经》"虚则补之""实则泻之"的理论，胃癌无瘤期的治疗当扶助正气为本，解毒防复为要。

临床上中期胃癌经手术及辅助放化疗后，具有较大的复发风险。该期患者往往因放化疗等治疗手段导致脾虚及肾，以致脾肾两虚。肾为先天之本，乃一身阴阳之根本，脾胃为后天之本，气血生化之源，二者相互资生以维持人体的生命活动，故在临床治疗中需注意脾肾并重，健脾兼以补肾，健脾的同时可选用桑寄生、补骨脂、怀牛膝、枸杞子、菟丝子、桑椹、淫羊藿等。

在顾护胃气的同时，将化痰祛瘀解毒法作为治疗胃癌术后的另一个重要原则，正如《儒门事亲》所言："邪去而元气自复。"攻其邪毒之气，可选用山慈菇、浙贝母、海藻、香茶菜、半枝莲、白花蛇舌草、土鳖虫等。在临床中各个分期的证型也并不是一成不变的，有时也会相互交叉错杂，需要根据实际情况去辨证论治。中药在治疗肿瘤的临床应用中相对于西药对健康细胞的伤害比较小，可以增强机体免疫力，在临床应用中对减轻放、化疗的不良反应，促进术后恢复，以及提高患者的远期生存率等方面有显著作用。

第六节　晚期的姑息论治

晚期胃癌是指患者就诊时已合并远处转移或术后出现复发转移而无法通过手术根治切除的胃癌病例，由于这类患者中的绝大部分已基本失去治愈的可能，因此其主要治疗目的应为尽可能地延长生存、改善生活质量。目前西医治疗主要以姑息化疗、分子靶向药物治疗、免疫治疗、姑息手术、放射治疗、支持治疗等为主。

一、晚期胃癌

从中医病机上看，胃癌病久，脏腑运行异常而引发气滞、食滞、血瘀、邪毒内蕴等病理变化。《素问·评热病论》中，针对恶性肿瘤有文字记载。"邪之所凑，其气必虚"说的是，当患者体内的正气不能抵抗外界邪气的侵袭时，就会干扰患者脏腑功能，影响患者血液代谢，进而引发气虚、痰湿、热毒等情况。

胃腑为"水谷之海""气血生化之源"，古人有云"得谷则昌，失谷者亡"。胃癌患者从发病到肿瘤，以及手术、化疗、放疗均损伤脾胃，无论是疾病所伤还是治疗所伤，均耗气伤血，损害中焦运化功能，脾虚贯穿于胃癌的始终。

《古今医统大全》载"凡食下有碍，觉屈曲而下，微作痛，此必有死血"。《医林改错》曰"结块者，必有形之血也"，久病入络，久病必瘀。"癥瘤者，非阴阳正气所结肿，乃五脏瘀血浊气痰滞而成""自郁成积，自积成痰，痰挟瘀血，遂成窠囊"，瘀、毒、痰等各邪夹杂，是晚期胃癌的重要病机。《医宗金鉴》中记载："热结不散，灼伤津液……贲门干枯，则纳入水谷之道路狭隘，故食不能下，为噎塞也；幽门干枯，则放出腐化之道路狭隘，故食入反出，为翻胃也。"因此，胃癌晚期又有热结、津枯的病机，临证应酌情分析。

二、辨证论治

（一）辨证要点

1. 辨证候虚实

胃癌的发生与正气内虚、痰气交阻、痰湿凝滞、痰瘀互结、毒邪内生有密切关系。胃癌早期，多见痰气交阻、痰湿凝结、痰瘀互结、瘀毒内结之证，以邪实为主；中晚期则多见正虚毒恋、胃阴亏虚、脾胃虚寒、气血两虚等本虚标实而以正虚为主之症。临床上多病情复杂，虚实互见。

2. 辨胃气的有无

食欲尚可、舌苔正常、面色荣润、脉搏从容和缓是有胃气之象，病情尚浅，预后较好；反之，则胃气衰败，病情重，预后不良。《中藏经·论胃虚实寒热生死逆顺》说："胃者，人之根本也。胃气壮则五脏六腑皆壮。……胃气绝，五日死。"胃气的虚实，关系着人体之强弱，甚至生命之存亡。

3. 辨危候

晚期可见大量吐血、便血、昏迷等危候，应审慎处置。

（二）治疗原则

晚期胃癌患者无法手术，改善生活质量是其治疗的重要目标。以"带瘤生存"作为晚期肿瘤的治疗模式已被广泛认同，在胃癌中也不例外。而脾胃之气受损贯穿胃癌发病始末，晚期时尤甚，治病求本，因而益气健脾法在晚期胃癌的中医药治疗中占主导地位。通过益气健脾而使脾胃得健，水谷得运，化生气血，扶助正气。同时，瘀血、痰湿和癌毒也是重要的致病因素，几者互结，合而为患，结于胃腑，耗气伤正。治疗上配合活血化瘀、化痰散结、解毒抗癌药能清除邪毒，以达到"邪去正自安"的目的。

（三）分证论治

1. 肝胃不和

临床表现：胃脘胀痛，痛连两胁，遇烦恼则痛作或痛甚，嗳气、矢气则痛舒，胸闷嗳气，喜长叹息，大便不畅；舌苔多薄白，脉弦。

治法：疏肝解郁，理气止痛。

代表方：柴胡疏肝散

本方由柴胡、芍药、川芎、香附、陈皮、枳壳、甘草组成。若胃痛较甚者，加川楝子、延胡索等；若嗳气较频者，加沉香、半夏、旋覆花等；若泛酸者，加乌贼骨、煅瓦楞子；若便溏者，可加陈皮、炒白术、防风等；癌毒较甚者，可加八月札、香茶菜、蛇舌草等。

2. 瘀毒内盛

临床表现：胃脘刺痛，痛有定处，按之痛甚，食后加剧，入夜尤甚，或见吐血、黑便；舌质紫暗或有瘀斑，脉涩。

治法：化瘀解毒，理气和胃。

代表方：丹参饮合四妙勇安汤

丹参饮由丹参、檀香、砂仁组成。四妙勇安汤由炙甘草、当归、金银花、玄参组成。方中金银花、玄参清热解毒，当归甘辛苦温，养血和血；炙甘草解毒而调诸药。前方活血行瘀，散结止痛；后方解毒化瘀。若胃痛甚者，加延胡索、木香、郁金、枳壳；若四肢不温，舌淡脉弱者，加党参、生晒参、黄芪等；便黑加三七、白及；若口干咽燥，舌光无苔，可去砂仁，加生地黄、麦冬、石斛等；瘀毒甚者，可加水蛭、虻虫、䗪虫等。

3. 痰瘀毒结

临床表现：面色晦暗，或肌肤甲错，胸膈痞闷，脘腹胀满，或腰腹疼痛，痛有定处，如锥如刺，或尿血，血色暗红，口唇紫暗；舌质暗苔薄腻，或有瘀点瘀斑，脉涩或细弦或细涩。

治法：活血化瘀，化痰散结。

代表方：小陷胸汤合抵当丸

小陷胸汤由黄连、半夏、瓜蒌组成；抵当丸由大黄、桃仁、水蛭、虻虫组成。伴有气郁者，加柴胡、白芍、郁金、枳壳、八月札；痰湿重者，合用六君子汤加石菖蒲、白芥子、苏子、竹茹、全瓜蒌；如疼痛较明显者，加郁金、延胡索、五灵脂、石见穿；肿块明显者，加鳖甲、炮山甲、海藻、浙贝母、土鳖虫等。若伴发热者，加牡丹皮、丹参、白薇；胸痛明显者，加延胡索、郁金；口干舌燥者，加沙参、天花粉、玄参、知母；纳少、乏力、气短者，加黄芪、党参、白术。

4. 寒热错杂

临床表现：心下痞满，纳呆呕恶，嗳气不舒，肠鸣下利；舌淡苔腻，脉濡或滑。

治法：辛开苦降，寒热平调。

代表方：半夏泻心汤

本方由半夏、黄芩、干姜、人参、黄连、炙甘草、大枣组成。恶心呕吐明显者，加生姜、竹茹、旋覆花；纳呆不食，加鸡内金、谷芽、麦芽；嘈杂不舒，可合用左金丸；舌苔厚腻，可去人参、大枣，加砂仁、枳实、瓜蒌；下利较甚，完谷不化者，重用炙甘草，可配合陈皮、炒白术、茯苓；癌毒较甚者，可加蛇六谷、莪术、香茶菜等。

5.脾虚痰湿

临床表现：脘腹痞塞不舒，胸膈满闷，头晕目眩，身重困倦，呕恶纳呆，口淡不渴，小便不利；舌苔白厚腻，脉沉滑。

治法：燥湿健脾，化痰理气。

代表方：二陈平胃散

本方由半夏、茯苓、陈皮、甘草、苍术、厚朴组成。若痰湿盛而胀满甚，加枳实、紫苏梗、桔梗；气逆不降，嗳气不止者，加旋覆花、代赭石、枳实、沉香；痰湿郁久化热而口苦、舌苔黄者，改用黄连温胆汤；嘈杂不舒，苔黄腻，脉滑数，改用大黄黄连泻心汤合连朴饮；可加党参、白术、砂仁等加强健脾化湿；癌毒较甚者，可加莪术、半枝莲、香茶菜、蛇六谷等。

6.脾胃虚寒

临床表现：胃痛隐隐，绵绵不休，喜温喜按，空腹痛甚，得食则缓，劳累或受凉后发作或加重，泛吐清水，神疲纳呆，四肢倦怠，手足不温，大便溏薄；舌淡苔白，脉虚弱或迟缓。

治法：温中健脾，和胃止痛。

代表方：黄芪建中汤

本方由黄芪、桂枝、芍药、生姜、甘草、大枣、饴糖组成。泛吐清水较多，加干姜、制半夏、陈皮、茯苓；泛酸，可去饴糖，加黄连、炒吴茱萸、乌贼骨、煅瓦楞子；胃脘冷痛，里寒较甚，呕吐，肢冷，加理中丸；若兼有形寒肢冷，腰膝酸软，可用附子理中汤；无泛吐清水，无手足不温者，可改用香砂六君子汤；癌毒较甚者，可加白花蛇舌草、香茶菜、蛇六谷等。

7.脾肾阳虚

临床表现：下利清谷，或泄泻滑脱，或五更泄泻，畏寒肢冷，小腹冷痛，腰膝酸软，小便不利，面色㿠白，或面目肢体浮肿，舌淡胖，苔白滑，脉沉细。

治法：温肾健脾，固涩止泻。

代表方：附子理中丸合四神丸

附子理中丸由炮附子、人参、白术、炮姜、炙甘草组成；四神丸由补骨脂、肉豆蔻、吴茱萸、五味子、生姜、大枣组成。若年老体弱，久泻不止，中气下陷，加黄芪、升麻、柴胡，亦可合桃花汤。

8.肝胃阴虚

临床表现：胃内灼热，嘈杂不舒，食后脘痛，口燥咽干，五心烦热，消瘦乏力，舌质红或有裂纹，脉细数。

治法：养阴柔肝，益胃和中。

代表方：一贯煎合四逆散

一贯煎由沙参、麦冬、生地黄、枸杞子、当归、川楝子组成；四逆散由柴胡、芍药、枳实、甘草组成。若胃脘灼痛，嘈杂泛酸者，加珍珠粉、牡蛎、海螵蛸；胃脘胀痛较剧，兼有气滞，加厚朴花、玫瑰花、佛手；大便干燥难解，加火麻仁、瓜蒌仁；若阴虚胃热，加石斛、知母、黄连；癌毒较甚者，可加鳖甲、蛇舌草、半枝莲、山慈菇等。

9.气血两虚

临床表现：形体消瘦，面色无华，唇甲色淡，气短乏力，动辄尤甚，伴头昏心悸，目眩眼花，动则多汗，口干舌燥，纳呆食少；舌质红或淡，脉细或细弱。

治法：益气养血，扶正抗癌。

代表方：十全大补汤

本方由人参、白术、茯苓、甘草、当归、熟地黄、白芍、川芎、黄芪、肉桂、生姜、大枣组成。如血虚明显者，加阿胶、鸡血藤；纳呆食少者，加砂仁、薏苡仁、山楂、神曲、炒谷麦芽；下利清谷、腰酸膝冷者，加补骨脂、肉豆蔻、吴茱萸、五味子；癌毒较甚者，可加蛇六谷、龙葵、莪术等。

10. 气阴两虚

临床表现：神疲乏力，口咽干燥，盗汗，头晕耳鸣，视物昏花，五心烦热，腰膝酸软，纳差，大便秘结或溏烂；舌质淡红少苔，脉细或细数。

治法：益气养阴，扶正抗癌。

代表方：生脉地黄汤

本方由人参、麦冬、五味子、地黄、山萸肉、山药、茯苓、牡丹皮、泽泻组成。如阴虚明显者，加北沙参、天冬、石斛、炙鳖甲；气虚明显者，加生黄芪、太子参、白术、仙鹤草；口渴明显者，加芦根、天花粉、知母；五心烦热、潮热盗汗者，加知母、黄柏、地骨皮、煅龙骨、煅牡蛎等。

三、预防与调摄

针对晚期胃癌的病因病机，采取相应的预防措施，如虚邪贼风，避之有时，起居有节，调畅情志，饮食适宜，不妄作劳等。戒烟、戒酒，保持心情愉快，对预防晚期胃癌进一步发展有重要意义。

既病之后，应注意精神护理，使患者增强战胜疾病的信心，积极配合各种治疗。有吞咽困难者应进食半流质或流质饮食，少食多餐。呕吐不能进食者，应适当补充液体、能量和维生素，以维持生命之必需。治疗用药要"衰其大半而止"，过度放化疗或使用中药攻邪之品常易耗伤正气。一般宜"缓缓图之"，最大限度地延长患者生存期，减少痛苦，提高生活质量。

四、结　语

胃癌晚期由于饮食劳伤、情志内伤、剖腹之术、大毒治病等多种因素综合作用之后，元气亏虚，导致痰、瘀、毒留恋不去。晚期胃癌多存在较为严重的气血精液亏虚，因此在解毒抗癌的同时，不忘扶正培本，扶正祛邪原则是在以病机这个主要矛盾的变化下各有侧重，而非单纯的补或攻，以扶正为基础的攻补兼施仍然是胃癌中医治疗的主流，且不同治法对生活质量的改善各有侧重。扶正不是一般的补益气血阴阳，也包括调整脏腑功能的不协调及阴阳之不平衡，以健脾为基础的健脾益气和健脾补肾均属于扶正的治法范畴。

参 考 文 献

黄凤，周亚平，2017. 周亚平分期辨治胃癌术后经验 [J]. 湖南中医杂志，33（12）：34-35.

姜涛，朱爱松，杨丹倩，等，2021. 肿瘤"瘀毒"病机理论诠释 [J]. 浙江中医药大学学报，45（3）：229-231,

239.

金岚, 1990. 钱伯文治疗胃癌学术思想探析 [J]. 上海中医药杂志, (10): 7-9.

李东芳, 焦蕉, 胡亚, 等, 2016. 应用聚类分析探讨胃癌术后中医证型分布规律的临床研究 [J]. 湖南中医药大学学报, 36 (9): 90-92, 97.

林明生, 王常松, 2015. 中医药对胃癌的研究进展 [J]. 国医论坛, (2): 65-67.

徐楚韵, 黄建波, 张光霁, 2021. 基于痰毒理论探讨肿瘤发病规律及其病证特点 [J]. 中华中医药杂志, 36 (10): 5801-5803.

张光霁, 徐楚韵, 2019. 基于中医病机"瘀毒互结"致病理论的肿瘤"瘀毒同治"特色理论及抗肿瘤创新药物研究 [J]. 浙江中医药大学学报, 43 (10): 1052-1057.

第五章

胃癌常见并发症的辨证论治

中国是全世界胃癌发病人数和死亡人数最多的国家,胃癌目前仍然是威胁国人健康的主要恶性肿瘤之一,针对胃癌的预防、诊疗和预后工作形势仍然严峻,亟待各个学科通力协作,寻找更为有效的治疗手段。

胃癌乃西医学病名,是起源于胃黏膜上皮的恶性肿瘤,早期胃癌一般无明显症状或体征,或者仅有一些非特异性的消化道症状,给诊断带来了极大的困难。进展期胃癌最早出现的症状是上腹痛,常同时伴有纳差、厌食、体重减轻等表现。胃癌发生并发症或转移时可出现一些特殊症状,如贲门癌累及食管时可出现吞咽困难,并发幽门梗阻时可有恶心呕吐;溃疡型胃癌出血时可出现呕血或黑粪,继而出现贫血;胃癌转移至肝脏可引起右上腹痛,黄疸和(或)发热等;转移至肺可引起咳嗽、咯血等,累及胸膜可产生胸腔积液而导致呼吸困难;肿瘤侵及胰腺时,可出现背部放射性疼痛等;还可能因转移位置的不同,而出现肝脏肿大、腹水、左锁骨上淋巴结肿大、盆腔包块等不同部位的体征。

古代中医文献中没有胃癌的病名,结合胃癌发展过程中出现的临床表现,以及发生并发症或转移时出现的特殊症状体征,推测可能与中医学文献中"胃脘痛""反胃""噎膈""伏梁""癥瘕""积聚"等范畴有关。相关论述最早见于《黄帝内经》。如《素问·至真要大论》曰:"胃脘当心而痛,上支两胁……甚则呕吐,膈咽不通。"《灵枢·邪气脏腑病形》曰:"心脉……微缓为伏梁,在心下,上下行,时唾血。"诠释了"伏梁"的基本表现。张仲景在《金匮要略》中提到:"朝食暮吐,暮食朝吐,宿谷不化,名曰胃反。脉紧而涩,其病难治。"其所描述的症状与胃癌晚期幽门梗阻颇为相似。《诸病源候论·积聚病诸候》中指出了"伏梁"预后不良,曰:"心之积,名曰伏梁……诊得心积脉,沉而芤,时上下无常处,病悸,腹中热,面赤而咽干,心烦,掌中热,甚即唾血,身瘈。夏瘥冬剧,唾脓血者死。又其脉牢强急者生,虚弱急者死。"其所描述的"积聚瘤结者,是五脏六腑之气已积聚于内,重因饮食不节,寒温不调,邪气重沓,牢瘤盘结者也。久即成癥"与现代医学中胃癌的形成机理有相似之处。南宋《济生方·癥瘕积聚门》中对"伏梁"有了进一步的描述,说:"伏梁之状,起于脐下,其大如臂,上至心下,犹梁之横架于胸膈者,是为心积……其病腹热面赤,咽干心烦,甚则吐血,令人食少肌瘦。"与胃癌的消瘦、出血、梗阻等症状十分相似。《景岳全书》中详细描述了噎膈的病因病机,即:"噎膈一证,必以忧愁思虑,积劳积郁,或酒色过度,损伤而成。盖忧思过度则气结,气结则施化不行,酒色过度则伤阴,阴伤则精血枯涸,气不行则噎膈病于上,精血枯涸则燥结病于下。"指出噎膈的病因,与脾胃失调关系密切。由此可见,中医文献中虽无胃癌的病名,但对胃癌的因机证治已有较为详尽的论述,亟待后世进一步挖掘,突破治疗瓶颈,寻找行之有效的新思路、新方法。

　　胃癌发展至不同阶段，累及不同脏腑，可并发不同表现。疼痛是胃癌较为常见的症状，早期胃癌疼痛不明显，多为隐痛，发展至中晚期则可转变为持续性疼痛；若胃癌累及较大血管或侵及范围较大时会出现呕血、便血等消化道出血的表现；癌症侵犯肠道或术后排气排便不及时，则易影响肠道功能而导致肠梗阻的出现；由于肿瘤的慢性消耗，气血津液的持续耗伤，或因呕血、便血、进食困难等原因，胃癌晚期肿瘤患者往往伴有贫血表现，进一步加重病情；累及至腹膜则可引发腹腔积液，出现腹胀大如鼓、青筋暴露等表现。胃癌伴随一种或多种并发症出现时，病因病机往往较为复杂，治疗应权衡本虚标实，当扶正祛邪，攻补兼施，以"治实当顾虚，补虚勿忘实"为原则，同时注意把握治疗时机，避免延误病情。

第一节　消化道出血

一、简　介

　　消化道出血是胃癌的常见并发症之一，属中医"血证"范畴。癌毒侵袭胃肠络脉可引发出血，血行向上，经呕吐而出，血色红或紫黯，常夹有食物残渣，称为吐血，亦称为呕血，常见于上消化道出血。血液随大便而下，或大便呈柏油样，称为便血，常见于中、下消化道出血。

二、分 型 论 治

1. 胃热壅盛证

临床表现：脘腹胀闷，嘈杂不适，甚则作痛，吐血色红或紫黯，常夹有食物残渣，口臭，便秘，大便色黑，舌质红，苔黄腻，脉滑数。

证机概要：胃热内郁，热伤胃络。

治法：清胃泻火，化瘀止血。

代表方药：泻心汤合十灰散加减。大黄 6g，黄连 3g，黄芩 3g，大蓟、小蓟、荷叶、侧柏叶、白茅根、茜草根、山栀子、牡丹皮、棕榈皮各 9g。

方药分析：前方清胃泻火；后方清热凉血，收涩止血，为治疗血证的常用方剂。两方合用适于胃热壅盛的吐血。黄芩、黄连、大黄苦寒泻火；牡丹皮、山栀子清热凉血；大蓟、小蓟、侧柏叶、茜草根、白茅根清热凉血止血；棕榈皮收敛止血。且大蓟、小蓟、茜草根、大黄、牡丹皮等药兼有活血化瘀的作用，故有止血而不留瘀的优点。胃气上逆而见恶心呕吐者，可加代赭石、竹茹、旋覆花和胃降逆；热伤胃阴而表现口渴、舌红而干、脉象细数者，加麦冬、石斛、天花粉养胃生津。

原书主治：泻心汤（《金匮要略》）："心气不足，吐血，衄血，泻心汤主之。"十灰散（《十药神书》）："呕血、吐血、咯血、嗽血，先用此药止之。"

2. 肝火犯胃证

临床表现：吐血色红或紫黯，口苦胁痛，心烦易怒，寐少梦多，舌质红绛，脉弦数。

证机概要：肝火横逆，胃络损伤。

治法：泻肝清胃，凉血止血。

代表方药：龙胆泻肝汤加减。龙胆草（酒炒）6g，黄芩（炒）9g，栀子（酒炒）9g，泽泻12g，木通6g，当归（酒炒）3g，生地黄（酒炒）9g，柴胡6g，生甘草6g，车前子9g。

方药分析：本方清肝泻热，清利湿热，适用于肝火犯胃的吐血。龙胆草、柴胡、黄芩、栀子清肝泻火；泽泻、木通、车前子清热利湿；生地黄、当归滋阴养血。胁痛甚者，加郁金、制香附理气活络定痛；血热妄行，吐血量多，加犀角、赤芍清热凉血止血。

原方主治：龙胆泻肝汤（《医方集解·泻火之剂》）："治肝胆经实火，湿热，胁痛，耳聋，胆溢口苦，筋痿，阴汗，阴肿阴痛，白浊溲血。"

3. 肠道湿热证

临床表现：便血色红黏稠，大便不畅或稀溏，或有腹痛，口苦，舌质红，苔黄腻，脉濡数。

证机概要：湿热蕴结，脉络受损，血溢肠道。

治法：清化湿热，凉血止血。

代表方药：地榆散合槐角丸加减。地榆9g，茜草6g，槐角9g，栀子9g，黄芩6g，黄连3g，茯苓15g，防风6g，枳壳9g，当归9g。

方药分析：两方均能清热化湿，凉血止血，但两方比较，地榆散清化湿热之力较强，而槐角丸则兼能理气活血，可根据临床需要酌情选用或合用。地榆、茜草、槐角凉血止血；栀子、黄芩、黄连清热燥湿，泻火解毒；茯苓淡渗利湿；防风、枳壳、当归疏风理气活血。若便血日久，湿热未尽而营阴已亏，应清热除湿与补益阴血双管齐下，虚实兼顾，扶正祛邪，可酌情选用清脏汤或脏连丸。

原方主治：地榆散（《太平惠民和剂局方》）："治大人、小儿肠胃气虚，冷热不调，泄泻不止，或下鲜血，或如豆汁，或如豚肝，或脓血相亲，赤多白少，腹痛后重，遍数频并，全不入食，并宜服之。"槐角丸（《太平惠民和剂局方》）："治五种肠风泻血：粪前有血，名外痔；粪后有血，名内痔；大肠不收，名脱肛；谷道四面胬肉如奶，名举痔；头上有乳，名瘘，并皆治之。"

4. 瘀毒互结证

临床表现：面色晦暗，脘腹疼痛，甚则可及脘腹肿块，便血，舌质紫暗或有瘀点、瘀斑，苔薄白，脉涩。

证机概要：瘀毒互结，壅阻气机。

治法：活血化瘀解毒，理气散结。

代表方药：桃红四物汤加减。当归9g，川芎6g，白芍9g，熟地黄12g，桃仁9g，红花6g，香附9g，木香9g，枳壳10g。

方药分析：本方活血化瘀之力较强，适用于瘀毒内阻者。桃仁、红花、川芎、当归活血化瘀；白芍、熟地黄养血生新；香附、木香、枳壳理气散结。便血较著者，酌减破血逐瘀的桃仁、红花，加三七、花蕊石化瘀止血；发热者，加牡丹皮、丹参清热凉血。

原方主治：桃红四物汤（《医宗金鉴》）："若血多有块，色紫稠粘，乃内有瘀血，用四物汤加桃仁、红花破之，名桃红四物汤。"

5. 气虚不摄证

临床表现：吐血缠绵不止，时轻时重，血色暗淡，或便血色红或紫黯，神疲乏力，心悸气短，面色苍白或萎黄，舌质淡，脉细。

证机概要：中气亏虚，气不摄血，血液外溢。

治法：健脾益气摄血。

代表方药：归脾汤加减。白术 10g，当归 10g，茯苓 15g，黄芪（炒）15g，远志 9g，龙眼肉 12g，酸枣仁 10g，人参 6g，木香 9g，甘草 6g。

方药分析：本方补气生血，健脾养心，适用于吐血，便血，神疲气短，心悸乏力，舌淡脉细等。人参、茯苓、白术、甘草补气健脾；当归、黄芪益气生血；酸枣仁、远志、龙眼肉补心益脾，安神定志；木香理气醒脾。便血日久，量多加阿胶、槐花、地榆、仙鹤草养血止血。中气下陷，神疲气短，肛坠，加柴胡、升麻益气升陷。

原方主治：归脾汤（《正体类要》）："治跌扑等症，气血伤损；或思虑伤脾，血虚火动，寤而不寐；或心脾作痛，怠惰嗜卧，怔忡惊悸，自汗盗汗，大便不调；或血上下妄行。"

6. 脾胃虚寒证

临床表现：便血紫黯，甚则黑色，腹部隐痛，喜热饮，面色不华，神倦懒言，便溏，舌质淡，脉细。

证机概要：中焦虚寒，统血无力，血溢胃肠。

治法：健脾温中，养血止血。

代表方药：黄土汤加减。甘草、干地黄、白术、附子（炮）、炮姜、阿胶、黄芩各 9g，灶心黄土 30g，白及 6g，乌贼骨 10g，三七 3g，花蕊石 15g。

方药分析：本方温阳健脾，养血止血。适用于脾阳不足的便血，吐血，四肢不温，面色萎黄，舌淡脉细者。灶心黄土、炮姜温中止血；白术、附子、甘草温中健脾；干地黄、阿胶养血止血；黄芩苦寒坚阴，起反佐作用；白及、乌贼骨收敛止血；三七、花蕊石活血止血。阳虚较甚，畏寒肢冷者，去黄芩、干地黄之苦寒滋润，加鹿角霜、艾叶等温阳止血。轻症便血应注意休息，重症者则应卧床。可根据病情进食流质、半流质或无渣饮食。应注意观察便血的颜色、性状及次数。若出现头昏、心慌、烦躁不安、面色苍白、脉细数等症状，常为大出血的征兆，应积极救治。

原方主治：黄土汤（《金匮要略》）："下血先便后血，此远血也，黄土汤主之。"

三、中成药治疗

1. 云南白药胶囊

成分：三七、白及等。

功效：化瘀止血，活血止痛，解毒消肿。

主治：跌打损伤，瘀血肿痛，吐血，咳血，便血，痔血，崩漏下血，手术出血等。

注意事项：孕妇忌用；过敏体质及有用药过敏史的患者应慎用。服药一日内，忌食蚕豆、鱼类及酸冷食物。

2. 康复新液

成分：美洲大蠊干燥虫体的乙醇提取物（俗称蟑螂、菜婆虫）。

功效：通利血脉，养阴生肌。

主治：内服用于瘀血阻滞，胃痛出血，胃、十二指肠溃疡；以及阴虚肺痨、肺结核的辅助治疗。外用用于金疮、外伤、溃疡、瘘管、烧伤、烫伤、褥疮之创面。

注意事项：过敏体质慎用。

研究发现,采用中药康复新液和云南白药治疗消化性溃疡所引起的上消化道出血与凝血酶疗效相同,且更经济。康复新液在治疗消化性溃疡引起的上消化道出血中可缩短出血时间,具有一定的疗效。

四、其 他 治 疗

1. 针灸

（1）呕血、吐血

主穴：神门、肝俞、膈俞、胃俞、紫宫、大陵。

配穴：肺胃热盛加鱼际、足三里；肝火加太冲；气虚加中脘、气海。

方义：膈俞为血之会穴,取之理血宁血；肝俞、胃俞降逆和胃止呕；紫宫疏通胸部气机；神门、大陵清心胃之火。

刺灸方法：肺胃热、肝火用泻法；气虚补法加灸。

（2）便血

主穴：长强、承山、会阳。

配穴：肠道湿热加脊中；脾胃虚寒加气海、太白。

方义：承山、会阳为太阳经穴,二穴合用可疏导肠道气机。长强,督脉穴,具有升阳止泻的功效。

刺灸方法：肠道湿热用泻法；脾胃虚寒用灸法。

2. 和胃愈疡汤

和胃愈疡汤乃张琪教授经验方,主要治疗早期胃癌内镜黏膜下剥离术后,出现的呕血、便血、吐酸、嘈杂等症状。主要组成：茯苓 20g,川黄连 3g,吴茱萸 1g,乌贼骨 30g,浙贝母 10g,四叶参 10g,白及 20g,延胡索 20g,白芷 10g。方中茯苓、四叶参健脾,与白芷合用,可除湿解毒；黄连、吴茱萸合用,可泻火解毒；乌贼骨、浙贝母是乌贝散主要组成,可制酸止血解毒；白及收敛止血生肌；延胡索理气散瘀止痛。全方共奏泻火解毒、和胃止血之效。

3. 蜥蜴散

朱西杰教授认为胃癌出血原因多为胃黏膜的癌变引起,若肿瘤血管破裂,常引起大出血,病情凶险。本病主要病机为脉络瘀滞,气血失和,由于患者多病久体虚,治疗上还应注意保护脾胃,扶正祛瘀,不可攻伐太过。朱西杰教授临床在辨证论治的基础上,善用蜥蜴治疗胃癌合并消化道出血,出血量不大者,或大出血经抢救后恢复期治疗。蜥蜴的功效文献中多有记载,多数医家认为本品具有破瘀散结、利水消癥的作用,《本草纲目》云："消水饮阴癀,滑窍破血。"《本草求原》言："偏助壮火,阳事不振者宜之。"朱教授总结前人观点结合临床经验认为蜥蜴可能具有以下功效：①活血化瘀；②镇静作用；③解毒作用；④抗癌；⑤修复作用；⑥免疫抑制作用。现代研究发现,蜥蜴可降低或抑制胃肠道超敏反应的发生,对肠道有特殊的亲和力和靶向治疗作用,可提高胃肠功能。此外,蜥蜴具有促进胶原蛋白代谢的作用,胃黏膜组织具有一定的修复作用,可增加胃黏膜的血液循环,维持细胞能量代谢,促进有害物质的清除,有利于局部组织的快速恢复。

五、验案举隅

祝某，男，75岁。因反复便血，在某医院做胃镜检查确诊为"胃小弯溃疡伴恶变"。经西药支持、对症治疗后，无明显变化，仍反复便血。遂求治于中医。症见精神委顿，少气懒言，形体消瘦，面色萎黄，大便出血三五日一次，胃脘隐痛。舌淡、边有齿印，苔白，脉细无力。证属久病气虚，气不摄血。拟方补中益气，摄血止血。药用：人参 10g，炙黄芪 30g，升麻、柴胡、炒白术、茯苓、墨旱莲各 10g，炙甘草 4g。另以乌贼骨、白及各 10g，三七 3g，共研末分 2 次加入上药汤剂中。

服药 5 剂后，便血渐止。原方化裁并加用复方喃氟啶等调治 1 年，便血未再复发。

按：胃癌晚期常见呕血、便血等症，统属中医"血证"范畴。其病机有虚、实、寒、热之分，然大多表现为虚实夹杂，而尤以正虚为其本。此因患病日久，邪实而正虚，正不胜邪，气虚下陷，气不摄血，血不归经，而表现为便血、呕血。补中益气汤以炙黄芪益气为君，人参、白术、炙甘草健脾益气为臣，升麻、柴胡升举清阳。全方补气健脾以治气虚之本，再适当佐以三七、茜草、乌贼骨、白及等止血生肌之品，标本兼顾，共奏补益中气、摄血止血之功。

第二节 肠 梗 阻

一、简 介

肠梗阻属西医病名，以腹痛、便秘、呕吐、无排气排便等为主要表现。中医无此病名，论述本病，多根据其临床表现，归属于"腹痛""关格""肠结"等病范畴。胃癌伴发肠梗阻，是胃癌进展过程中常见的并发症状，也是常见的致死原因之一。临床研究发现，对于胃癌、肠癌及胰腺癌伴有消化道梗阻的患者，在根据病情进行胃肠减压、纠正水及电解质紊乱和酸碱失衡、防治感染、手术治疗以及必要时镇痛等西医常规治疗外，尽早加用中医药治疗可以有效地改善患者的临床症状，并延缓肠梗阻的进展。

二、分 型 论 治

1. 腑实热结证

临床表现：腹部绞痛，阵发时作，脘腹胀满，触按痛甚；恶心呕吐，口中干苦，大便不通；大便难解，或解下量少；舌质红，苔黄腻，或黄厚，脉滑数有力。

证机概要：热结于内，腑气不通。

治法：清腑泄热，通便散结，理气消胀。

代表方药：大柴胡汤加减。柴胡 10g，黄芩 10g，半夏 10g，枳实 10g，厚朴 10g，黄连 6g，桃仁 6g，杏仁 6g，白芍 9g，槟榔 15g，熟大黄 15g，炒莱菔子 15g，甘草 4g。

方药分析：方中重用柴胡，配黄芩和解清热；用熟大黄配枳实以内泻阳明热结，行气消痞；

白芍柔肝缓急止痛，与熟大黄相配可治腹中实痛，与枳实相伍可以理气和血，以除心下满痛；半夏和胃降逆，厚朴、莱菔子行气除满；桃仁活血，杏仁宣肺，二者合用可兼行润下之功。腹痛较剧烈者加川楝子10g，延胡索10g；恶心呕吐较甚者加丁香5g，沉香6g，降香10g；腹胀明显者加木香10g，青皮8g，陈皮10g；大便结闭，体质壮实者加玄明粉8g（冲服），番泻叶6g（煎服）。

原方主治：大柴胡汤（《金匮要略》）：“按之心下满痛者，此为实也，当下之，宜大柴胡汤。”

2. 瘀毒互结证

临床表现：脘腹绞痛，拒按，痛有定数，刺痛，舌淡黯，舌质紫暗或有瘀点、瘀斑，苔薄白，脉涩。

证机概要：瘀毒内结，阻滞气机。

治法：活血行气，化瘀解毒。

代表方药：小承气汤合化瘀解毒汤加减。炒莱菔子30g，厚朴15g，枳实15g，木香9g，生大黄8～15g，蒲公英20～30g，金银花30g，牡丹皮15g，川楝子9g，赤芍12g，桃仁9g，生甘草9g。

方药分析：方中炒莱菔子、厚朴、枳实、木香、生大黄均具有通里攻下之功；蒲公英、金银花、牡丹皮、川楝子、赤芍、桃仁、生甘草则有清热解毒、行气活血祛瘀的功效，诸药共奏承气化瘀解毒之功。

原方主治：小承气汤（《伤寒论》）：“阳明病，潮热，大便微硬者，可与大承气汤；不硬者，不可与之。若不大便六七日，恐有燥屎，欲知之法，少与小承气汤，汤入腹中，转矢气者，此有燥屎也，乃可攻之。若不转矢气者，此但初头硬，后必溏，不可攻之，攻之必胀满不能食也。欲饮水者，与水则哕，其后发热者，必大便复硬而少也，以小承气汤和之；不转矢气者，慎不可攻也。”

3. 寒凝结聚证

临床表现：暴食生冷，或突受严寒外袭，腹痛急发；阵发绞痛，脘腹胀急，按之压痛，腹痛欲便；或有少量排便，或间有少量排气，形寒肢凉；舌淡，苔白润，脉弦紧，或沉紧有力。

证机概要：寒邪凝滞，中阳被遏，腑气不通。

治法：温里散寒，理气散结。

代表方药：大黄附子汤合良附丸加减。生大黄12g，附子8g，细辛3g，枳实10g，厚朴10g，香附10g，高良姜9g，炒莱菔子15g，花椒3g。

方药分析：方中附子温里散寒，止腹胁疼痛；大黄泻下通便，荡涤积滞；细辛辛温宣通，散寒之痛，助附子温里散寒。高良姜温中散寒止痛，香附疏肝开郁，行气止痛，二者合用对寒邪里积有良效。暴食生冷发病者加干姜10g，草果仁6g，焦山楂15g；突感风寒所致者加麻黄4g，桂枝10g，杏仁10g；腹胀痛较甚者加青皮10g，大腹皮10g，延胡索10g；恶心呕吐者加半夏10g，丁香5g，紫苏10g。

原方主治：大黄附子汤（《金匮要略》）：“胁下偏痛，发热，其脉紧弦，此寒也，以温药下之，宜大黄附子汤。”良附丸（《本草纲目》）：“凡男女心口一点痛者，乃胃脘有滞，或有虫也。多因怒及受寒而起，遂致终身，俗言心气痛者，非也。用高良姜（以酒洗七次焙研），香附子（以醋洗七次焙研），各记收之。病因寒得，用姜末二钱，附末一钱；因怒得，用附末二钱，姜末一钱；寒怒兼有，各一钱半，以米饮加入生姜汁一匙，盐一捻，服之立止。”

4. 脾胃不和证

临床表现：胃脘痞满，不思饮食，时兼腹胀，困倦无力，大便不畅，舌淡苔薄白，脉沉缓，或沉细。

证机概要：脾胃不和，气机失调。

治法：健脾和胃，理气调血。

代表方药：香砂六君汤加减。木香 6g，砂仁 10g，党参 15g，白术 10g，茯苓 10g，陈皮 10g，半夏 10g，炒麦芽 10g，焦山楂 10g，炒神曲 10g，甘草 6g。

方药分析：本方益气健脾，行气化痰散结，适用于脘腹胀痛，不思饮食等脾胃气虚气滞证。方中以党参益气健脾，补中养胃为君；臣以白术健脾燥湿；佐以茯苓渗湿健脾；陈皮、木香芳香醒脾，理气止痛；半夏化痰湿，砂仁健脾和胃，理气散寒；炒麦芽、焦山楂、炒神曲和胃消食；使以甘草调和诸药。兼有口干口苦者加柴胡 10g，黄芩 10g；脐腹胀痛者加槟榔 10g，延胡索 10g，木香增至 10g；手术伤口疼痛，舌红苔黄者加蒲公英 15g，川楝子 10g，延胡索 10g；纳呆伴恶心嗳气者加藿香 10g，丁香 4g，沉香 6g；便下不畅者加槟榔 10g，厚朴 10g，杏仁 10g，木香增至 8g；预防肠粘连可加青皮 10g，赤芍 15g，厚朴 10g，荔枝核 15g，乳香 10g。

原方主治：香砂六君子汤（《古今名医方论》）："治气虚肿满，痰饮结聚，脾胃不和，变生诸症者。"

5. 气血不足证

临床表现：乏力，形体消瘦，面色萎黄，懒言少动，精神萎靡，脘腹隐痛，大便不调，纳呆厌食，恶心嗳气，舌淡红，苔薄白，脉沉细。

证机概要：脾胃两虚，气血不足。

治法：补益脾胃，调养气血，理肠通络。

代表方药：归脾汤加减。白术 10g，当归 10g，茯苓 15g，黄芪（炒）15g，远志 9g，龙眼肉 12g，酸枣仁 10g，党参 6g，木香 9g，甘草 6g。

方药分析：本方补气健脾，益气生血，适用于神疲乏力，面色萎黄，舌淡脉细等气血亏虚之证。党参、茯苓、白术、甘草补气健脾；当归、黄芪益气生血；酸枣仁、远志、龙眼肉补心益脾，安神定志；木香理气醒脾。困倦乏力较著者加柴胡 10g，升麻 10g，桔梗 10g；纳呆厌食明显者加佩兰 10g，苍术 10g，莪术 6g，枳实 8g，鸡内金 15g；口苦纳呆，舌红苔黄腻者加茵陈 8g，藿香 10g，杏仁 10g，白蔻仁 10g，厚朴 10g；胃脘痞满者加苏梗 10g，砂仁 10g，白蔻仁 10g；脐腹胀满者加青皮 10g，枳实 8g，大腹皮 10g；眩晕心悸失眠者加炒枣仁 10g，枸杞子 10g，菊花 10g；兼腰痛耳鸣者加杜仲 10g，续断 10g，枸杞子 10g；脘腹疼痛，或兼手术伤口疼痛者加附子 6g，广三七 5g，川楝子 10g，延胡索 10g，败酱草 15g；预防肠粘连可加赤芍 15g，桃仁 8g，荔枝核 15g，蒲公英 15g，乳香 10g，槟榔 10g。

原方主治：归脾汤（《正体类要》）："治跌扑等症，气血伤损；或思虑伤脾，血虚火动，寤而不寐；或心脾作痛，怠惰嗜卧，怔忡惊悸，自汗盗汗，大便不调；或血上下妄行。"

三、中成药治疗

1. 血府逐瘀胶囊

成分：桃仁（炒）、红花、赤芍、川芎、枳壳（麸炒）、柴胡、桔梗、当归、地黄、牛膝、甘草。

功效：活血祛瘀，行气止痛。

主治：气血瘀滞于肠腑或腹腔之内，而见腹痛胀、恶心、呕吐诸症。

用法：每次 6 粒（每粒 0.4g），每日 2 次。

注意事项：孕妇禁用。

血府逐瘀胶囊延承了王清任血府逐瘀汤活血化瘀、理气降逆之功效，枳壳宽中理气、散满除中，桃仁、红花活血化瘀，赤芍养血敛营、活血化瘀。其中枳壳通过调节小肠平滑肌钙离子浓度，既可降低胃肠平滑肌张力和解痉，又可兴奋胃肠增进其逆蠕动。同时血府逐瘀胶囊在原中药汤剂基础上有剂型改革，既不需煎煮中药，也无饮用汤剂之苦，方便了患者的服用，得到患者的普遍认可，患者的依从性较好。研究表明，血府逐瘀胶囊配合西医常规治疗炎症性肠梗阻的临床疗效明显优于西医常规治疗。

2. 莪术油注射液

成分：莪术油（提取自莪术的一种有效药物，主要成分为莪术醇及莪术酮）。

功效：破血行气、消积止痛、活血化瘀、祛腐生肌及增强机体免疫力、改善微循环等。

主治：痛经经闭、跌打损伤、饮食积滞、脘腹胀痛及鼓胀、水肿等。

注意事项：对本品过敏者禁用。忌与头孢曲松、头孢拉定、头孢哌酮、庆大霉素、呋塞米配伍使用。忌与丁香配伍。

李炳禄等认为，莪术油注射液应用于粘连性肠梗阻的主要作用机制为：①抗炎、抗感染作用。②促进胃肠道功能恢复。③促进肠粘连局部纤维蛋白溶解。因此在常规保守治疗的基础上应用莪术油注射液治疗单纯粘连性肠梗阻临床效果显著，相对于生长抑素而言可更大程度上缓解腹痛、腹胀、呕吐等症状，促进胃肠道功能及早恢复，缩短排气排便时间及住院时间，有效降低保守治疗过程中因无效或恶化引起的中转手术率，同时还具有更快恢复肠道屏障功能的效果，从而达到改善患者预后，提高患者生活质量的目的。

四、其 他 疗 法

（一）针灸

主穴：中脘、大横、足三里、大肠俞、天枢、上巨虚。

配穴：合谷、内庭。呕吐加内关、上脘，腹胀加关元、气海、次髎，发热加曲池，上腹痛加章门、内关，下腹痛加关元、气海。

操作方法：主穴每次选一组穴，据症情酌加配穴。针刺得气后，行强刺激 2～3 分钟，使背部穴针感走于小腹，腹部穴针感在腹部扩散，下肢穴位针感向腹部传导。留针 30 分钟～1 小时，每隔 5～10 分钟运针 1 次。

方义：治疗采用局部治疗和循经远端取穴的方法以疏通经络、通利肠腑为主，结合强刺激以攻积导滞、活血化瘀。

（二）灌肠

1. 大承气汤

杨贤渊认为，对于腹腔和盆腔恶性肿瘤而言，肠梗阻是晚期常见并发症之一。癌性肠梗阻虽然多为机械性肠梗阻，但在早期多属于非绞窄性。对于此类肠梗阻，多数不能进行外科根治手术，而姑息性手术创伤大、风险高，术后恢复慢，并发症多。大承气汤保留灌肠成功缓解了9例癌性肠梗阻患者的症状，改善其生活质量，获得满意疗效。

大承气汤出自《伤寒论》，具有通气泻下的作用。研究表明，其口服或灌肠可用于治疗急性单纯性肠梗阻、急性胰腺炎麻痹性肠梗阻等多种类型肠梗阻，效果确切，副作用少。现代药理学研究表明，大黄具有通便导泻的作用，其有效成分为蒽类衍生物，可作用于大肠黏膜和局部神经丛，刺激平滑肌收缩增加肠蠕动，还能抑制 Na^+-K^+-ATP 酶，减少水分重吸收，促进排便。芒硝与大黄联用具有协同作用。厚朴和枳实可提高胃动素水平，增加胃肠道动力。临床研究还发现，大承气汤不仅可促进胃肠道平滑肌运动，还可改善肠壁血液循环、抑制炎症反应、减轻组织水肿、促进坏死组织吸收，并具有抗菌和抑制内毒素吸收作用。大承气汤应用历史悠久，效果可靠，且费用低、副作用小、易操作，合理应用可缓解多种晚期癌症导致的非绞窄性肠梗阻。

2. 大黄粉

刘方波等应用中药生大黄粉保留灌肠治疗肠梗阻，取得了良好的疗效。用法：大黄粉 10g 灌肠，每日 2 次，每次间隔 12 小时，保留 1~2 小时，连用 4~6 天。生大黄苦寒沉降，有攻积导滞、荡涤肠胃、泻火凉血之功，符合"六腑以通为用"的原则。现代药理和动物实验研究也证实，大黄的主要化学成分是大黄酚、大黄酸等蒽醌衍生物，可促进结肠功能蠕动，促进胃肠道新陈代谢和肠道功能的恢复，改善肠道黏膜血流灌注，缓解其缺血缺氧，利于排出积粪、细菌及内毒素，减轻和避免内毒素血症。此外，大黄粉的清热解毒功能，可抑制肠球菌、大肠杆菌，减轻肠源性细菌感染，免除或减轻细菌易位，保持肠道菌群的生态平衡，调节免疫的功能。

（三）穴位注射

王自辉等临床发现，于足三里穴位注射新斯的明，治疗胃癌术后肠梗阻，临床效果满意。操作方法：于单侧足三里以新斯的明 0.25g 穴位注射。足三里，足阳明胃经之合穴，经常刺激此穴，可达到调理肠胃，疏通经络，防病保健的功效。新斯的明是抗胆碱酯酶药，对胃肠道平滑肌有较强的兴奋作用，可以加速胃肠道的蠕动以促进排气、排便，常用于治疗腹部术后肠梗阻。因胃癌术后，容易引起肠管粘连导致肠道梗阻不通，又因癌细胞侵犯腹腔器官致占位性病变，加重肠梗阻。于足三里穴位注射新斯的明，可以使药物直入本经，药效直达病所，从而起到事半功倍的效果，疗效也明显优于常规肌内注射。此方法在临床应用广泛。

（四）温阳降逆方

南京市中医院肿瘤科长期采用中药温阳降逆方治疗胃癌伴不完全性肠梗阻，取得了一定的疗效，积累了一定的经验。方药组成：熟附子、牛蒡子、制香附、山慈菇各 10g，肉桂（研末）、莪术各 20g，生牡蛎（打碎先煎）30g，炮山甲 15g，枳壳、苍耳子各 6g，浓煎至 50ml，不拘次数，少量频服，每日 1 剂。方中熟附子、肉桂温运胃阳为君；制香附、枳壳和胃理气降逆为臣，亦可防温阳药凝滞气机；莪术活血化瘀；炮山甲、生牡蛎、山慈菇软坚消肿散结，使积滞可通；牛蒡子、苍耳子为民间治癌经验药对，主疏散风热肿毒，宣散而利咽膈。方用中医药挽危救逆之法，针对胃癌梗阻的病机，本方温运胃阳，疏利气机，和胃降逆，通络化瘀，祛除邪毒，软坚散结，以消积滞。服药后，肠梗阻患者呕吐黏液的症状明显减轻，食欲明显增加，而患者的功能状态及生存质量得到提升，临床疗效确切，为中医药治疗胃癌伴发的不全性肠梗阻提供了思路。

五、验 案 举 隅

王某，男，54 岁，2009 年 4 月 12 日就诊。主诉：胃脘部胀痛 1 周，呕血 1 天。患者 2008 年 12 月因胃脘部疼痛伴呕吐、呕血于当地医院就诊，经胃镜及病理检查确诊为：胃窦部腺癌伴不全性肠梗阻。行化疗 1 个疗程后，因身体无法耐受，放弃继续化疗，选择口服药物治疗。近 1 周胃脘部胀痛较甚，口服多潘立酮后稍有缓解，入夜尤甚，纳差，大便干结，心烦，眠差。昨夜晚餐后呕吐出胃内容物，30 分钟后再次发生呕血，血色鲜红，量较多。入院急诊予止血药物静脉滴注后呕血减轻，仍感恶心，呕血少量，大便隐血（＋＋）。刻下症见：胃脘部胀痛，善太息，按之痛甚，大便干，色黄，小便正常，舌暗苔白厚而干，脉弦。证属肝气犯胃，瘀阻中焦。治以疏肝和胃、化瘀止血。处方：蜥蜴粉（分冲）、三七粉（分冲）各 3g，柴胡 12g，枳壳 10g，白及 10g，白花蛇舌草 30g，白芍 10g，赤芍 9g，砂仁 6g，茯苓 15g，甘草 6g。3 剂，水煎服，每日 1 剂。4 月 16 日复诊，胃脘部胀痛减轻，已无呕血，复查大便隐血（±）。原方续服 4 剂，胃痛减，无呕血，大便隐血（一）。

按： 蜥蜴粉配合四逆散及健脾扶正、活血祛瘀药物，用治本案肝胃不和、瘀阻中焦证，方证相合，效如桴鼓。

第三节　贫　　血

一、简　　介

胃癌发展至中晚期，由于肿瘤慢性消耗、便血或呕血、进食困难等原因，往往容易并发贫血。胃主受纳，腐熟水谷；脾主运化，输布精微，升清降浊，为气血生化之源。《灵枢·决气》云："中焦受气，取汁，变化而赤，是谓血。"邪聚胃腑、脾胃虚弱、生化乏源而见面色少华、头晕疲乏、心悸不宁、失眠多梦等症状，属"血虚""虚劳"等范畴，即为西医贫血的表现。

二、分 型 论 治

1. 瘀毒留恋证

临床表现：面色苍白，甚则面色晦暗，爪甲青紫，手足不温，短气乏力，舌质紫暗，苔薄，脉细涩。

证机概要：瘀毒留滞，耗气伤血，运化无力。

治法：补气生血，化瘀解毒。

代表方药：当归补血汤加减。黄芪 50g，当归 10g，白芍 10g，鸡血藤 10g，补骨脂 10g，龙眼肉 10g，熟地黄 10g，大枣 15g，夏枯草 9g，薏苡仁 15g。

方药分析：黄芪具有疏通血脉、宣肺益脾、调经活络的功效；当归、鸡血藤则能补血活血；白芍可疏肝、藏血、护精；熟地黄能滋阴养血；大枣有助于养血安神、补中益气；补骨脂可补肾助阳，温脾止泻；龙眼肉则可养血安神、补益心脾。夏枯草、薏苡仁解毒活血散结，有助于使瘀血去而新血生。以上药物合用，可充分发挥协同作用，达到补血生血、益气健脾的良好效用。

原方主治：当归补血汤（《内外伤辨惑论》）："治肌热，燥热，困渴引饮，目赤面红，昼夜不息，其脉洪大而虚，重按全无。《内经》曰：脉虚血虚，又云血虚发热。证象白虎，惟脉不长实有辨耳，误服白虎汤必死。此病得之于饥困劳役。"

2. 气血两亏证

临床表现：短气，倦怠，面色苍白，形体瘦削，舌质淡，苔薄白，脉细弱。

证机概要：邪毒内陷，气血两亏，生化乏源。

治法：补益气血。

代表方药：八珍汤加减。人参、白术、茯苓、当归、川芎、白芍、熟地黄、炙甘草各 10g。

方药分析：本方适用于久病失治、病后失调等因而致气血两虚的病症。方中人参与熟地黄相配，益气养血，共为君药。白术、茯苓健脾渗湿，助人参益气补脾；当归、白芍养血和营，助熟地黄滋养心肝，均为臣药。川芎为佐，活血行气，使地、归、芍补而不滞。炙甘草为使，益气和中，调和诸药。

原方主治：八珍汤（《瑞竹堂经验方》）："脐腹疼痛，全不思食，脏腑怯弱，泄泻，小腹坚痛，时作寒热。"

3. 心血虚证

临床表现：兼见心悸怔忡，健忘，失眠，多梦，面色不华，舌质淡，脉细或结代。

证机概要：心血亏虚，心失所养。

治法：养血宁心。

代表方药：养心汤加减。黄芪（炙）、白茯苓、茯神、半夏曲、当归、川芎各 15g，远志（取肉，姜汁腌，焙）、肉桂、柏子仁、酸枣仁（炒）、北五味子、人参各 8g，炙甘草 12g。

方药分析：本方益气生血，养心安神，适用于心血虚证。人参、黄芪、白茯苓、北五味子、炙甘草益气生血；当归、川芎、柏子仁、酸枣仁、远志养血宁心；肉桂、半夏曲温中健脾，以助气血之生化。失眠、多梦较甚，可加合欢花、夜交藤养心安神。脾血虚常与心血虚同时并见，故临床常称心脾血虚。除前述的养心汤外，归脾汤为补脾与养心并进，益气与养血相融之剂，具有补益心脾、益气摄血的功能，是治疗心脾血虚的常用方剂。

原方主治：养心汤（《证治准绳》）："治心虚血少，惊惕不宁。"

4. 肝血虚证

临床表现：兼见头晕，目眩，胁痛，肢体麻木，筋脉拘急，妇女月经不调甚则闭经，面色不华，舌淡，脉弦细或细涩。

证机概要：肝血亏虚，筋脉失养。

治法：补血养肝。

代表方药：四物汤加减。熟地黄 12g，酒当归 9g，川芎 6g，白芍 9g，黄芪 15g，党参 15g，白术 12g。

方药分析：本方补血调血，加味后适用于肝血虚证。熟地黄、酒当归补血养肝；白芍、川芎和营调血；黄芪、党参、白术补气生血。血虚甚者，加制首乌、枸杞子、鸡血藤增强补血养肝的作用；胁痛，加丝瓜络、郁金、香附理气通络；目失所养，视物模糊，加楮实子、枸杞子、决明子养肝明目。若干血瘀结，新血不生，羸瘦，腹满，腹部触有癥块，硬痛拒按，肌肤甲错，状如鱼鳞，妇女经闭，两目黯黑，舌有青紫瘀点、瘀斑，脉细涩者，可同服大黄䗪虫丸祛瘀生新。

原方主治：四物汤（《仙授理伤续断秘方》）："伤重，肠内有瘀血者。"

三、中成药治疗

1. 茯贞膏

成分：黄芪 30g，山药 30g，党参 12g，茯苓 30g，女贞子 20g，枸杞子 20g，鸡血藤 20g，焦山楂 30g，树舌灵芝 15g，冬虫夏草 0.2g，大枣 20g，菟丝子 15g，阿胶 15g，甘草 6g 等。炼蜜 200g，将上药加水煎煮 2 次，过滤，浓缩，收膏装瓶，每日 3 次，每次 30g，温开水送服。

功效：健运脾胃，益气生血。

主治：癌性贫血。

注意事项：过敏者慎用。

茯贞膏方中黄芪健脾益气，为君药；党参、茯苓辅助黄芪健脾养血，为臣药；山药、女贞子、枸杞子等培补肾中精气，使精血互化；黄芪配大枣补血；焦山楂健脾消食，配鸡血藤活血化瘀生血；阿胶为血肉有情之品，为补血之佳品，配党参共奏养血之功。现代药理研究也发现，黄芪、阿胶、党参、女贞子、鸡血藤等中药中含有大量造血所需原料，其有效成分均有促进血红蛋白合成、提高外周血红细胞的作用。枸杞子、女贞子、菟丝子含有促进造血细胞生长的物质，能促进骨髓造血干细胞的增殖和分化；黄芪、甘草、冬虫夏草等具有免疫调节作用。茯贞膏治疗癌性贫血，携带方便，纠正贫血的疗效肯定，同时对肿瘤患者也有免疫提升作用，相较于促红细胞生成素价格优势明显，值得进一步推广。

2. 益中生血胶囊

成分：党参、炒薏苡仁、山药、陈皮、半夏、草豆蔻、绿矾、大枣、甘草等。

功效：健脾和胃，益气生血。

主治：癌性贫血。

注意事项：过敏者慎用。

益中生血胶囊是北京中医药大学东直门医院院内制剂，现已作为中药新药上市。党参、山药、炒薏苡仁、大枣、甘草共用可以补中益气、补脾健胃，直接健补肿瘤生长所耗伤的脾胃之气，陈皮、半夏、草豆蔻、炒薏苡仁又有燥湿行气化痰之功，使脾燥可升、运化无虞。党参、大枣有补血养血之功，半夏、炒薏苡仁还可软坚散结，抑制肿瘤生长。党参是临床常用的补气药，现代药理研究表明党参具有促进人体造血机能、保护胃黏膜、改善机体免疫、增强人体耐乏氧和抗疲劳能力，党参多糖还有抗肿瘤的功效。而薏苡仁不但有抑制肿瘤血管生成、抑制肿瘤增殖的作用，还可提高机体免疫力，改善患者生活质量，尤其对晚期恶病质患者作用明显。配伍的绿矾也称皂矾，成分是硫酸亚铁，可作为铁剂起到直接补充铁元素的作用，提供造血原料。研究证实益中生血胶囊可促进红系造血细胞生长、调节机体免疫，而且无明显毒性和不良反应，对癌性贫血有一定的治疗作用。

四、其他疗法

1. 针药结合

针灸：取印堂、血海、鱼际、大椎等穴位，每日1次。

方药：炙甘草汤。炙甘草20g，生地黄50g，生姜9g，桂枝9g，人参6g，阿胶6g，麦冬10g，麻仁10g，大枣20枚，杜仲10g，山药10g，淫羊藿10g，茯苓10g，党参10g，白术10g，水煎煮，每日450ml，分早中晚各服150ml。

针灸印堂穴可清头明目，通鼻开窍，疏风清热，宁心安神；针灸血海穴可补血养肝；针灸鱼际穴可疏通经络、解痉止痛、活血化瘀、调理气血；针灸大椎穴可壮阳解表、清热解毒、祛风散寒、清脑安神、清肺理气。配合炙甘草汤，补气补血，通阳复脉。对肿瘤相关性贫血有较好的治疗作用。

2. 穴位注射配合药物口服

穴位注射：穴位足三里注射维生素B$_{12}$ 100mg，每日1次。

药物：复方阿胶浆口服，由人参、熟地黄、东阿阿胶、党参、山楂等组成。20ml/次，3次/天，连续服用28天为1个疗程。

维生素B$_{12}$可以促进红细胞的发育和成熟，使机体造血机能处于正常状态，预防恶性贫血；足三里穴是"足阳明胃经"的主要穴位，是保健穴位之一，具有调理脾胃、补中益气、通经活络、疏风化湿、扶正祛邪之功能。现代医学研究证实，刺激足三里穴，可促进脑细胞机能的恢复，提高大脑皮层细胞的工作能力；可以增加红细胞、白细胞、血红蛋白和血糖量。复方阿胶浆是在明代著名医家张景岳益气养血的经典名方"两仪膏"的基础上，加用东阿阿胶、党参、山楂等，经由特殊制作工艺加工而成。方中以道地药材阿胶为君药，阿胶属血肉有情之品，补血滋阴，以充血源，血足则能化气；人参、党参大补元气，气旺则能生血，可以达气血双补的作用。辅以山楂健运，避免滋腻碍胃。现代临床及实验研究表明，复方阿胶浆能有效预防和治疗肿瘤引起的红细胞和白细胞减少症，对肿瘤放、化疗患者的骨髓有保护及增效减毒作用。可供参考。

五、验案举隅

患者，女，66岁，2019年2月20日初诊。主诉：乏力纳差伴情志不畅2月余。患者于2018年10月行胃肠镜检查，病理结果提示胃窦活检腺癌、直肠中分化腺癌。于2018年12月20日行手术治疗。术中及术后均未行输血及补铁等纠正贫血治疗。术后归家患者进食极差，神疲乏力，卧床不起，情志抑郁，不喜交流，时有悲观厌世之念。刻下：患者卧于轮椅，神萎，厚重被服紧裹加身，面色苍白，神情淡漠，略显忧郁，语声低微，少气懒言，自诉头晕，乏力，食后嗳气不舒，大便溏薄，小便尚可，夜寐不安。舌淡苔薄白，脉细弱。初诊：西医诊断为胃癌术后，结直肠癌术后，中度贫血。四诊合参，中医辨病为虚劳病，脾肾两虚证，治以疏肝调脾、益气补肾。处方：枸杞子15g，黄精15g，生黄芪12g，炙黄芪15g，党参12g，生白术15g，山药18g，赤芍12g，白芍15g，旋覆花15g，代赭石30g，炒谷芽30g，炒麦芽30g，焦山楂

12g，六神曲 12g，当归 12g，脱力草 30g，远志 9g，石菖蒲 10g，灵芝 15g，鸡血藤 30g。

二诊：2019 年 3 月 8 日。患者由家属搀扶步入诊室，病情较前明显改善，仍有头晕，活动后加重，睡眠欠佳，舌淡，苔薄白，脉细弱。此次加入养心和胃、解郁安神之品，在原方基础上加夜交藤 30g、合欢皮 12g、珍珠母 30g、伸筋草 30g、淮小麦 30g、莱菔子 9g、鸡内金 9g、炒枣仁 12g。

三诊：2019 年 3 月 24 日。患者自行步入病室，动作自如，言语流利，头晕明显好转，活动后仍有乏力。舌淡红苔薄白，脉细。患者症状好转，贫血情况较前改善，于前方中去远志、石菖蒲、灵芝、鸡血藤、珍珠母、伸筋草、淮小麦，加炮姜 6g、秦皮 6g、补骨脂 9g 以温阳固涩止泻，白花蛇舌草 30g、凤尾草 30g、蛇莓 20g 以抗肿瘤。

四诊：2019 年 6 月 19 日。患者自行就诊，起立坐卧如常人，乏力头晕均好转，偶有嗳气，进食后胃脘部偶有胀闷感，夜寐安。舌淡红，苔薄白，脉细。原方去炮姜、秦皮，加木香 9g、乌药 9g、半枝莲 15g。服药后患者诸症好转，后长期于门诊随访治疗。

按：凌耀星老中医认为，癌症的病机具有共同点，即"脾肾亏虚，癌毒内结"，主张以"攻、补、调、导"法治疗癌症。本案患者，初诊病理结果提示癌灶已转移，恶性程度高、进展快，且合并贫血，情绪不稳定，预后较差。用药先补气血，固护脾肾为主，疏导心理，待其自身情况稳定后，再于扶正之中加抗瘤抑癌之药，以防疾病进一步发展。

第四节　癌　　痛

一、简　　介

癌痛是指由癌症、癌症相关性病变及抗癌治疗所致的疼痛，常为慢性疼痛。晚期癌症患者的疼痛发生率为 60%～80%，其中 1/3 的患者为重度疼痛，对患者及家属的生活造成极其严重的影响。胃癌痛也是中晚期胃癌的主要症状之一，主要表现为心窝部以下、脐以上的胃脘部疼痛。胃癌痛在中医学中属于"胃脘痛"范畴。

二、分型论治

1. 痰浊中阻证

临床表现：胃脘疼痛，脘腹胀满，胸闷恶心，大便不爽，苔厚腻，脉滑。

证机概要：脾虚生痰，内阻中焦，壅塞气机。

治法：燥湿祛痰，和胃止痛。

代表方药：二陈汤加减。半夏 15g，橘红 15g，茯苓 9g，炙甘草 4.5g，生姜 7 片，乌梅 1 枚。

方药分析：方中以半夏为君，善能燥湿化痰，且又降逆和胃。以橘红为臣，理气燥湿化痰，助半夏之力。佐以茯苓健脾渗湿，使痰无由生；加生姜降逆化饮，可制半夏之毒，又助半夏、橘红行气消痰；用少许乌梅收敛肺气，并且祛痰不伤正。以炙甘草为使药，调和药性。加用白花蛇舌草、半枝莲、延胡索，可起到解毒抗癌、理气止痛之效。

原方主治：二陈汤（《太平惠民和剂局方》）："治痰饮为患，或呕吐恶心，或头眩心悸，或中脘不快，或发为寒热，或因食生冷，脾胃不和。"

2. 肝气犯胃证

临床表现：胃脘胀痛，遇烦恼则痛作或痛甚，嗳气、矢气则痛舒，胸闷嗳气，喜长叹息，大便不畅，舌苔多薄白，脉弦。

证机概要：肝气郁结，横逆犯胃，胃气阻滞。

治法：疏肝解郁，理气止痛。

代表方药：柴胡疏肝散加减。柴胡6g，川芎6g，香附9g，陈皮5g，枳壳6g，芍药6g，炙甘草3g。

方药分析：本方具有疏肝理气的作用，用于治疗胃痛胀闷、攻撑连胁之证。方中柴胡疏肝解郁为君药。香附理气疏肝，川芎行气活血止痛，助柴胡以解肝经之郁滞，同时增强行气止痛之效，为臣药。陈皮、枳壳理气行滞；芍药、炙甘草养血柔肝，缓急止痛，为佐药。炙甘草调和诸药，为使药。可加川楝子、半边莲、绿萼梅等加强理气止痛抗癌之效。如胃痛较甚者，可加川楝子、延胡索以加强理气止痛的功效；嗳气较频者，可加沉香、旋覆花以顺气降逆；泛酸者加乌贼骨、煅瓦楞子抑酸止痛。痛势急迫，嘈杂吐酸，口干口苦，舌红苔黄，脉弦或数，乃肝胃郁热之证，改用化肝煎或丹栀逍遥散加黄连、吴茱萸以疏肝泄热和胃。

原方主治：柴胡疏肝散（《景岳全书》）："治胁肋疼痛，寒热往来。"

3. 瘀血停胃证

临床表现：胃脘疼痛，如针刺，似刀割，痛有定处，按之痛甚，痛时持久，食后加剧，入夜尤甚，或见吐血黑便，舌质紫黯或有瘀斑，脉涩。

证机概要：瘀停胃络，脉络壅滞。

治法：化瘀通络，理气和胃。

代表方药：失笑散合丹参饮加减。五灵脂6g，蒲黄6g，丹参15g，檀香6g，砂仁6g。

方药分析：前方活血化瘀，后方化瘀止痛，两方合用加强活血化瘀作用，适宜治疗胃痛如针刺或痛有定处之证。方中蒲黄、五灵脂、丹参活血散瘀止痛；檀香、砂仁行气和胃。可加用生牡蛎、夏枯草等加强软坚散结之功。若胃痛甚者，可加延胡索、木香、郁金、枳壳以加强活血行气止痛之功；若四肢不温，舌淡脉弱者，当为气虚无以行血，加党参、黄芪等以益气活血；便黑可加三七、白及化瘀止血；若口干咽燥，舌光无苔，脉细，为阴虚无以濡养，加生地黄、麦冬以滋阴润燥。

原方主治：失笑散（《太平惠民和剂局方》）："治产后心腹痛欲死，百药不效，服此顿愈。"丹参饮（《时方歌括》）："治心痛胃脘诸痛多效。妇人更效。"

4. 瘀毒内阻证

临床表现：腹部拒按，或腹内结块，腹痛剧烈，痛有定处，痛似针刺，或似刀割，烦热口渴，面色晦暗，或有肌肤甲错，舌质紫暗或有瘀点、瘀斑，脉涩。

证机概要：瘀血内结，瘀滞化热，热毒内生。

治法：活血化瘀，清热解毒。

代表方药：膈下逐瘀汤加减。五灵脂6g，当归9g，川芎6g，桃仁9g，牡丹皮6g，赤芍6g，乌药6g，延胡索3g，甘草9g，香附6g，红花9g，枳壳6g，黄连3g，黄柏6g，败酱草10g。

方药分析：本方有活血通经，化瘀止痛，理气的功效，适用于瘀血痹阻重者。由于瘀血常壅遏化热，故适当配伍清热解毒之品。桃仁、红花、五灵脂、延胡索、牡丹皮、赤芍、当归、川芎活血通经，化瘀止痛；香附、乌药、枳壳调理气机；黄连、黄柏、败酱草，清热解毒；甘草调和诸药。

原方主治：膈下逐瘀汤（《医林改错》）："积聚一症，不必论古人立五积、六聚、七癥、八瘕之名，亦不议驳其错，驳之未免过烦。今请问在肚肠能结块者是何物？若在胃结者，必食也；在肠给者，燥粪也。积块日久，饮食仍然如故。自然不在肠胃之内，必在肠胃之外。肠胃之外，无论何处，皆有气血。气有气管，血有血管。气无形不能结块，结块者，必有形之血也。血受寒，则凝结成块，血受热，则煎熬成块，竖血管凝结，则成竖条，横血管凝结，则成横条，横竖血管皆凝结，必接连成片，片凝日久，浓而成块。既是血块，当发烧。要知血府血瘀必发烧。血府，血之根本，瘀则殒命。肚腹血瘀，不发烧。肚腹，血之梢末，虽瘀不致伤生。无论积聚成块，在左肋、右肋、脐左、脐右、脐上、脐下，或按之跳动，皆以此方治之，无不应手取效。病轻者少服，病重者多服，总是病去药止，不可多服。"

5. 胃阴亏耗证

临床表现：胃脘隐隐灼痛，似饥而不欲食，口燥咽干，五心烦热，消瘦乏力，口渴思饮，大便干结，舌红少津，脉细数。

证机概要：胃阴亏耗，胃失濡养。

治法：养阴益胃，和中止痛。

代表方药：益胃汤合芍药甘草汤加减。生地黄 15g，麦冬 15g，北沙参 9g，玉竹 6g，冰糖 3g，芍药 15g，甘草 9g。

方药分析：前方养阴益胃，后方缓急止痛。两方合用滋阴而不腻，止痛又不伤阴，适用于隐隐作痛、咽干口燥、舌红少津的胃痛。方中生地黄、麦冬为君药以养阴清热、生津润燥。北沙参、玉竹养阴生津为臣药，加强君药之效。冰糖濡养肺胃，调和诸药。芍药、甘草缓急止痛。可加用石斛、藤梨根、白花蛇舌草等加强解毒抗癌之效。若见胃脘灼痛、嘈杂泛酸者，可加珍珠层粉、牡蛎、海螵蛸或配用左金丸以制酸；胃脘胀痛较剧，兼有气滞，宜加厚朴花、玫瑰花、佛手等行气止痛；大便干燥难解，宜加火麻仁、瓜蒌仁等润肠通便；若阴虚胃热可加石斛、知母、黄连养阴清胃。

原方主治：益胃汤（《温病条辨》）："阳明温病，下后汗出，当复其阴，益胃汤主之。"芍药甘草汤（《伤寒论》）："伤寒脉浮、自汗出、小便数、心烦、微恶寒、脚挛急，反与桂枝，欲攻其表，此误也。得之便厥、咽中干、烦躁吐逆者，作甘草干姜汤与之，以复其阳。若厥愈足温者，更作芍药甘草汤与之，其脚即伸。"

6. 脾胃虚寒证

临床表现：胃痛隐隐，绵绵不休，喜温喜按，空腹痛甚，得食则缓，劳累或受凉后发作或加重，泛吐清水，神疲纳呆，四肢倦怠，手足不温，大便溏薄，舌淡苔白，脉虚弱或迟缓。

证机概要：脾虚胃寒，失于温养。

治法：温中健脾，和胃止痛。

代表方药：黄芪建中汤加减。黄芪 15g，桂枝 9g，生姜 9g，白芍 15g，炙甘草 6g，大枣 15g，饴糖 20g。

方药分析：本方有温中散寒，和胃止痛作用，适用于喜温喜按之胃脘隐痛。方中以黄芪、大枣、炙甘草补脾益气，桂枝、生姜温阳散寒，白芍缓急止痛，饴糖补脾缓急。可加用白花蛇舌草、半枝莲、半边莲加强解毒抗癌之功。泛吐清水较多，宜加干姜、制半夏、陈皮、茯苓以温胃化饮；泛酸，可去饴糖，加黄连、炒吴茱萸、乌贼骨、煅瓦楞子等以制酸和胃；胃脘冷痛，里寒较甚，呕吐，肢冷，可加理中丸以温中散寒；若兼有形寒肢冷，腰膝酸软，可用附子理中汤温肾暖脾，和胃止痛；无泛吐清水，无手足不温者，可改用香砂六君子汤以健脾益气，和胃止痛。

原方主治：黄芪建中汤（《金匮要略》）："虚劳里急，诸不足，黄芪建中汤主之。"

三、中成药治疗

1. 新加良附颗粒

成分：高良姜、香附、穿山龙。

功效：温阳散寒、理气化痰、活血止痛。

主治：由脾胃虚寒或感受寒邪引发的胃脘部隐痛。

新加良附方是在良附丸基础上加穿山龙而成，临床用以治疗或辅助治疗晚期胃癌。良附丸中高良姜散寒止痛，温中止呕；香附功善疏肝解郁、调经止痛、理气调中；二药合用，一散寒凝，二行气滞，相辅相成，相互为用。穿山龙虽为祛风湿、清肺化痰之品，但活血通络功效可融于良附丸之中而祛寒凝之气滞，活寒凝之瘀血，且其性微寒，可佐高良姜辛热之性、香附辛散之弊，是治疗胃脘部隐痛，畏寒怕冷，得温则舒，遇寒加重以及胃部肿块、胀痛、食欲减退、嗳气或呕吐、疲乏、形体消瘦、舌质青紫或暗淡、脉细涩等症状的理想方剂。

2. 延胡索止痛片

成分：延胡索、白芷（2∶1）。

功能：理气活血、止痛。

主治：推荐用于胸痛、胃痛、两胁痛、头痛属于气滞血瘀证者。

延胡索止痛片已证实的作用机制如下：延胡索中总生物碱的镇痛作用约为吗啡的 60%，其中以延胡索乙素的镇痛作用最强，并且具有明显的催眠作用。白芷的主要有效成分为挥发油及香豆素类化合物，有镇痛、镇静作用，且对小鼠无麻醉性镇痛药样的生理依赖性。因此，可用延胡索和白芷配伍以达止痛之功。

四、其他疗法

（一）针灸

1. 普通针刺

（1）取穴：双侧合谷、足三里、太冲穴。

（2）操作方法：爪切法进针，进针得气后，留针 30 分钟，每日 1 次。

针刺能疏通经络，调节人体气血，选用合适的腧穴，对癌痛的治疗有较好的作用。足三里穴是足阳明胃经合穴，取该穴可通经络，调气血，健脾胃。太冲穴是肝经的输穴、原穴，具有疏肝理气作用，能治疗各种疼痛。合谷穴为手阳明大肠经原穴，阳明经多气多血，故合谷穴有行气活血、通络止痛的作用。三穴配伍，互相协同，具有疏经活络、气血同调的作用，有良好的止痛效果。

2. 艾灸

取穴：双侧足三里、血海、三阴交及中脘穴。

操作方法：各穴同时艾条悬灸，30分钟/次，以局部发热为准，每日1次，2周为1个疗程。

足三里、血海、中脘及三阴交穴是目前公认的治疗胃肠疾患的常用穴，通过调节气血、通络、活血止痛，达到治疗胃脘部疼痛，调节脾胃的功效。应用艾灸疗法，可以对机体产生持久刺激，达到温经扶阳、止痛、健脾的效果。

3. 穴位注射

取穴：梁丘、胃俞、足三里穴。

药物：复方当归注射液2ml，每天一次（配合吗啡控释片镇痛）。

穴位注射是将特定的药物注入穴位，利于针灸与药物协同作用起到治疗疾病的一种方法。梁丘穴，为胃经经气深聚之穴，胃俞穴可健脾和胃、调理中焦，足三里是胃经合穴，为配穴。复方当归注射液有活血通经、祛瘀止痛的药理作用，进行穴位注射能将药物作用与针灸作用结合，起到协同镇痛及通经活络的作用，共同起到止痛效果。研究发现，复方当归注射液的穴位注射治疗有助于减少吗啡的药物平均用量，对于降低吗啡的成瘾及耐药可有所帮助。

4. 耳穴压豆联合穴位贴敷

（1）耳穴压豆

1）取穴：单侧神门、交感、皮质下、胃、脾穴。

2）操作方法：消毒后将耳籽埋于患者相应的穴位，指导患者采用对压法根据子午流注时间点（即上午7～9点及9～11点）施压，每次每穴20～30s，以患者感到"酸""胀""得气"为宜。患者疼痛时给予即时耳穴按压，每穴20～30s，可重复进行。

（2）穴位贴敷

1）取穴：合谷、内关、足三里、胃俞、中脘及阿是穴。

2）药物：延胡索、五灵脂、没药、草果、王不留行各10g研末，饴糖调和赋型，外贴于上述穴位，每日1次，每次贴敷6小时，连续使用14天为一个疗程。

耳穴压豆配合子午流注法，可以通行气血，调节机体阴阳，激发经气而达到止痛的目的。神门穴属镇痛要穴，有镇静安神、止痛的作用，其与交感、皮质下配合可提高机体痛阈。胃穴性平，主受纳和消化食物，与脾为表里。胃穴配合脾穴，可以起到健脾和胃、理气止痛之功效。与常规耳穴疗法相比，耳穴贴压结合子午流注疗法可更有效地缓解胃癌疼痛，降低胃癌疼痛患者疼痛评分标准（NRS）评分，提高生活质量，缩短镇痛药物起效时间并延长镇痛药物持续时间。穴位贴敷方中延胡索活血散瘀，理气止痛；五灵脂行血止痛；没药活血散瘀，行气止痛；草果健脾开胃，燥湿除寒；王不留行活血通经。饴糖，补脾精，化胃气，生津补中，以上诸药经过饴糖调制，通过经络腧穴渗透共奏和胃降逆、行气止痛之功。穴位贴敷合谷穴能达调经和胃止痛之功效；内关穴是八脉交会之要穴，具有理气和胃的治疗作用；足三里穴为足阳明胃经之合穴，能调和气血，降逆止痛；胃俞穴能健脾和胃降逆；中脘穴为胃之募穴，具有和胃健脾降逆的作用，诸穴配合使用，可以和胃降逆，行气止痛。该方法可有效减轻胃癌患者的癌痛症状，减轻患者的痛苦。

5. 火针联合普通针刺

（1）火针

1）取穴：胃俞、肝俞、膈俞穴。

2）操作方法：将针灸针烧红至发白，垂直快速点刺穴位，深度控制在 5～10mm。每穴点刺 5 下，隔日 1 次，共治疗 4 周。

（2）普通针刺

1）取穴：中脘、天枢、足三里穴。

2）操作方法：每次留针 30 分钟，隔日 1 次，共治疗 4 周。

火针疗法能够改善气血运行，具有鼓舞正气、温通经络、行气活血止痛等作用。火针以其简便易行，持续作用时间长，刺激量较大等独特优势，在治疗癌痛方面具有独特优势。火针选取胃、肝、膈之募穴胃俞、肝俞、膈俞穴，旨在激发人体阳气，调节脏腑，激发经气，活血通络止痛。针刺选取胃募穴中脘穴，多气多血之阳明胃经穴位天枢、足三里穴，旨在扶正祛邪，调和阴阳，调和气血，使气至病所，通络止痛。临床与三阶梯止痛法合用，不仅能加强其止痛疗效，而且可减少其带来的不良反应，值得推广运用。

（二）灌肠

中药灌肠也是目前较为常用的治疗癌痛的手段之一。刘如翰认为手拈散灌肠，对胃癌疼痛有较为积极的治疗作用。方用延胡索、没药、香附、五灵脂各 10g。气滞甚者加木香、枳壳各 10g；痛甚加入地金牛 15g、蟾酥（后入药汁）0.02g、蜈蚣（研末、入药汁）0.5g；湿热中阻加苍术 10g、黄连 5g；大便秘结加大黄 10g（后入）；脾胃气虚加黄芪 15～40g、党参 15～30g；胃阴不足加沙参、麦冬各 15g；脾肾阳虚加附子 9g、肉桂（研末、入药汁）3g。加水 600ml，煎至 400ml，每日上、下午及睡前各灌肠 1 次，每次 80ml。方中延胡索、没药、五灵脂、入地金牛、蟾酥、蜈蚣活血化瘀、解毒止痛，香附、木香、枳壳理气止痛，苍术、黄连燥湿清热，大黄泻火导滞，黄芪、党参补脾益气，沙参、麦冬滋养胃阴，附子、肉桂温补脾肾之阳。整方具有扶正解毒、理气活血止痛之功。晚期胃癌患者每有进食困难、食后胀甚或恶心、呕吐等症状，使用灌肠之法疗效满意。

五、验案举隅

陈某，男，70 岁。经某肿瘤医院纤维胃镜确诊为"胃癌晚期"。经用化疗、药物治疗 1 月余无效，因逐渐消瘦，疼痛加重就诊。症见：身体消瘦，眼睑水肿，面色㿠白，严重贫血貌，朝食暮吐，胃脘处剧烈疼痛不止，连及两胁胀痛，夜痛甚，口渴喜热饮，头晕，四肢乏力，小便正常，大便稀水样，舌质淡苔白，脉弦而细弱。辨证为气血亏虚、寒热错杂、痰瘀阻滞所致。治以扶正祛邪、益气健脾、活血化瘀。方用归芍六君子汤加减：当归、白芍、法半夏、鸡内金各 12g，白术、党参、黄芪、丹参各 30g，陈皮、郁金、枳壳、三棱、莪术各 10g，川黄连、干姜、甘草各 6g。3 剂，水煎，每日 2 服。服药后，疼痛、胁胀、眼睑水肿、朝食暮吐皆减轻，大便恢复正常，口渴喜热饮消失。上药继服 3 剂，胃脘胀痛停止，饮食增加，原方去干姜、黄连，加山药再服 20 剂，症状基本消失。嘱其仍吃软食，注意休息，情志舒畅，多锻炼。4 个月后复查，贫血有改善，随访年身体正常。

按：癌症是由气血亏虚、寒热错杂、脾阴虚弱、瘀阻气滞所致，治疗上应按中医辨证疗法，急者治标，缓者治本，对缓解胃癌疼痛确有疗效。方中当归、白芍有补血养阴之效，因"胃为血府"，用当归补其血，以调全身；白术、法半夏能和胃消痞；黄芪、党参益气健脾，增强自身免疫能力；丹参、鸡内金有抑制癌细胞之功效；再加三棱、莪术、郁金活血化瘀以祛除癌细胞；干姜、黄连辛开苦降，寒温同治。全方相配，有扶正祛邪、活血化瘀、滋阴养血之功效，可缓解癌症患者疼痛，延长患者生存期。

第五节 腹腔积液

一、简 介

腹腔积液是胃癌常见且较难控制的并发症之一，平均生存期12～20周，一年生存率低于10%，具有发展迅速、难治难愈等特点。多因病程迁延，肝脾肾功能受损，气滞血结，水停腹中所致。在中医学中属于"鼓胀"范畴。

二、分 型 论 治

1. 气滞湿阻证

临床表现：腹胀按之不坚，胁下胀满或疼痛，饮食减少，食后胀甚，得嗳气、矢气稍减，小便短少，舌苔薄白腻，脉弦。

证机概要：肝郁气滞，脾运不健，湿浊中阻。

治法：疏肝理气，运脾利湿。

代表方药：柴胡疏肝散合胃苓汤加减。柴胡9g，香附9g，郁金9g，青皮10g，川芎12g，白芍15g，苍术9g，厚朴10g，陈皮9g，茯苓15g，猪苓6g。

方药分析：前方以疏肝理气为主，适用于胸胁闷胀疼痛较著者；后方以运脾利湿消胀为主，适用于腹胀，尿少，苔腻较著者。柴胡、香附、郁金、青皮疏肝理气；川芎、白芍养血和血；苍术、厚朴、陈皮运脾化湿消胀；茯苓、猪苓利水渗湿。胸脘痞闷，腹胀，嗳气为快，气滞偏甚者，可酌加佛手、沉香、木香调畅气机；如尿少，腹胀，苔腻者，加砂仁、大腹皮、泽泻、车前子以加强运脾利湿作用；若神倦，便溏，舌质淡者，宜酌加党参、附片、干姜、川椒以温阳益气，健脾化湿；如兼胁下刺痛，舌紫，脉涩者，可加延胡索、莪术、丹参等活血化瘀药物。

原方主治：柴胡疏肝散（《景岳全书》）："治胁肋疼痛，寒热往来。"胃苓汤（《世医得效方》）："治伤湿泻。每服二钱，苏叶三皮、食盐少许调，热服。"

2. 水湿困脾证

临床表现：腹大胀满，按之如囊裹水，甚则颜面微浮，下肢浮肿，脘腹痞胀，得热则舒，精神困倦，怯寒懒动，小便少，大便溏，舌苔白腻，脉缓。

证机概要：湿邪困遏，脾阳不振，寒水内停。

治法：温中健脾，行气利水。

代表方药：实脾饮加减。白术12g，厚朴6g，木瓜6g，木香3g，草果3g，槟榔6g，茯苓15g，干姜6g，制附子6g，炙甘草3g，生姜3片，大枣3枚。

方药分析：本方有振奋脾阳，温运水湿的作用，适用于脾阳不振，寒湿内盛之肿胀。方中以制附子、干姜为君，制附子善温肾阳，助气化以行水；干姜偏温脾阳，助运化以制水，二者合用，温肾暖脾，扶阳抑阴。臣以茯苓、白术健脾渗湿，使水湿从小便而利。木瓜芳香醒脾而化湿，厚朴、木香、槟榔（大腹子）、草果行气导滞，化湿行水，使气行则湿化，气顺则胀消，俱为佐药。使以炙甘草、生姜、大枣，调和诸药，益脾和中。浮肿较甚，小便短少，可加肉桂、猪苓、车前子温阳化气，利水消肿；如兼胸闷咳喘，可加葶苈子、苏子、半夏等泻肺行水，止咳平喘；如胁腹痛胀，可加郁金、香附、青皮、砂仁等理气和络；如脘闷纳呆，神疲，便溏，下肢浮肿，可加党参、黄芪、山药、泽泻等健脾益气利水。

原方主治：实脾饮（《济生方》）："阴水为病，脉来沉迟，色多青白，不烦不渴，小便涩少清，大腑多泄，此阴水也，则宜用温暖之剂，如实脾散、复元丹是也。"

3. 水热蕴结证

临床表现：腹大坚满，脘腹胀急，烦热口苦，渴不欲饮，或有面、目、皮肤发黄，小便赤涩，大便秘结，舌边尖红，苔黄腻或兼灰黑，脉象弦数。

证机概要：湿热壅盛，蕴结中焦，浊水内停。

治法：清热利湿，攻下逐水。

代表方药：中满分消丸合茵陈蒿汤加减。白术、人参、炙甘草、猪苓、姜黄各 3g，茯苓、生姜、砂仁各 6g，泽泻、橘皮各 9g，炒知母 12g，炒黄芩 36g，炒黄连、制半夏、炒枳实各 15g，姜厚朴 30g，茵陈 18g，栀子 12g，大黄 6g，干姜 6g。

方药分析：中满分消丸有清热化湿，行气利水作用，适用于湿热蕴结，脾气阻滞所致胀满；茵陈蒿汤清泄湿热，通便退黄，用于湿热黄疸。方中黄连、黄芩、茯苓、猪苓等清热利湿，佐以制半夏、干姜辛开散结，炒枳实、姜厚朴等消除胀满，更以人参、白术等培补中气，茵陈清热利湿退黄，栀子清热降火，通利三焦，助茵陈引湿热从小便而去，大黄泻热逐瘀，通利大便，导瘀热从大便而下。热势较重，常加连翘、龙胆草、半边莲清热解毒；小便赤涩不利者，加陈葫芦、蟋蟀粉（另吞服）行水利窍；如腹部胀急殊甚，大便干结，可用舟车丸行气逐水，但其作用峻烈，不可过用。

原方主治：中满分消丸（《兰室秘藏》）："如或多食寒凉及脾胃久虚之人，胃中寒则胀满，或脏寒生满病，以治寒胀，中满分消汤主之。"茵陈蒿汤（《伤寒论》）："伤寒七八日，身黄如橘子色，小便不利，腹微满者，茵陈蒿汤主之。"

4. 瘀毒湿阻证

临床表现：脘腹坚满，青筋显露，胁下癥结痛如针刺，面色晦暗黧黑，或见赤丝血缕，面、颈、胸、臂出现血痣或蟹爪纹，口干不欲饮水，或见大便色黑，舌质紫黯或有紫斑，脉细涩。

证机概要：肝脾瘀结，蕴久成毒，水气停留。

治法：化瘀解毒，行气利水。

代表方药：调营饮加减。赤芍 18g，川芎 6g，当归 12g，莪术 15g，延胡索、槟榔、瞿麦、葶苈子、桑白皮各 12g，丹参 20g，大黄 10g，桃仁 10g，细辛 3g，生姜 6g，大枣 12g，肉桂 3g，陈皮 9g，茯苓 12g，甘草 6g。

方药分析：本方化瘀解毒，行气利水，适用于瘀血阻滞，水湿内停，蕴久成毒之鼓胀。方中当归、赤芍、桃仁、莪术、川芎化瘀散结；槟榔、陈皮行气消胀；细辛、肉桂温阳化湿；生姜、大枣调和营卫；葶苈子、桑白皮、瞿麦、茯苓利水消肿；大黄泻下攻积；甘草调和诸药。胁下癥积肿大明显，可选加穿山甲、地鳖虫、牡蛎，或配合鳖甲煎丸内服，以化瘀消癥；如病久体虚，气血不足，或攻逐之后，正气受损，宜用八珍汤或人参养营丸等补养气血；如大便色黑，可加参三七、茜草、侧柏叶等化瘀止血；如病势恶化，大量吐血、下血，或出现神志昏迷等危象，当辨阴阳之衰脱而急救之。

原方主治：调营饮（《证治准绳》）："治瘀血留滞，血化为水，四肢浮肿，皮肉赤纹，名血分。"

5. 阳虚水盛证

临床表现：腹大胀满，形似蛙腹，朝宽暮急，面色苍黄，或呈㿠白，脘闷纳呆，神倦怯寒，肢冷浮肿，小便短少不利，舌体胖，质紫，苔淡白，脉沉细无力。

证机概要：脾肾阳虚，不能温运，水湿内聚。

治法：温补脾肾，化气利水。

代表方药：附子理苓汤或济生肾气丸加减。制附子 6g，干姜 6g，人参 5g，白术 12g，茯苓 12g，猪苓 6g，泽泻 9g，桂枝 9g，熟地黄 12g，制山萸肉 9g，山药 15g，牛膝 12g，车前子 15g，牡丹皮 12g，炙甘草 6g，鹿角片 12g，葫芦巴 12g，肉桂 6g。

方药分析：前方由附子理中汤合五苓散组成，有温阳健脾，化气利水作用，适用于脾阳虚弱，水湿内停者；济生肾气丸即金匮肾气丸加牛膝、车前子，有温补肾气，利水消肿作用，适用于肾阳虚衰，水气不化者。附子、干姜、人参、白术、鹿角片、葫芦巴温补脾肾，茯苓、泽泻、车前子利水消胀，肉桂、制附子补火助阳，牛膝补肝肾、强腰膝、利尿，三药配伍，善温阳化气利水；熟地黄滋阴填精益髓，制山萸肉温补肝肾，山药养阴益气、补脾肺肾，三药合用，肝脾肾阴并补，又伍桂附，以阴中求阳，收阴生阳长之效。茯苓健脾渗湿、利水，泽泻泄热渗湿利尿，牡丹皮清泻肝火，车前子清热利尿化痰。四药相合，补而不温燥，可加强利水消肿之功。人参补胃气之虚，白术助脾气之运，干姜温中逐冷，炙甘草缓中和胃，调和诸药。

原方主治：附子理苓汤（《内经拾遗》）："伤寒五至七日，传入三阴，大便自利，四肢厥冷，脐腹疼痛，小便不利作渴。"济生肾气丸（《济生方》）："治肾虚腰重脚重，小便不利。"

6. 阴虚水停证

临床表现：腹大胀满，或见青筋暴露，面色晦滞，唇紫，口干而燥，心烦失眠，时或鼻衄，牙龈出血，小便短少，舌质红绛少津，苔少或光剥，脉弦细数。

证机概要：肝肾阴虚，津液失布，水湿内停。

治法：滋肾柔肝，养阴利水。

代表方药：六味地黄丸合一贯煎加减。生地黄 12g，熟地黄 12g，山药 12g，山茱萸 12g，泽泻 9g，牡丹皮 9g，茯苓 9g，北沙参 9g，麦冬 9g，当归身 9g，枸杞子 12g，炒川楝子 5g。

方药分析：前方重在滋养肾阴，用于肾阴亏虚，腰酸，低热，口干等症；后方养阴柔肝，用于阴虚肝郁，胁肋隐痛，内热烦躁，舌红苔少之症。生熟二地滋阴养血，山茱萸补益肝肾，山药补益脾阴，亦能固肾，三药配合，肝脾肾三脏三阴并补；当归身、枸杞子养血柔肝，北沙参、麦冬滋养肺胃，泽泻利湿泻热，茯苓淡渗利湿，牡丹皮清泻虚热，少佐川楝子疏肝泻热，理气止痛。津伤口干明显，可酌加石斛、玄参、芦根等养阴生津；如青筋显露，唇舌紫暗，小便短少，可加丹参、益母草、泽兰、马鞭草等化瘀利水；如腹胀甚，加枳壳、大腹皮以行气消胀；兼有潮热，烦躁，酌加地骨皮、白薇、栀子以清虚热；齿鼻衄血，加鲜茅根、藕节、仙鹤草之类以凉血止血；如阴虚阳浮，症见耳鸣，面赤，颧红，宜加龟板、鳖甲、牡蛎等滋阴潜阳；湿热留恋不清，溲赤涩少，酌加知母、黄柏、六一散、金钱草等清热利湿。

原方主治：六味地黄丸（《小儿药证直诀》）："地黄丸，治肾怯失音，囟开不合，神不足，目中白睛多，面色㿠白等。"一贯煎（《续名医类案》）："胁痛，吞酸，吐酸，疝瘕，一切肝病。"

三、中成药治疗

1. 鳖甲煎丸

成分：鳖甲胶、阿胶、蜂房、鼠妇、土鳖虫、蜣螂、硝石、柴胡、黄芩、半夏、党参、干姜、厚朴、桂枝、白芍、射干、桃仁、牡丹皮、大黄、凌霄花、葶苈子、石韦、瞿麦。

功效：活血化瘀，软坚散结。

主治：适用于胁下癥块。

用法：每次 2 丸，每日 2 次，温水冲服。

禁忌：孕妇忌服。

鳖甲煎丸是张仲景用治疟母（胁下痞硬有块）的名方，其行气逐水活血之力颇著，经后世医家验证，它对多种瘕瘕癥块均有良效，可作为治疗胃癌晚期恶性腹水的优选方。

2. 艾迪注射液

成分：由人参、黄芪、斑蝥和刺五加等提取加工而成。

功效：清热解毒，消瘀散结。

主治：原发性肝癌，肺癌，直肠癌，恶性淋巴瘤，妇科恶性肿瘤等。

用法：静脉滴注。成人一次 50～100ml，加入 0.9%氯化钠注射液或 5%～10%葡萄糖注射液 400～450ml 中，每日 1 次；与放、化疗合用时，疗程与放、化疗同步；手术前后使用本品，10 天为 1 个疗程；介入治疗，10 天为 1 个疗程；单独使用，15 天为 1 个周期，间隔 3 天，2 个周期为 1 个疗程；晚期恶病质患者，连用 30 天为 1 个疗程，或视病情而定。

禁忌：孕妇及哺乳期妇女禁用。

艾迪注射液为中药制剂，由人参、黄芪、刺五加和斑蝥提炼制成。方中人参、黄芪和刺五加具有补气健脾作用；斑蝥具有攻毒破血和软坚散结作用，诸药合用，能发挥其免疫调节和抗癌双重功效。

四、其他疗法

1. 脐灸

药物：大黄 10g，甘遂 6g，黄芪 50g，附子 15g，桂枝 15g，细辛 10g，川椒目 10g，牵牛子 15g，龙葵 15g，水煎去渣 2 次，合兑浓煎成稠糊状，再加阿胶 10g 烊化，待冷却后放冰片 3g。

操作方法：每次取 3g，敷于神阙穴，上置刺有小孔的生姜片，再将适量艾绒置于姜片上，点燃灸之，第 1 次灸 2 小时，第 2 次以后每次灸 1 小时，灸后将药留在肚脐，外敷塑料薄膜。每日 1 次，15 天为 1 个疗程。局部热度以患者能忍受为度，过热则换姜片，如此反复操作。

《内经》言："诸病水液，澄澈清冷，皆属于寒。"腹水是由于阳虚气滞血瘀水泛，治宜温阳散结利尿。所选药物中大黄、甘遂、阿胶泻水饮，破积聚，通二便；附子、桂枝、细辛温阳，益火之源以消阴翳；黄芪甘温，入肺脾经，功能补三焦水道，补气固表利尿；川椒目、牵牛子逐水利尿；龙葵利水消肿；阿胶养阴使水去而不伤阴。全方共奏温阳化瘀、散结利水之功，药证相符，故能取效。神阙穴居任脉，任脉和督脉相表里，统司诸经百脉，又任、督、冲"一源三歧"，因而神阙穴联系全身经脉，通过经气的运行输布，内至脏腑经络，外达四肢百骸、五官九窍乃至皮毛。灸神阙穴具有通调水道、疏通气机、温煦脏腑、活血祛瘀、除湿止痛、温肾壮阳、提高免疫力、改善微循环、消除疲劳、增强体力等功效，疗效满意。

2. 穴位贴敷

取穴：神阙、中脘、天枢、腹结、气海、关元等穴。

药物：透骨草、茯苓各 50g，川乌、大黄、甘草、木通各 20g，姜黄、苍术各 30g，槟榔、白及各 25g，当归、芫花各 15g，三七、白胡椒各 10g。上药研细末搅拌成稠糊状，待冷却后放冰片。每穴取药泥 3g，用宣纸包裹后外敷，24 小时换药 1 次，21 天为 1 个疗程。

在癌性腹水的病理过程中，气滞、血瘀、湿阻、热盛、毒结、水湿内停相互搏结，变化多端，本虚而标实；本虚为肝、脾、肾俱损，标实为气、血、水互结；主证腹水则以水湿内停为标，气滞血瘀为本；遵"急则治标，缓则治本"的原则，治水为先，予健脾化湿利水、温肾理中行水，下气分消逐水，行气化瘀消水。所选药物合用，共奏抗癌及温阳散结利尿之功。肿瘤穴位外敷法副作用小、疗效可、操作方便，患者认可度高，提高了患者的生活质量，获得了良好的临床效应。

3. 消胀抑瘤方

黄莎等研究发现，消胀抑瘤方联合化疗对晚期胃癌所致的恶性腹腔积液较单纯化疗在治疗上具有一定优势。选用黄芪 30g，茯苓 10g，党参 10g，甘松 10g，合欢皮 10g，车前子 15g（包），泽泻 15g，大腹皮 10g，猪苓 10g，佩兰 10g，山萸肉 15g，甘草 6g。每日 1 剂，水煎液 300ml，早晚分服，持续 30 天。方中黄芪、茯苓、党参合用，健脾益气，助运化利水湿，共为君药；甘松、合欢皮疏肝解郁，行气畅中，猪苓、泽泻、车前子渗湿利水，大腹皮行气利水，佩兰芳香化湿，俱为臣药；佐以山萸肉滋补肝肾，以防利水太过伤及阴精，甘草调和诸药为使药。全方谨守病机，共奏健脾疏肝、行气利水之功效。恶性腹腔积液患者津液输布失常，水湿停聚中焦，消胀抑瘤方健脾疏肝，使脾气健旺，气机调达，则水湿渐化，腹满消减。

五、验案举隅

吴某，男，64 岁，主诉：胃癌术后 3 月余，胸闷 1 月余。诊断：胃癌术后广泛转移，原发性高血压。术后病理：胃底小弯溃疡型低分化腺癌，侵及胃壁全层伴脉管癌栓，大小弯布满大量癌结节；胸腹 CT：胃癌术后，后腹膜淋巴结肿大，双侧腹腔及胸腔积液。西医治疗：患者入院行胸腹腔闭式引流术，予顺铂（DDP）40mg＋5-FU 1.0g 腹胸腔注射。予卡培他滨单药口服化疗。后患者因经济困难放弃继续化疗。要求口服中药治疗。症见：胸腹满闷，食少，四肢稍肿。得热稍舒，怯寒少动，小便少，大便溏，苔白腻脉弦。证属脾阳不振，寒湿停滞。治以温中行气，利水消肿。方选实脾饮加减。炮附子、干姜、草果、桑白皮各 6g，大腹皮 8g，葶苈子、生甘草、厚朴、木香各 10g，茯苓 12g，生白术 15g。

患者服中药 30 剂后，胸腹满闷缓解，饮食佳，四肢不肿，大小便调。方中再加全蝎 6g，壁虎 10g 解毒通络散结抗肿瘤。服中药至今。

按：脾阳不振，寒湿停滞，《诸病源候论》曰："胃为水谷之海也"。患者胃病日久，胃虚不能传化水气，使水气渗溢经络，浸渍脏腑，方选实脾饮加减。患者服药后邪去则正安，加全蝎、壁虎等解毒通络散结抗肿瘤，效佳。

参 考 文 献

蔡益荣，付欣荣，胡晶，等，2014. 穴位注射配合复方阿胶浆口服治疗化疗相关性贫血的临床观察 [J]. 光明中医，29（4）：764-765.

陈玉华，曹莹，2013. 腧穴艾灸对晚期胃癌疼痛患者焦虑抑郁及生活质量的影响 [J]. 护理学报，（24）：63-65.

戴勇，王君，董晋，2012. 针刺及穴位注射治疗术后炎性肠梗阻 121 例 [J]. 陕西中医，33（1）：84-85.

付烨，李利亚，2011. 茯贞膏治疗胃癌化疗贫血 60 例 [J]. 光明中医，26（9）：1839-1841.

郭晓青，2015. 中医药治疗胃癌合并贫血的临床研究 [D]. 北京：北京中医药大学.

何燕燕，2019. 耳穴压豆配合穴位贴敷治疗胃癌癌痛临床观察 [J]. 光明中医，34（17）：2689-2691.

侯丽，郭晓青，李潇，2014. 胃癌合并贫血的中医药治疗思路探讨 [J]. 现代中医临床，21（5）：43-46.

黄莎，杨建伟，黄俊山，等，2017. 消胀抑瘤方联合化疗治疗胃癌所致恶性腹腔积液 35 例临床观察 [J]. 中医杂志，58（11）：936-940.

姜涛，2021. 丹参联合三氧化二砷瘀毒同治调控糖酵解逆转巨噬细胞极化的抗肝癌机制研究 [D]. 杭州：浙江中医药大学.

姜涛，朱爱松，杨丹倩，等，2021. 肿瘤"瘀毒"病机理论诠释 [J]. 浙江中医药大学学报，45（3）：229-231，239.

蒋璐，陈海峰，2014. 中医治疗晚期胃癌腹水 4 例 [J]. 陕西中医，（4）：494-496.

李炳禄，刘惠斌，郭万桃，等，2013. 莪术油注射液治疗单纯粘连性肠梗阻 53 例临床观察 [J]. 河北中医，35（5）：741-743.

李德辉，孙春霞，范焕芳，等，2017. 针刺足三里、太冲、合谷穴配合三阶梯止痛治疗胃癌痛临床观察 [J]. 广州中医药大学学报，34（3）：344-347.

李建华. 2014. 脾胃病论治 [M]. 西安：西安交通大学出版社.

凌百斌，1994. 中药为主治疗胃癌出血 32 例临床观察 [J]. 江苏中医，（3）：8.

刘充闾，姚海楠，1998. 中药治疗晚期胃癌疼痛一则 [J]. 湖北中医杂志，（6）：58.

刘方波，吴静，2011. 生大黄粉保留灌肠治疗肠梗阻 35 例 [J]. 现代中西医结合杂志，20（31）：3977-3978.

刘如瀚，1995. 手拈散加味灌肠治疗胃癌疼痛 30 例 [J]. 安徽中医学院学报，（2）：23.

刘勇，2009. 血府逐瘀胶囊配合外科常规治疗炎性肠梗阻及慢性阑尾炎急性发作 [J]. 北京中医药，28（3）：219-220.

米建平，邓特伟，周达君，2010. 火针为主配合三阶梯止痛法治疗胃癌疼痛临床疗效观察 [J]. 辽宁中医杂志，37（10）：2018-2019.

邱元秀，李璟琳，2017. 吗啡联合复方当归注射液穴位注射治疗晚期胃癌疼痛效果观察 [J]. 白求恩医学杂志，15（2）：258-259.

王海峰，杨明竹，刘亚利，2011. 中药脐灸辅助治疗癌性腹水 102 例 [J]. 山东中医杂志，30（8）：556.

王婧，2010. 新加良附颗粒治疗晚期胃癌临床研究 [D]. 北京：北京中医药大学.

王文，司文涛，杨萍，等，2019. 消胀利水散外敷联合艾灸治疗脾肾阳虚证胃癌腹水 40 例临床观察 [J]. 中医杂志，60（16）：1389-1394.

王晓珩，高宏，2019. 中药汤剂为主要治疗手段对胃癌、肠癌及胰腺癌伴发消化道梗阻的临床疗效观察［J］. 辽宁医学杂志，33（2）：11-13.

王新汉，王晓翠，李卫强，2012. 朱西杰教授应用蜥蜴散治疗胃癌合并上消化道出血验案［J］. 中国中医急症，21（9）：1446.

王自辉，李红霞，1997. 足三里穴位注射治疗胃癌术后肠梗阻［J］. 现代中西医结合杂志，（4）：645-646.

徐弋，2014. 中药穴位外敷治疗恶性肿瘤腹水 125 例临床观察［J］. 浙江中医杂志，49（8）：576.

许玲，王菊勇，劳力行. 2012. 癌痛中医治疗策略［M］. 上海：上海科学技术出版社.

张亚达，张元雯，吴士延，2021. 吴士延治疗胃、结直肠恶性肿瘤合并贫血医案一则［J］. 中医文献杂志，39（1）：63-65.

周培奇，高文正，2003. 加减鳖甲煎丸为主治疗肝硬化腹水 30 例［J］. 安徽中医临床杂志，15（2）：98.

周煦，李文朴，2003. 艾迪注射液治疗癌性胸腔积液 24 例［J］. 湖南中医杂志，19（2）：40.

周仲瑛. 2007. 中医内科学［M］. 2 版. 北京：中国中医药出版社.

朱超林，薛维伟，潘宇，等，2012. 胃癌中医病名定义规范化研究探讨［J］. 时珍国医国药，23（6）：1489-1490.

朱翔，方明治，吴焰林，等，2004. 中药治疗胃癌伴发不全性肠梗阻疗效观察［J］. 辽宁中医杂志，31（12）：1011-1012.

Sung H，Ferlay J，Siegel R L，et al，2021. Global cancer statistics 2020：GLOBOCAN estimates of incidence and mortality worldwide for 36 cancers in 185 countries［J］. CA：A Cancer Journal for Clinicians，71（3）：209-249.

Varga M G，Wang T，Cai H，et al. Helicobacter pylori blood biomarkersand gastric cancer survival in China［J］. Cancer Epidemiol Biomarkers Prev，27（3）：342-344.

Yang L，Zheng R S，Wang N，et al，2018. Incidence and mortality of stomach cancer in China，2014［J］. Chinese Journal of Cancer Research，30（3）：291-298.

第六章

当代名医论治胃癌经验

中医的生命在于传承与创新，传承是中医药的命脉所在，创新是中医药的活力所在。无数中医名家的成才经历，印证了"跟名师，读经典，做临床"的确是一条培养优秀中医药人才的有效途径。忆药王孙思邈在《备急千金要方》中所言："江南诸师秘仲景要方不传。"对比今时今日百家争鸣，论文、著作如雨后春笋一般的环境，侪辈不得不感恩、铭记各位名医大家的倾囊相授。

尤其是中医肿瘤学，在西学东渐的大环境下，在中医对肿瘤的病因病机尚不明确，甚至依然盲目使用验方验药的混沌年代。正是因为有大批谨守初心，求真求异的名老中医，经过艰苦卓绝的临床实践与理论钻研，然后才有了我们今日较为完善的中医肿瘤理论体系，才有今日中医肿瘤学在恶性肿瘤治疗中的一席之地。

故本章甄选十二位治疗胃癌或脾胃病的国医大师，简要概括各位大家的学术思想，确有纰漏与不足，只为后学学习名医大家胃癌治疗经验提供方便。只要我们"博学之，审问之，慎思之，明辨之，笃行之"，就会学有所得、学有所长、学有所进、学有所成。

第一节 李 玉 奇

李玉奇（1917～2011 年）为首届国医大师，入选首批全国老中医药专家学术经验继承工作指导老师，辽宁中医药大学教授，博士生导师。李教授提出"萎缩性胃炎以痈论治"，打破胃癌不可逆的说法；他还提出"观舌识病""排斥脉象"的诊疗技法，丰富了中医舌诊的内容。

一、辨 治 思 路

1. 肝郁脾虚型

肝郁脾虚型常见于胃癌初起，症见胃脘胀闷不舒，食后胀闷加重，甚至时时呃逆。患者思绪纷繁，善太息，夜寐欠安，舌淡红，脉弦细。治以平肝和胃理脾之法。方用大、小建中汤等化裁。

2. 胃热阴虚型

胃热阴虚型常见于中期胃癌，症多见胃脘疼痛难忍，泛酸，纳少口干，便下秘结，形体消瘦，舌质绛或出现少苔、剥苔，脉弦实有力，治宜清热，和胃抑酸，治以益胃养阴。方用沙参麦冬饮化裁。同时李教授认为特别是一些碱性药对本病有害而无益，在治疗时常借鉴李东垣温胃汤和吴鞠通沙参麦冬饮而化裁。

3. 热毒炽盛型

李教授认为胃癌到中后期常由郁变瘀，由瘀变腐，由腐而成痈。结合胃镜检查常可见胃黏膜充血水肿，糜烂和溃疡，大量炎细胞浸润，腺体减少，呈不同程度萎缩，肿瘤组织及其癌旁组织呈局灶性隆起，疣状增生，肠上皮化生等。各种表现与痈的病理表现极为相似，治以消痈化热，去腐生新。方用左金丸、金铃子散等化裁。

4. 中气亏虚型

胃癌患者，尤其是历经手术、放化疗的患者，往往表现为神疲乏力，气短懒言等气虚之象，甚至出现食后反胃呕呃，胆汁反流。李教授认为，该类患者主要病因是中气亏虚，脾不能为胃行其津液，胃内压力降低，胃内容物上涌，胆汁等碱性物质反流损坏胃黏膜屏障所致。治疗宜大补元气，健中和胃，药性宜碱宜温，忌酸忌凉。方用六君子汤化裁。

二、学 术 思 想

1. 善用黄芪，随病巧投出新方

黄芪味甘性微温，善治肺脾气虚和中气下陷证，素有"补气诸药之最"的美称。李教授对胃癌患者，凡显脾胃气虚证者皆重用之，并针对不同症状、分期的患者，予以巧妙配伍。如治胃脘胀闷不舒，食后尤甚者，配柴胡、升麻、枳壳、苦参、黄连以益胃升阳，升清降浊；术后尚留有残胃者，合天冬、莪术、桃仁、白花蛇舌草以益气养阴，祛腐生新；胃脘冷痛者，则佐炮姜、小茴香、白及、乌贼骨、煅瓦楞以温胃弥疡，逐腐祛瘀。以重剂黄芪合龙、牡、五味、防风等治疗有泄泻的患者；辅莪术、白及、水牛角、山慈菇、白花蛇舌草等预防胃癌术后复发；配参、归、红枣、白术等对抗化疗毒副作用。

2. 重视升降，调节枢轴顺气机

李教授在诊治胃癌时，据《素问·六微旨大论》所言："非出入，则无以生长壮老已；非升降，则无以生长化收藏。"将调整脾胃升降功能作为其用药之精要所在。如若患者胃脘胀闷不舒，食后尤甚，虽以芪、升、柴等升发脾阳，但又配以苦参、黄连、枳壳等苦降胃气，使清升浊降，进而"炎症随浊去而化"。对伴有胆汁或者胃酸反流患者的治疗，虽认为病因为气虚不能约束幽门引起幽门失控，仍采取以黄芪、山药、升麻、柴胡健脾升阳，配以枳壳、黄连苦降胃气，取调理脾胃升降而收功。

3. 用药平和，首保胃气存津液

脾胃病与其他脏腑关系密切。由于药物、饮食、情志等，均可伤及脾胃，故如何顾护脾胃，不仅为治疗脾胃病，亦为治疗其他脏腑病证成败之关键。于此，李教授提倡应用药平和，切勿辛热或苦寒太过，否则不利于保护胃气阴津。清代名医徐大椿曾言："临证如临阵，用药如用兵。"故对怎样选药，李教授力求一"平"字，突出平补平泻。如补气常用党参、黄芪、白术、茯苓、薏苡仁等，而慎用红参、野山参等温热峻补；补阴取石斛、知母、枸杞子、山萸肉等清凉平淡之品，而恐熟地黄、龟板、沙参、麦冬等过于滋腻；即使寒甚，也慎用附子、干姜，虑其"壮火食气"，却每加入小茴香、炮姜等温而不燥之味，以图"少火生气"；脾胃郁热或湿热，喜用连翘、焦栀、滑石、蒲公英、豆豉、百合、蚕沙、射干、胡黄连等甘苦微寒之品，而弃大黄、芒硝、黄芩、龙胆等防峻下或苦寒太过，化燥伤阴；便秘也喜用桃、杏、郁李仁、皂角子、黑芝麻之类润下药。此外，在补药中，常加炮姜、小茴香、枳壳、甘松、砂仁、蔻仁等以理气，使补而不腻。李教授以上用药皆以平淡处出新奇，时时护胃气为要领。

4. 重视量效，身躬践行弃陋习

药物剂量与疗效之间确有千丝万缕关联。这种药物疗效随剂量变化的关系，即现今所称之"量效关系"。各种药物的剂量，甚或同种药物在不同情况下使用时的剂量，先辈往往在制方中即可反映出来，故方剂中存在君、臣、佐、使之分。李教授认为，在分清疾病轻重缓急的基础上，临床适当增加用药剂量，每可获起效快、作用强、疗程短的效应。

第二节　朱　良　春

朱良春（1917～2015 年）是首届国医大师。早年拜孟河御医世家马惠卿先生为师，后又师从章次公先生，1938 年毕业于上海中国医学院。从医 70 余载，对内科杂病的诊治具有丰富的经验，尤其对恶性肿瘤、脾胃病、老年病等有独到心得，疗效显著。主要著作有《虫类药的应用》《章次公医案》《医学微言》等 9 部，发表论文 140 余篇。

一、辨　治　思　路

朱良春在胃癌辨治上以针对胃癌病机为主，朱老强调正虚是肿瘤产生的前提条件。先天不足、阴阳失调、气血不足、肾精亏虚、脾胃虚弱等体质之人，正虚感邪、正邪相争而正不胜邪，从而出现气滞、血瘀、毒邪、湿聚、痰凝互结等一系列病理变化，最终形成肿瘤。正虚是肿瘤产生的主因，《灵枢·百病始生》言："卒然逢疾风暴雨而不病者，盖无虚，故邪不能独伤人。"指出正虚是邪气内侵的必要条件，没有正虚则邪气无以致病，正虚感邪而发诸病。《医宗必读·积聚》指出："积之成也，正气不足，而后邪气踞之。"说明肿瘤形成的主因是正气不足。朱老治疗胃癌以理气止痛，攻毒制癌，破血祛瘀为大法，提出胃癌经验散与方如下：

1. 胃癌散

蜈蚣 30 条，守宫 30 条，蛴螂 30g，硇砂 30g，西月石 30g，火硝 30g，地鳖虫 30g，冰片 15g，绿萼梅 15g。

2. 胃癌汤方

九香虫 9g，藤梨根 90g，龙葵 60g，铁刺苓 60g，石见穿 30g，无花果 30g，鬼箭羽 30g。

二、学　术　思　想

1. 重视扶正祛邪，标本兼顾

朱良春认为肿瘤形成后正邪兼存，而正邪消长则影响到病情转归和预后。治病需留人，扶正可增强患者体质，正气充足方可祛邪消癥，亦可防止抗病无力而诸症丛生。故常用黄芪、党参、白术等补气，用熟地黄、当归、鸡血藤、白芍、仙鹤草等养血，用肉桂、干姜、制附片温阳,用百合、天冬、麦冬、生地黄等滋阴,不一而足,贵在随证治之。朱良春尤为重视补脾益肾。脾主运化、主升,运化水谷,将食物消化吸收,将水谷精微从中焦上输于心肺及头面五官,通过心肺的作用化为气血,濡养全身,故称脾为后天之本,气血化生之源,所以得谷者生,失谷者亡。《素问·平人气象论》亦有"人无胃气曰逆,逆者死"之述。朱良春认为,长期使用清热解毒、活血化瘀、攻坚消癥之品,常导致脾胃大伤、脾阳不振。并指出只有顾护胃气、脾胃健运,正气方能充足,才能祛邪外出,方可治疗肿瘤。如见患者脾胃大伤,脾阳不振、形瘦纳呆、腹胀便溏、舌质淡胖、脉细软之"脾胃虚馁"之证,则用药如香砂六君汤加山药、薏苡仁、鸡内金、沉香曲、炒谷麦芽、红枣等,以补脾健中,增强体质。朱良春治疗疑难病和慢性久病重补肾,认为"百病不治,求治于肾""穷必及肾""久必及肾",而命门的真阳需特别维护。清代陈士铎在《石室秘录》中明确指出:"人先生命门,而后生心,岂可专重夫心乎。心得命门而神明有主,始可以应物;肝得命门而谋虑;胆得命门而决断;胃得命门而能受纳;脾得命门而能转输;肺得命门而治节;大肠得命门而传导;小肠得命门而布化;肾得命门而作强;三焦得命门而决渎;膀胱得命门而收藏;无不借命门之火以温养之。"朱良春认为,命门的真阳是人体一切机能活动的动力,五脏六腑的功能得以正常运转,都有赖于命门真阳的温养煦䰀。倘若命门火衰、真阳不振,不仅将出现一系列阳虚征象,而且还会影响整体病变。并指出"阴阳互根",阳损可以及阴,阴损亦可及阳,所以在治疗上必须强调缩照阴阳,水火并济,始可收到事半功倍之效。朱良春治疗肿瘤时,常辨证选用淫羊藿、仙茅、怀山药、蜂房、巴戟天、淡苁蓉、补骨脂、骨碎补、山萸肉、菟丝子等温肾药物,或用生地黄、川石斛、天冬、女贞子、墨旱莲、枸杞子、制黄精等滋阴药物。强调不可过用攻伐之品,以防伤其正。《素问·移精变气论》言:"病形已成,乃欲微针治其外,汤液治其内,粗工凶凶,以为可攻,故病未已,新病复起。"《素问·六元正纪大论》指出:"大积大聚,其可犯也,衰其大半而止,过者死。"故朱良春用涤痰散结、清热解毒、化瘀软坚等祛邪药均视患者体质和轻重缓急而定,待病情稳定后减之或不用,或待体质许可时再选之。

2. 善用虫类抑其偏

朱良春善用虫类药治疗各种肿瘤。他认为在运用虫类药时辨证宜明,还应注意患者体质、病情,注意配伍、剂量和疗程。对毒性较大的虫类药,如斑蝥、蟾酥剂量要严格掌握,严守"邪去不伤正,效捷不猛悍"的原则,以防产生严重不良反应。如患者首次应用动物药剂量宜小,一般都加入徐长卿防过敏。虫类药物治疗肿瘤,正因其能走窜通络,有软坚散结、活血化瘀等功效,但久服或过服则易伤正。朱良春常把虫类药与补益药配伍应用,则可抑制偏性为害。如散结破瘀药易引起气虚乏力,常伍以黄芪、白术、党参等;某些辛温燥烈之品易耗损阴血,常伍以生地黄、石斛、麦冬等;某些咸寒之品常伍以当归、桂枝等辛温养血。临床证明,合理运用虫类药多收佳效。

3. 杂合以治,各得所宜

朱良春常博采诸法以扶正,不拘于口服给药。一是针灸:患者脾胃阳虚,出现苔白腻、舌淡胖、嗳气、胃胀、腹胀、腹水等情况,可艾灸足三里、神阙、中脘、水分等穴位;患者恶心呕吐可针足三里、内关、合谷等穴位;患者肾阳虚表现出畏寒怕冷、足冷、精神萎靡、疲倦乏力、嗜睡、右尺沉弱等,可艾灸足三里、三阴交、关元、中极、命门、肾俞等穴位;患者阳虚欲脱时可急灸关元、足三里、涌泉等穴位,也有回阳之效。二是灌肠:对于脾胃虚弱、胃纳欠佳、难以服药的患者也可以灌肠以减轻胃肠负担,开辟药物吸收途径。三是捏脊:曾见过 1

例每日发热、体质虚弱的肿瘤患者，朱良春指导用捏脊法治疗，而捏脊疗法可疏通经络，调整脏腑，提高机体免疫功能。四是外敷：朱良春研制的外敷药，有温阳健脾理气之功效，可以通过外敷神阙穴达到温阳健脾、消胀止痛等作用。

第三节 何 任

何任（1921～2012 年）为首届国医大师，浙江中医药大学教授，博士生导师。喜用"金匮方"，对湿温急证以及胃脘痛、崩漏等疑难杂病疗效显著。对《金匮要略》的研究，颇见功力，著述甚丰。

一、辨 治 思 路

1. 气滞血瘀型

胃癌患者多由肝气犯胃而致，乃临床辨治胃痛之最为常见者。多由情志不舒，恼怒伤肝，肝气郁滞，横逆犯胃，则胃失通降，气滞日久，则波及血分。症见胃脘胀痛、嗳噫矢气、脉弦等。气滞血瘀胃癌，当以调肝理气使之通。何老用自拟脘腹蠲痛汤（延胡索 9g，白芍 9g，生甘草 9g，川楝子 9g，蒲公英 15g，沉香曲 12g，乌药 6g，制香附 9g，海螵蛸 9g）加减治疗。

2. 气虚不运型

胃病日久，或素体虚弱，致脾胃虚弱，和降乏力，或中阳不足，脾胃虚寒，升降失和。症见脘痞喜温喜按，疲乏无力，纳少便溏，舌淡苔白，脉沉细弦。何教授认为健脾法总离不开"邪气盛则实，精气夺则虚"的治病用补大纲领。胃癌之病，常虚实夹杂，关键是衡量邪实与正虚程度。原则上是无虚者急祛其邪；多虚者急培其本；小实小虚，亦宜急祛其邪，可以早为扫除；大实大虚者，宜急顾其正，兼祛其邪。故胃癌兼见纳差，脾气不著，何老常以四逆散合四君子汤攻补兼施，另加鸡内金、神曲、麦芽等健运脾胃以复胃之通降之性。

3. 湿热并重型

湿热并重型胃癌，何教授认为多因脾胃通降失和，湿浊停阻，久而化热。主证为胸闷膈满，甚至呕吐痰涎，腹胀便溏，痰核累累，舌淡滑，苔黄滑腻。治则为化痰，散结。湿在中焦，以开郁二陈汤为主，对于湿热较重者辅以黄芩、黄连以清热燥湿。

4. 胃热阴虚型

胃热阴虚型胃癌，常有肝气郁而化火伤阴等，致肝阴不足，无以制肝气，肝气犯胃，胃通降失司；或饮食不节，嗜食辛辣厚味；或癌毒日久等耗伤胃阴，胃失濡润，胃气不降。症见胃脘隐痛灼热，口干咽燥，大便干结，食少，舌红少津苔花剥，脉细数或细弦。若患者胃痛仅见口干，或便干等津液不足者，而无明显阴虚证之舌脉，何老亦按阴虚证治之，其认为阴虚为津血虚之渐也。若只注重行气、香燥为治，久而必致灾殃。何教授常用一贯煎加减（生地黄 24g，北沙参 9g，枸杞子 12g，当归 9g，麦冬 9g，川楝子 9g，玫瑰花 3g，绿萼梅 4.5g）。

二、学 术 思 想

1. 不断扶正

胃癌患者经手术、或放化疗后，抑或是瘤体不断掠夺机体精血而致正气虚损，何教授故提出胃癌的根本治则为"不断扶正"。即使用扶助正气的药物和治疗方法，配合营养和功能锻炼，增强体质，提高机体免疫功能，达到战胜疾病、恢复健康的目的。此外，胃癌的发生与机体正气有着密不可分的关系，患者气血亏虚、脏腑功能失调是胃癌发生、发展的必要条件，因此，何教授临证常以党参、黄芪、茯苓、女贞子、枸杞子、猪苓为基本方药以达益气养阴扶正之功。

2. 适时祛邪

所谓"急则治其标，缓则治其本"，胃癌瘤体邪势峻烈，传变迅速，此时就应"适时祛邪"，即在扶正基础上适时运用具有解毒消肿、散瘀软坚作用的中药抗癌。立足于"扶正"的同时，适时祛邪。从何教授的用药习惯中可看出，其在扶正的同时主用猫人参、白花蛇舌草、三叶青清热解毒，祛除实邪。"扶正""祛邪"二者不可偏废，应充分掌握好主次关系。扶正可加强祛邪作用；祛邪也可保证正气不虚。补益药与抗癌药同用，比单纯用抗癌药似乎更为有益，更少不良反应。

3. 随证治之

"随证治之"即在肿瘤治疗过程中，由于症状轻重、病程长短，以及年龄、性别、饮食环境差异，出现的证型多种多样，故应视证型而进出。"随证治之"是何教授辨证论治肿瘤的最大特点之一，其精华在于临证对药对和特殊单味药的加减应用。何教授对于气滞血瘀型胃癌常配伍延胡索、白芍以起行气止痛活血之效；对于气虚脾气不健、胃纳不佳之食则腹胀，予神曲、鸡内金、炒麦芽消食和胃，砂仁化湿健脾，佛手片理气健脾；对于湿热较重者辅以黄芩、黄连以清热燥湿。

第四节　徐　景　藩

徐景藩（1927～2015 年）是我国首届国医大师，全国老中医药专家学术经验继承工作指导老师，全国白求恩奖章获得者，享受国务院政府特殊津贴专家，南京中医药大学教授。徐老从事中医脾胃病理论、临床和实验研究工作 60 余载，医术精湛，在治疗脾胃病方面具有独到见解，在诊治过程中形成自己独特的见解与辨证方法，师承有源，师古而不泥古，擅长在顾护脾胃的基础上，采用"甘寒益胃阴，甘淡实脾阴"之法治疗癌症术后患者，临床疗效显著。

一、辨 治 思 路

1. 湿阻三焦证

徐老认为胃癌术后患者，常因脾胃阳气微弱，蒸变湿邪，湿气内壅，则生气不升，渍于经隧之间。脾化湿土，而三焦之气，又运行于脾也，故胃癌术后患者大多食后嗳气频频，形寒畏风，小便不利。徐老认为利脾之湿，温补兼进，则气自和，三焦自通，临床多重视鼓舞脾胃阳气，调其气机升降，多选用通阳化湿药物，如石菖蒲开窍宣郁，苍术燥湿健脾，藿香芳香化湿行气，佩兰醒脾化浊；也可选用三仁汤，方中杏仁宣利上焦肺气，白蔻仁畅中焦脾气，薏苡仁清利湿热，体现宣上、畅中、渗下，惟宜宣畅气机、清热利湿。另徐老临床重视脉症，若患者脉沉而弦，口干不欲饮水者，则属浊阴未化，饮邪未去，需外饮治脾，气宣阳苏，何虑痰浊之蒙昧，选用桂苓术甘汤加减；若患者脉弦右大或脉缓濡弱，则脾胃已虚，不饥不食，选用六君子汤宣补，其中参、芪、术健中益气；若患者脉弦右涩，面亮舌白，头重岑岑然，胸脘痹塞而痛，得嗳气稍舒，则以仲景熟附配生姜，通阳逐饮，扫群阴以祛饮邪，维阳气以立基本。

2. 阳气虚衰证

徐老认为胃部肿瘤形成过程中，毒邪逐渐侵蚀胃部机体，胃部气血阴阳均不同程度损耗，毒瘤快速增长，此时为阳气受累最重，患者大多表现为不欲饮食，或饮水难下，畏寒肢冷、溲清便溏、面白舌淡。胃癌术后患者，虽胃部肿瘤切除，但胃部机体也部分切除，脾胃运化功能受损严重，养正积自除，故常选用采取扶助正气之药，如炙黄芪、吴茱萸、炒党参、茯苓、炒白术等，俾邪去而清和之药得力，并制诸碍之虞。若患者肌疏汗淋，唇舌俱白，干呕胸痞，则需温阳以益气渗湿，化瘀化浊，同时辅以清和之药，可佐以金匮肾气丸，取其三补三泻之意，附桂补阳助气化，泽泻、茯苓利水渗湿，山药清补；或加用干姜回阳明之阳于脾，肉桂回太阳之阳于肾，吴茱萸回少阳之阳于肝以复三阳之气。

3. 气阴两虚证

徐老提出，气阴两虚患者多表现为口干舌燥，潮热盗汗，舌红无苔等，治疗以益气养阴润燥为主，药用南北沙参、天冬、麦冬、天花粉、太子参等。胃癌患者多见情绪不佳，心烦喜呕，徐老喜用芦根和玉竹，芦根可以清热生津，除烦止呕，对于胃癌术后呕吐纳呆患者效果良好；玉竹具养阴润燥、生津止咳等功效，正如甘寒生津，解烦热是矣，两药相伍效更佳。若胃癌术后胃口不佳，舌光绛而剥，此乃液耗气伤，可加用粟米清补胃气，太子参清养胃气，山药补养肺胃之气阴。

二、学术思想

1. 纳谷滋生护正气，药食同源引生机

天食人以五气，地食人以五味，中药药物及食物入口藏于肠胃，作用于五脏藏象，滋养内在，正是中医药的抗病治病之道。徐老嘱咐患者平素可煎煮五谷汤液，分别为豆、麦、枣、蜀粟、稻米，早晚饭前一杯，以增加营养，顾护胃气。另嘱咐平素选取太子参、半夏加用，取大半夏汤之意，淘洗时多用流水冲几遍，取其清轻不助阴邪之意，生姜切片，同时武火徐煎，合升降之意，扬多遍冷却，徐徐服下，寓周天之意，屡屡获效。正如《医学纲目》云："辛药生姜之类治呕吐，但治上焦气壅表实之病，若胃虚谷气不行，胸中闭塞而呕者，惟宜益胃推扬谷气而已，此大半夏汤之旨也。"又如患者胃寒脘腹冷痛，可在日常饮食中适当佐些香料，如砂仁、豆蔻、丁香、草果均可，既可以促进食欲化生气血，又可散寒温胃止痛。

2. 以舒畅情志为先，代茶饮理气舒郁

正如岐伯曰："嗜欲无穷而忧患不止。"酒、色、食、财皆为欲，现代人欲望过旺，伤及身体之本，又加上精神压力、情志失调、患得患失，则精气弛坏，机体免疫功能减退，肿瘤内生。徐老在临床治疗胃癌术后中发现，患者恐癌复发焦虑严重，单纯治疗脾胃之证，效果不显，此时应以舒畅情志为先,徐老多嘱此类患者代茶饮以理气舒郁,往往事半功倍。以药性平和,无伤胃之虞的单味或复方中草药煎汤或以沸水冲泡数分钟后,代茶徐徐饮之,对病后调理,体力恢复,大有裨益。其中金针菜及合欢为解郁翘楚,坚持饮用可以起到缓解焦虑情绪的作用,使人五脏安和,天地之气康胜,可御一生。另可取五花及百合煎茶代饮,其中玳玳花清香、玫瑰花补血、蔷薇花化湿和胃、绿梅花平肝顺气,再加以合欢花、百合花,旨在疏肝理气解郁,平调脾胃升降气机。

3. 甘寒清养存阴液,丸药效优力亦宏

仲景云:"阴气先伤,阳气独发,不寒痹热,令人消烁肌肉。"徐老在临床上观察发现,虽胃癌患者脾胃阴阳已伤,但老年患者大多形体消瘦,舌微红口微渴,津液不肯升扬,出现阴伤之证,同时多现心下痞满、心烦等证,咽物咽中若阻,实不易治疗,因膻中乃空灵之所,膻中不利,倏有痹塞之变;徐老认为这是多由于手术或放化疗后脾胃伤残,湿腐痰浊乃热熏蒸津液所致,一直存在于胃部肿瘤形成前后,胃癌术后并未完全根除,邪得僭居于中,留蓄不解,阴伤更甚。故徐老认为治疗胃癌必兼滋清,必存阴液,治疗以益气养阴润燥为主。

中药的剂型不同,作用力的强弱也不完全相同。"丸者,缓也",丸剂有蜜糊为丸、水制为丸、酒制为丸、醋制为丸、面糊为丸等多种。其特点是药丸入腹后,丸剂内的药物随着药衣的慢慢消融而逐步释放,因而吸收缓慢,药力持久。徐老针对不同患者分别选用青囊丸开郁散结,黄鹤丹解郁安神,八仙丸温脾暖胃,禹余粮丸通阳补形,佐用丸药内服调理,缓缓而治,柔润益胃固本,可取得良好疗效。

第五节　周　仲　瑛

周仲瑛(1928～2023年)是首届国医大师,南京中医药大学终身教授,博士研究生导师,2019年获"全国中医药杰出贡献奖"称号。世代中医,幼承庭训,随父周筱斋教授学习中医。周仲瑛教授从医70余载,尤擅消化道肿瘤的诊治。致力于中医药辨治肿瘤的理论研究与临床实践,率先提出肿瘤癌毒致病学说,历经数十载发展逐步形成了完善的中医肿瘤辨治体系,内涵丰富,源流清晰。

一、辨治思路

1. 癌毒内结证

胃癌病机总属本虚标实,标实为癌毒、气结、痰湿、血瘀等,本虚以脾胃气虚为主。早期癌毒留滞胃脘,阻滞气机,胃失和降,临床表现为恶心呕吐,痞胀噫气,嗳腐吞酸,口中多痰,甚或吐出咖啡色物等。治疗上应当活血化瘀解毒,化痰理气通滞。

2. 痰瘀搏结证

病至中期,癌毒阻隔经络,搏结痰瘀,脘部尚可触及坚硬肿块,伴疼痛难忍,纳谷锐减等。治疗上主要为活血化瘀,理气化痰,消积止痛。

3. 气阴两伤证

病至晚期,癌毒伤及气阴、精血与阳气,走注他脏,可见消瘦乏力,全身功能减退,恶病质等表现。此时因为患者气阴两伤，阴阳两虚，治疗上应当益气养阴，阴阳并补以防止患者病情进一步恶化甚至亡阴亡阳。

二、学术思想

1. 诊治需分阶段，重视整体局部

周教授结合其多年临床经验，认为胃癌术后的患者当分阶段治疗，谨记抗癌解毒作为基本大法应贯穿始终。胃癌术前，癌毒猖獗，正气耐攻，当以攻为主，以抗癌解毒药配合化痰消瘀药祛邪攻毒、消瘤散结、化痰软坚等治疗之法。术后患者受金创攻伐，气血阴阳、脏腑功能失调，在抗癌解毒的基础上适当配伍补益气血、培元固本之品，调和脾胃贯穿始终。

胃癌术后患者的表现主要为局部癌毒去除与全身失调及衰竭，局部症状以胃脘疼痛、腹胀、呕吐、反酸、纳差等上消化道症状为主，全身症状多以消瘦、乏力，体虚易感等全身性虚证多见。故治法上既要注重对局部病灶与症状的治疗，又要注重整体机能的调节。在抗癌解毒，软坚散结消肿，祛除病邪（痰、瘀、湿、毒等）的同时，兼顾胃气，调节脏腑机能状态，培补气血阴阳等。

2. 扶正益气为先，顾护胃气为重

胃癌术后，机体本已元气大伤，加之大部分患者历经放化疗，气血阴阳俱伤，导致脏腑功能进一步失调，故调理脏腑，扶助正气至关重要。术后患者又以气阴两虚者多见，气虚者配合补气药如：党参、太子参、黄芪、白术等补益中气；阴虚配合使用滋阴药如：麦冬、石斛、黄精、首乌等滋阴填精；血虚者酌加当归、熟地黄、白芍、阿胶，阳虚者则用杜仲、续断、肉苁蓉、淫羊藿等补益气血，调和阴阳。

"有胃气则生，无胃气则死"，对于胃癌术后的患者，癌毒、手术均会导致胃气大伤，自然更应当重视胃气的调护。气血生化之源不竭，则正气得以充养，从而抵御癌毒。用药方面：脾胃气虚者，加党参、炒白术、茯苓等益气健脾；胃气上逆者，加枳壳、沉香、苏梗等理气和胃；肝郁乘脾者，加香附、郁金、大白芍等疏肝健脾；纳谷不和者加鸡内金、焦楂曲、炒谷麦芽等健脾助运。

3. 抗癌解毒治本，活用虫药治标

对于胃癌术后的患者，治疗首当抗癌解毒以杜绝其根本。现代药理研究表明：诸多中草药具有抗肿瘤作用，具有代表性的广谱抗肿瘤药有：白花蛇舌草、薏苡仁、天花粉等；针对消化道肿瘤的药物如：八月札、石打穿、石上柏等；另外，由于癌毒搏结痰瘀，气血凝滞，形成肿块，故还当消其局部癌肿，用药如：山慈菇、漏芦、鳖甲、海藻等以逐瘀散结，缩小癌瘤。

周教授指出，虫类药因其破邪逐瘀之力较为强大，具有"以毒攻毒"之性。虫类药中炙僵蚕、露蜂房等经现代药理研究表明具有抗肿瘤活性,对于顽固性癌性疼痛可用九香虫行气止痛，癌性梗阻用蜣螂虫搜剔癌毒，化瘀通塞；久病入络，气血筋脉凝滞，顽痹疼痛等，可用全蝎、蜈蚣、地龙等解毒散结，通经活络。

4. 扶正祛邪并用，权衡主次不乱

肿瘤的发生归结于癌毒致病，正气亏虚，既可因虚致病，又可因病致虚。一方面，癌毒因机体正气不足乘虚而入，不能及时驱除而产生，在机体抗御与约束无能时，与痰瘀搏结而迅速增大；另一方面，癌瘤一旦形成，则阻滞脏腑筋络气血，机体功能因而失调。癌毒夺水谷精微以自养，又使机体因失养而虚弱。所以扶助正气在胃癌的治疗过程中应贯穿始终，不可缺少，并应随着正邪的消长而变化，处于动态的变化之中。邪盛者以祛邪为主，正虚则以扶正固本为要。二者有机结合，或有主有次，或攻补兼施，或先攻后补，或先补后攻，具体当视病情而定。

有兼夹证时，病情往往较为复杂，当权衡疾病主次，再予施治。如癌毒猖獗，邪盛明显时，往往以抗癌解毒为主，治疗兼夹证为辅，以大量抗癌解毒、软坚散结药为主攻毒祛邪，辅以少量辅药运脾助纳，对症处理。如患者正气尚足，邪气不盛，但兼证明显时，则需以兼证治疗为主，具体当结合临床辨证论治，是所谓"急则治标，缓则治本"。

第六节 刘 尚 义

刘尚义（1942年生人）系国医大师，第三、四、五批全国老中医药专家学术经验继承工作指导老师，具有丰富的临床经验，擅长内、外、妇、儿等各科疑难病症的治疗。

一、辨 治 思 路

刘尚义教授博古通今，结合自己40余年临床经验，认为脾胃虚损为胃癌发病的核心病机。紧扣这一病机，拟定以黄芪建中汤为主方，根据病情需要，随证加减，予以健运脾胃、升清降浊、消食化积、祛瘀生新、清热解毒等法治疗。

1. 脾胃虚寒型

素体脾胃虚弱，先天禀赋不足，或由于外感寒邪、过食生冷食物伤胃、劳倦伤阳，导致中焦阳气虚弱，气机不畅，升降失司，不能腐熟水谷，壅滞中焦，则胃脘胀满不舒，嗳气馊腐，甚至朝食暮吐，暮食朝吐。或素有胃病经久不愈，胃气耗伤，胃中虚冷，胃不能磨食，食入返出，而成反胃。如张景岳说："反胃者，食犹能入，入而反出……以阳虚不能化也，可补可温。"

2. 饮食不节型

饥饱无度，纵情口腹，必损伤脾胃。或过食生冷，寒积中宫，气血凝滞，胃脘冷痛；或恣食肥甘辛辣、过饮烈酒，脾胃损伤，湿热内生，津液耗竭，痰气互结，渐成痞块；或过食黏腻难化之物，积于中宫，生湿生痰，损伤脾胃，脾伤而不磨，胃伤而不降，脾失健运升清，胃失和降传导，中焦壅滞，渐成痞块，甚则脘腹胀满，嗳气呃逆，吞酸哕腐，梗噎不通，进食疼痛，食入返出，乃成反胃。如明代《景岳全书》说："（反胃）或以酷饮无度，伤于酒湿，或以纵食生冷，败其真阳，……致损胃气而然。"

3. 气滞郁结型

情志失调，七情太过或不及，均可导致脏腑虚损，气滞郁结，脉络壅塞，阴阳失调，三焦隔绝，施化不行，津液不畅，食不得下。明代李中梓在《医宗必读》中亦谓："大抵气血亏损，复因悲思忧恚，则脾胃受伤，血液渐耗，郁气而生痰……噎塞所由成也。"针对心情不舒，以致出现脘腹胀闷等症的患者，可酌加小茴香、橘核、荔枝核、乌药、木香、砂仁等梳理气机之品。

4. 气滞血瘀型

气血不和，乃由于气郁、气虚，或寒凝，或热结，导致气机不畅，脉络瘀阻，气血壅滞，蕴结日久，即成积块。《古今医鉴》中记有："凡食下有碍，觉屈曲而下，微作痛，此必有死血有痰然也，……，朝食暮吐，暮食朝吐……肚腹结块，必有形之血。"中医认为，气滞必有血瘀，血瘀则脉络不通，不通则痛。针对此类患者酌情加香橼、佛手、地龙、桃仁、水红花子、凌霄花、当归、九香虫、三棱、莪术、炮山甲、八月札等理气活血之品。

二、学 术 思 想

1. 疡理诊瘤

刘老认为，体腔疾患可以想象为把内"皮"翻过来，犹如咽、食管、胃、肠、膀胱、子宫等黏膜暴露在视野下，"在内之膜，如在外之肤"，其炎症、溃疡、肿瘤等均可按疡科理论来辨证施治。并进一步指出"肤膜同位"，可"肤药治膜"。"从膜论治"特别适用于富含黏膜的空腔脏器疾病，如食管癌、胃癌、结直肠癌、膀胱癌、子宫癌等。并总结出膜痒、膜疮、膜热、膜烂出血等临床病症的诊治要点。

2. 疡法治瘤

刘老师认为，内治与外治有着同样的妙用，因此其在肿瘤治疗过程中不拘泥于一法，而是将针刺、艾灸、药物等不同治法按照临床病症的不同灵活运用，内外兼顾，优势互补，增强疗效。临床常用自制蟾灵膏（由蟾皮、威灵仙等组成）内服、温阳化癥膏（由川乌、草乌、木香、干姜、栀子等组成）外敷防治肿瘤复发转移，控制癌性疼痛堪称内外兼修的经典。

3. 疡药疗瘤

刘老常用的清热解毒药有冬凌草、菥草等。清热解毒法在疡科临床应用广泛。热毒是肿瘤的重要病因之一，但是临床单纯属于热毒者不多，多为几种病因同时致病，也可能是热毒引起的一系列病理反应。临证常将清热解毒药与其他药物联合使用，如肿瘤包块明显，应与养阴散结、通络化瘀药同用；溃疡明显者，须与调和气血药共伍。膜疮可用紫花地丁、蒲公英、白花蛇舌草等清热之品消疮，膜热可用冬凌草、菥草等清热解毒之品除热。

刘老常用的活血化瘀药有莪术、蜈蚣等。疮疡的发生是由于"营气不从，逆于肉理而成"，气滞血瘀是疮疡发病的病理基础，因此，活血化瘀药在疡科临床应用广泛。《疡科心得集》曰："瘿瘤者，非阴阳正气所结肿，乃五脏瘀血、浊气、痰滞而成。"患者元气虚衰，不能运行血脉，加之情志、外感、饮食、劳倦等多种因素，形成日久成瘀，积久不去，化火成毒，最终形成瘀毒。因此，肿瘤的治疗可遵叶天士"久病入络"之说，以张仲景辛润通络之法，运用桂枝茯苓丸、大黄䗪虫丸以及王清任之通窍活血汤、血府逐瘀汤、少腹逐瘀汤、膈下逐瘀汤等加减化裁。膜烂出血可用白及、地榆等收涩之品止血。刘老常用的补虚药有醋鳖甲、制龟甲等。

刘老常将补虚药用于中晚期肿瘤患者，强调扶正补虚，调整阴阳，善用补阴药，倡导带瘤生存，控制临床症状，改善生存质量，延长生存时间。

刘老常用的祛风药有防风、羌活等。刘老指出，风性轻扬、走窜、鼓动，为百病之长，易化燥化热，善行数变，主动等，加之临床有风邪袭表、肝阳化风、阴虚风动、热极生风、血虚生风、血燥生风、液枯生风、痰湿生风、血瘀生风等，肿瘤论治时，佐以祛风之药，多有奇效。高巅之上，唯风可到，可借助风药将药力上引，事半功倍。湿热蕴结于胃肠，日久损伤血络，可致便血等情况，称为肠风，临床多见结直肠癌、泄泻或痔疮出血等，可借助风药温通走散的作用疏通经络，逆转病机。膜痒可用蝉蜕、僵蚕、羌活等祛风之品止痒。

第七节　刘　嘉　湘

刘嘉湘（1934 年生人）系国医大师，国家中医临床研究（恶性肿瘤）基地首席专家、上海市名老中医、龙华医院终身教授、博士生导师。曾先后师从沪上名医张伯臾、陈耀堂教授，深得其传。刘嘉湘教授提出治疗恶性肿瘤应以扶正为根本，祛邪为目的，扶正之中寓于祛邪，祛邪之中意在扶正，达到治病留人的目的。

一、辨　治　思　路

1. 肝胃不和型

胃脘胀满不适，或脘胁疼痛，嗳气陈腐，呕吐，心烦胸闷，纳谷不馨，脉弦细，舌苔薄白，多见于胃癌早期。治法：疏肝和胃，降逆止痛。方用柴胡疏肝散加减。

2. 瘀毒内阻型

胃脘刺痛拒按，痛有定处，触及肿物，质硬，脘胀纳呆，呕血便血，肌肤甲错，脉细弦或涩，舌质紫黯或有瘀点。治法：活血化瘀，清热解毒。方用膈下逐瘀汤加减。

3. 脾虚痰湿型

脘腹胀痛，泛吐痰涎，口淡无味，腹胀便溏，脉弦滑或濡滑，舌苔白腻，舌淡红。本证可见于胃癌各期或胃底癌累及贲门。治法：健脾理气，化痰和胃。方用香砂六君子汤加减。

4. 脾胃虚寒型

胃脘隐痛，喜按喜温，或朝食暮吐，面色苍白，肢冷神疲，便溏，下肢浮肿，脉沉细或濡细，舌质淡胖，苔白滑润。治法：温中散寒，健脾和胃。方用理中汤合吴茱萸汤加减。

5. 胃热伤阴型

胃脘灼热，嘈杂疼痛，纳少口干，大便干结，形体消瘦，脉细数，舌红少苔或苔剥少津。治法：养阴清火，解毒消积。方用益胃汤加减。

6. 气血两虚型

面色无华，全身乏力，心悸气短，头晕目眩，虚烦不寐，自汗盗汗，纳少乏味，或有面浮肢肿，脉细弱，舌淡苔少。治法：补气养血，健脾补肾。方用归脾汤加减。

二、学　术　思　想

刘嘉湘教授早在 20 世纪 60 年代开始从事肿瘤的中医诊治研究，首倡"扶正治癌"法。通过五十余年的临床实践证实，扶正治癌在扶正补虚、改善症状、提高生活质量及延长生存期等方面具有明显优势。

1. "扶正治癌"之本质为坚持中医辨证的体质调理

刘教授认为肿瘤的发生与人体正气的虚实密切相关，随着年龄增长，体内阴阳气血亏损，正气渐虚，脾肾功能渐弱，产生正气之先后天皆不足，则正气必然匮乏，一方面无力抵御外邪，易受六淫邪毒的侵害；另一方面，由于体内脏腑功能薄弱，随之产生气滞、血瘀、痰凝、毒聚等一系列病理变化，内外二因相结合，遂发为局部有形之积块，并随正气的进一步耗伤而日见增大甚至转移。此时既需要攻邪的力量，更需要扶助正气的力量，正胜则肿瘤趋向稳定或向愈，邪胜则肿瘤播散和转移，所以肿瘤发生转移也是正气虚弱、无力抗邪的结果。因此，正气虚弱是决定肿瘤发生的根本因素，而内外邪气的侵凌只是促使肿瘤发生的外部条件，正虚始终是决定疾病发展和病机演变的关键因素。当然，在疾病发展的不同阶段，正虚尚有轻重之别，邪实也有深浅之分，正虚邪实也常错综复杂。总之，肿瘤是一个因虚而得，因虚致实，局部属实，全身属虚，正虚为本，邪实为标的整体疾病，瘤灶只是机体正气亏虚所致的一个局部表现。刘教授始终主张扶正是根本，扶正可为祛邪创造条件，祛邪是目的。通过扶正培本，可充分调动机体的能动性，使正气充沛，阴阳平和，抗病力得到增强，在邪正相争的过程中，既能遏制邪气的浸淫，又能防治攻伐之品之损伤，进而祛除邪实，稳定病情，有利于正气进一步得到恢复，提高抗病能力，使疾病转危为安，可谓一举两得。此正所谓"扶正为本"，扶正之中寓于祛邪，祛邪之中意在扶正。临证时，应根据疾病的不同阶段、机体不同的病理状态而动态地对扶正与祛邪的比例做出调整，以期达到纠正邪正盛衰，调整阴阳失衡，"去瘤存人"或"带瘤延年"的目的。刘教授始终认为只有坚持正确的辨证、谨守病机，抓住病变主要矛盾和矛盾的主要方面，正确处理扶正与祛邪的辨证关系，使扶正与祛邪有机地结合，立足于扶正，以祛邪为辅，才能紧紧把握治疗肿瘤的主动权，才能体现中医辨证施治肿瘤的特色与优势。

2. 辨证扶正应用

刘教授认为肿瘤之所生，与脾胃气虚、气滞痰凝或湿停为饮密切相关，而日久由气入血，伤及阴分，或本身属于阴虚内热体质之人，可见气阴两虚或阴虚内热兼夹瘀血之证，至肿瘤晚期则可见阴阳俱虚之证，故气虚或气阴两虚为肿瘤患者最多见之体质不足之证，而长期癌肿的消耗或西医手术、放化疗的损伤，很容易使患者原先的气虚证或气阴两虚证进一步加重。临证刘老喜用补中益气汤、四君子汤、补肺汤等调治之。若气虚日久，寒化则为痰饮，热化则成湿热，可加用二陈汤、参苓白术散、黄连温胆汤、半夏泻心汤等调治之。气病及血，而见气滞血瘀证时可用补阳还五汤、血府逐瘀汤、丹栀逍遥散等。若遇阴虚或阴虚内热体质者，则改用沙参麦冬汤、百合固金汤、增液汤、三甲复脉汤等。疾病后期出现阴阳两虚证时，可用赞育丹、金匮肾气丸、二仙汤、沙参麦冬汤等治疗。

刘教授在临床治疗各种肿瘤时除首先参照上述辨证立法调治体质之本外，同时还指出肿瘤不同于一般的疾病，具有矛盾的特性，它是一种具有独特病理表现与病理过程的"病"。因此，对于恶性肿瘤的中医治疗，除在中医理论的指导下进行辨证施治以外，还可以根据其"病"的特征，参考不同的病种、病理变化、细胞类型、肿瘤转移等情况，选择有针对性的药物，以提高疗效。在具体用药上，他善于根据药物的归经，结合现代药理研究的新成果，进而择选不同的药物来治疗。

3. 配合西医不同治癌方法的中医对症治疗

刘教授认为肿瘤属全身性疾病的局部表现，局部属实，全身属虚，肿瘤治疗中不能只见局部，不顾整体，见瘤不见人，治癌不治人，忽视机体的正气一味采用以攻为主的治法，即使肿瘤得到短暂的控制和缩小，也会由于过度损害机体的抗病能力（正气），难以取得最终的满意疗效，即肿瘤患者的生存期并没有因单纯攻邪而得到延长。因此中医中药应发挥辨证扶正的优势，配合西医治疗，从而最终达到使患者"带瘤生存"的目的。

4. 注重顾护胃气及调节睡眠、二便

刘教授对于各类肿瘤治疗均强调审证求因,谨守病机,辨证选药。组方用药强调顾护正气及胃气,调畅情志,调节睡眠及饮食二便,具体体现在以下几个方面。组方上力求平和,切忌药性太偏,大毒之品攻不宜过,滋养之品补不过腻。用药注意配合使用行气助运药,常用八月札、陈皮以理气和胃,鸡内金、谷芽、麦芽、山楂等健脾消食。同时避免化瘀破血类中药的滥用,防止耗伤人体正气,并引发出血或促进转移。此外,重视结合现代药理研究新成果,选择既符合中医辨证,又具有一定抗癌活性的药物,并尽量精简药味,力求一药多用。

临床上,刘教授大量使用药对、药组,以求相须为用或相反相成,使药效最大化。如黄芪与沙参同用,黄芪益气托毒,沙参养阴生津,使气能生津固津,津能载气生气,气津互用,阴阳相济。天冬、地黄与山茱萸同用可增强滋补肾阴的作用,并内寓滋阴清热之意,适用于肺癌之肺肾阴虚、乳癌之肝肾阴虚者。白术与莪术,健脾与消积,益气与活血并举,使活血消瘀而不伤正,益气生血而不留邪。石上柏与石见穿二药相伍,既增强清热解毒作用,又可活血无出血之虞,止血无留瘀之忧。夏枯草与海藻、生牡蛎同用可协同治疗局部瘤块,对未行手术、放化疗者尤宜。穿山甲与鳖甲两药相伍,消散局部癌肿,对于属阴虚而兼有瘀血者更为适宜。猫人参与葶苈子,泻肺利水,对肺癌胸水相须为用取其增效之意,且猫人参的健壮扶正作用可兼制葶苈子之峻猛伤正。徐长卿与金雀根二者同用,对于癌瘤骨转移而出现疼痛者可相须增效。

第八节　周　学　文

周学文(1938年生人)系国医大师,辽宁中医药大学教授。40年来一直工作在临床、教学及科研的一线,周教授以"精诚济世人,俯身做大医"的情怀,先后师承名老中医徐荫堂、孙宜林,国医大师李玉奇。尤擅于脾胃病的治疗,创毒热病因学,以痈论治溃疡病,首次系统地提出将中医外科"消、托、补"法应用于内科溃疡病及恶性肿瘤的治疗。

一、辨　治　思　路

中、重度慢性萎缩性胃炎,直至伴有肠上皮化生及异型增生等癌前病变是胃癌癌前病变的重要过程,如果能终止甚至逆转这一过程,将成为预防胃癌,甚至逆转胃癌的重要治疗方法。周教授认为毒热是导致这些病理改变的最为关键的因素。基于以毒热为纲的病机理论,开创了"以痈论治"的胃癌及癌前病变治疗方法。在具体辨证分型上,周教授博采众长,认为毒热蕴胃证是本病的基本证型,在此基础上有脾胃虚弱、气虚血瘀、肝郁脾虚等不同兼证。

1. 毒热蕴胃证

周教授认为毒热蕴胃是本病的常见证型。毒热病邪侵袭胃腑,胃失和降,浊阴不降,脾不升清。多见嗳腐吞酸,胃脘灼痛,口干口苦,急躁易怒,舌红苔黄或腻,脉弦数。其一,毒热之邪使胃腑气机运行失常,阻滞胃脘气机,血液运行不畅而致血瘀;而毒热之邪逼迫血络之血妄图运行,导致血溢脉外化生为瘀。气滞与瘀血,皆阻滞胃络,而致胃络不通,亦可致不通则痛。其二,毒热之邪,灼伤胃腑阴津精血,胃腑阴津精血不足,不能荣养胃腑,不荣则痛。

治法以清热解毒,化腐生肌为主。并在本病的治疗中加入中医外科的"消、托、补"法。

"消"法是在肿瘤初成时运用方药使其消散，防止毒邪蕴结而成脓，腐蚀胃黏膜。"托"法是指在肿瘤中期用补益气血以及透毒排脓的药物以扶正益气，透毒外出，防止毒邪内陷，为肿瘤中期，即成脓期的治疗原则。"补"法是指在胃癌后期应用补益的药物，使其正气恢复，助养胃黏膜，以期逆转病理过程的方法。"消、托、补"三法可根据病情而定，先后遣方用药，也可融于一方兼而施之。毒热蕴胃可选药物如黄连、苦参、黄芩、黄柏、野菊花、鱼腥草、败酱草等。

2. 脾胃虚弱证

脾胃位于中焦，是人体气机上下升降之枢纽，又为人体气血生化之源，脾胃一虚则诸症蜂起。周教授认为，阴液枯涸，胃络失养，脾失健运，脾胃虚寒可以作为胃癌的基本病机之一。其疾病的病初在于胃，以阴津损伤为先，但久病之后，则损及脾，以中气不足为主。此外，如若在胃阴亏虚日久基础上，还可以导致虚火内生，灼伤脾胃，演化为气阴两虚。治疗上应以健脾益胃为主，可首选药物黄芪，而沙棘、砂仁、白豆蔻同样亦可固护脾胃。

3. 气虚血瘀证

周教授根据胃病"久病多虚多瘀"的特点，结合内镜下黏膜、幽门螺杆菌（Hp）感染等因素，认为气血两虚亦为导致胃癌发生的关键之一。认为本病多为日久痼疾，多呈脾胃气虚证候。脾虚久之，则气血生化乏源，气虚不足以推血，血不行则必有瘀，血不通则生痛。临床症见胃脘疼痛固定不移，面色晦暗，舌质紫暗或有瘀斑，脉涩，兼有脘胀纳差、形体消瘦、神疲便溏等脾胃气虚表现。治法理应益气活血，可选药物苍术、厚朴、茯苓、白术、山药、黄芪、神曲、麦芽、鸡内金、当归、三七粉、赤芍等。

4. 肝郁脾虚证

湿热毒邪外侵，阻滞中焦，气血凝滞，脾胃不能运化，又有七情所伤，肝失疏泄，脾之升清与胃之降浊失司，中焦气滞，痞结不通。临床上常出现胃脘胀满疼痛、痞塞不舒、嗳气频作、苔薄白脉弦等症。对于此类证型，应以疏肝健脾和胃为主要治法。可选药物有柴胡、苍术、川楝子、厚朴、橘络、佛手、合欢花、谷精草、栀子、厚朴、陈皮、青皮等。

随着对胃癌病机的不断认识，周教授认为该病的病因病机颇为复杂，多脏腑受累，但本虚标实是其基本病机。其中，本虚以脾胃气阴两虚为主，标实则有气滞、血瘀、湿阻、热毒蕴胃等，且多呈兼夹之势。且发病初期为实多虚少，以实证为主，而后期以虚为主，虚实夹杂。但虽有气滞血瘀、脾胃虚弱、肝郁脾虚等基本证型，毒热蕴胃仍然是导致胃癌发生最为关键的病机，也是胃癌最重要的证型。

二、学 术 思 想

1. 继往开来，以痈论治

周教授承继其师李玉奇教授"以痈论治"的学术思想。进一步发展并丰富了这一学术思想，周教授提出"以痈论治"理念治疗胃癌临床之所以疗效显著是因为本病也有形成"内痈"的过程。同时本病与消化性溃疡同归属中医"胃脘痛""胃痛""胃痞"等病，病因病机相近，病变脏腑均在胃，与肝脾两脏相关。胃癌主要是因为饮食不节，饥饱失常，嗜食肥甘酒食，或由七情内伤，郁怒忧思过极及情绪紧张，引起肝气郁滞、横逆犯胃；或邪毒内侵，热由毒化，日久成"毒热蕴胃"，热盛肉腐而成痈。故毒热蕴胃为胃癌的基本病机，"清热解毒、消腐生肌"

为本病的基本治法。

2. 肝脾同调，通达气机

胃癌病位在胃，以脾胃为病变中心，可涉及肝胆等脏腑。脾胃一阴一阳，一升一降，一纳一化，相反相成协调为用，是中和之枢机。肝为风木之脏，主疏泄而藏血，其气升发，喜条达。脾升胃降功能发挥正常，又有赖于肝的疏泄。湿热毒邪外侵，阻滞中焦，气血凝滞，脾胃不能运化；又有忧思郁怒，七情所伤，肝失疏泄，使脾不得升，胃不得降，中焦气滞，痞结不通。临床上出现胃脘胀满疼痛、痞塞不舒、嗳气频作、苔薄白脉弦等症，并因情志刺激而变化。若使胃气通调，治病求本，当肝胃同治。故周教授以疏肝理气、健脾和胃为法，首选柴胡轻清，疏肝解郁；又配以苍术升发木气，燥湿醒脾；厚朴消积导滞，下气除满；疼痛较重可酌加川楝子、延胡索等行气止痛。肝气得疏，胃气得升，脾气得降，各奏其效。

3. 小剂轻方，以疗重疾

"小剂轻方"思想是根源于《黄帝内经》"甘补苦泄"思想，受历代医家影响形成的独特用药方式。总体上属于"五味体系"中"以淡养脾"范畴，有丰富的理论渊源支撑。周教授运用该思想主要通过对不同药物用量的调节及煎服方法的改变，达到调节药物气味，控制整体方剂走向的目的，使方剂更加符合脾胃功能，直入中焦，减毒增效。该思想与周教授常用药物及胃癌息息相关，该思想丰富了中医药理论基础，为临床中脾胃病的治疗提供了新方式。

第九节　周　岱　翰

周岱翰（1941 年生人）是国医大师，全国老中医药专家学术经验继承工作指导老师，广州中医药大学的首席教授。周岱翰教授曾师从岭南名医周子容、关济民，是现代中医肿瘤学学科奠基者之一，首倡放疗所致"放射病"按"热毒"论，创中药"直肠滴注""外敷"等肿瘤外治法，制定了实体瘤的中医肿瘤疗效评定标准，拓展"扶脾即所以保肺"之说，创肺癌"益气除痰"治疗大法，研制国内第一个肺癌中成药鹤蟾片。

一、辨治思路

周教授根据历代医家对肿瘤病因的认识和论述，结合临床经验，将肿瘤的病因概括为内伤病因和外源病因。针对肿瘤生理病理机制，推崇《黄帝内经》"病机十九条"与"运气七篇"的经旨，推崇三因制宜和治未病的治则。

1. 脾气亏虚证

胃气在人体生命活动中发挥着重要作用，肾之精气与之结合成元气以温煦、推动脏腑经络；肺之清气与之结合成宗气以响声音、司呼吸。胃气充盛，则胃可正常受纳、腐熟，将水谷精微四布人体，从而气血津液充盈，脏腑功能正常。周教授指出，恶性肿瘤的基本病机是本虚标实，胃癌发病以全身正气亏虚为本，正如《外证医案汇编》所云："正气虚则成岩。"对胃癌患者而言，上腹疼痛或痞满、腹胀、恶心呕吐等都是胃气虚损导致的胃气不降之表现，而食欲不振、神疲乏力、面色白则多责之为胃气虚损导致的脾气不升。

2. 痰湿结聚证

胃癌的病机虽总属本虚标实，周教授认为早期胃癌患者多有痰湿结聚的征象。患者常表现为上腹胀、满闷不适，食欲不振，可能伴有厌食油腻及饭后饱胀感，便下不匀甚至溏泄，舌淡红，苔薄白，脉细。治疗以六君子汤为主，治法上除了补益脾胃之气外，同时应重点放在调理气机上，药性多走而不守。方中可选用如佛手疏肝理气，和中化痰，药性柔和，兼治肝脾；亦可选用厚朴行气消积，燥湿除满；莱菔子消食导滞，降气化痰。

3. 肝胃不和证

肝与脾胃同处中焦，关系密切，肝属木，脾胃属土，脾胃气虚，则木旺而乘之。临床上，胃癌患者亦多出现胃脘胀满善太息，嗳气陈腐或呃逆频频，纳食减少或呕吐等相关症状，周教授多辨证为肝胃不和，治疗以疏肝和胃，降逆止痛为主。

4. 气滞血瘀证

气血相辅相成，"气为血之帅，血为气之母"。气滞血瘀是肿瘤发生的基本病机之一，离经之血亦为瘀血，瘀血是肿瘤形成发展的病因和病理产物。血瘀证，宜用活血化瘀法，常与行气药同用；寒凝血瘀者，宜配温里药以温通血脉；气虚血瘀者，宜配合补气药以加强祛瘀作用。临证常用活血祛瘀药有土鳖、水蛭、三棱、莪术、大黄、丹参、当归尾等。活血化瘀药依其作用强弱又可分为和血、行血、破血之类，前者药性平和，后者较为峻猛。破血药既可逐瘀生新，又具消癥散结止痛之效，一药多用，但不可久服。

5. 肝肾两虚证

晚期胃癌多出现肝脾肾精气虚损。此时患者癌毒的毒根深藏日久，耗伤气血津液，气血不行，瘀结胃脘，影响脾升胃降，临床可见饮食日少、形体消瘦的特点。这一阶段的治疗涉及三脏的气血阴阳平衡，周教授指出，这个阶段多用"升脾阳、滋肝肾"的方法，组方选用补中益气汤、二至丸、肾气丸等。

综上所述，肿瘤是一种全身属虚，局部属实，正虚邪盛，虚实夹杂的全身性慢性疾病，古称癥、瘕等病证。周师常言：中医学最重要的物质概念是气，最重要的生理功能是通，临床运用的精确辨证则是三因制宜，可谓上述肿瘤治疗方法画龙点睛之笔。临证强调在微观与宏观、辨证与认病、局部与整体、治标与治本、祛邪与扶正原则下合理运用"肿瘤治疗法"，方能提高临床疗效。

二、学术思想

1. 带瘤生存，尽早干预

周教授倡导中晚期肿瘤患者应"带瘤生存"，周教授认为，早期癌症病患，虽有肿块，尚未转移，为"正盛邪实"，宜"攻毒祛邪"为主，力求治愈；中期癌症病患，肿瘤渐增，邪正相持，治宜"攻补兼施"，或"攻多补少"；晚期癌症病患，肿瘤多已转移，邪毒得势嚣张，正气虚衰不支，若一味攻伐，反使病情恶化；若扶正培本，兼顾脾肾，"寓攻于补"，常能减轻症状，维持生机，使病患长期"带瘤生存"。此时可把无法根治的中晚期癌症看作慢性病，发挥中医辨证论治肿瘤的特色和优势，以实现改善症状，提高生存质量，乃至延长生存期的目的。"带瘤生存"不仅关注肿瘤局部，更关注患者的主观感受和生活质量（如心理、社会生活、主观满意程度等）的改善，与现代医学强调生存质量及生存时间是一致的。周教授主张不同肿瘤不同分期规范的中医、中西医结合个体化治疗策略，体现了"以人为本"，防止过度及不合理治疗。

周岱翰教授表示，对于晚期癌症患者，西医可用的办法不会很多，如果用中医辨证施治，通过对整体的"扶正"或调理，则可提高患者生活质量，这一点已得到业界共识。但需要注意的是，中医治疗肿瘤应该全程参与，如果在"无药可救"时才找中医，有可能已经错过了治疗的最佳时机。

2. 顾及旁脏，整体辨治

周教授指出，脾胃同居中焦，以膜相连，为气血生化之源，后天之本，故胃癌的核心病机以本虚为主，易及他脏，特别是肝脾肾三脏。又"脾为生痰之源"，若脾胃气虚，运化无力，则水湿易内停，从而凝结成痰，痰湿阻遏气机则见脘腹满闷，纳呆；水湿俱为阴邪，日久则阴盛阳虚，寒从中生，故见胃脘痛，纳差，大便稀溏，甚至完谷不化，舌胖边有齿痕，苔薄白。对此周教授善用六君子汤合理中丸为主方加减，方以党参 20g，白术 15g，生姜 6g，藤梨根 20g，白蔻仁 6g，法半夏 15g，陈皮 6g 为基础。肝与脾胃同处中焦，关系密切，肝属木，脾胃属土，脾胃气虚，则木旺而乘之。临床上，此类患者多出现胃脘胀满，善太息，嗳吐酸腐或呃逆频频，纳食减少或呕吐等相关症状，周教授多辨证为肝胃不和，治疗以疏肝和胃，降逆止痛为主。晚期胃癌多出现肝脾肾精气虚损。此时患者癌毒的毒根深藏日久，耗伤气血津液，气血不行，瘀结胃脘，影响脾升胃降，临床可见饮食日少、形体消瘦的特点。这一阶段的治疗涉及三脏的气血阴阳平衡，周教授指出，这个阶段多用"升脾阳、滋肝肾"的方法，组方选用补中益气汤、二至丸、肾气丸等化裁。

3. 药食同源，辨证施膳

周教授从"三因制宜"出发，推崇药食同源，以养五脏，临床处方用药常加入了药食两用之品，如大枣、粳米、生姜、饴糖等，食借药力，药助食威，以达到药攻食补。周教授针对不同时期、不同证型的胃癌患者施以不同的饮食指导，即"因人制宜"。如对于初期邪实正气尚充足的患者，饮食应清淡，易消化，用药上选用走而不守之品，烹饪方式选择煲汤、制羹或熬粥，易于服用又利于和胃；对于后期气血阴阳有所亏虚的患者，则应选用守而不走之品，如白术、黄芪，并可选用血肉有情之品以大补气血。对不同地区的患者还要注意"因地制宜"：如岭南人平素有喝凉茶、煲老火汤的传统习惯，可在胃癌患者的凉茶里加用夏枯草，以清肝火、散郁结；也可在煲汤时加入岭南地区民间常用药——五指毛桃以健脾补气。在"因时制宜"方面，除了要求食材应季外，还要注意根据五季应五味，五味调五脏来进行饮食结构的调整：胃癌患者尤需注意春、长夏及冬季的食疗。春季进食应"省酸，增甘"以助疏肝胃；长夏进食宜"减苦，增辛"，养心神，旺脾土；冬季进食应"减咸酸，增辛味"，助肾补肺，安养胃气。

第十节 李 佃 贵

李佃贵（1950 年生人）为国医大师，全国老中医药专家学术经验继承工作指导老师，河北省名中医，博士生导师。李佃贵教授一直躬身临床，学验俱丰，在治疗脾胃病方面形成了自己独到的见解和独特疗法。李教授独创的"解毒化浊法"治疗慢性萎缩性胃炎，打破了胃癌前病变不可逆转的传统理论。

一、辨 治 思 路

李教授认为胃癌为六淫外侵，七情内伤，饮食劳倦或禀赋不足，导致脏腑阴阳气血失调，正气亏虚，瘀血、痰湿、热毒等病邪合而成"浊毒"，胃癌病程缠绵留滞，聚而成瘤。

1. 痰气交阻型

痰气交阻型症见进食梗阻，脘膈痞满，甚则疼痛，情志舒畅则减轻，精神抑郁则加重，嗳气呃逆，呕吐痰涎，口干咽燥，大便干涩，舌红，苔薄腻，脉弦滑。治以开郁化痰，润燥降气。方药以化浊解毒基本方加减，以藿香、佩兰、砂仁芳香化浊，芳香之品悦脾醒脾，内消湿浊；白花蛇舌草、半枝莲、半边莲三者合用，加强了消肿清热解毒之功；加入丹参活血通络；茯苓健脾利湿；橘核、荔枝核化痰通络。

2. 浊毒内蕴型

浊毒内蕴型症见胃脘刺痛，痛时拒按，上腹肿块，肌肤甲错，眼眶黧黑，舌质黯紫或瘀斑，舌下络脉紫胀，脉弦涩。治以化浊解毒，活血散结。在化浊解毒基本方中全蝎、蜈蚣、壁虎等虫类药攻毒散结，通络止痛。

3. 津亏热结型

津亏热结型症见进食时梗涩而痛，水饮可下，食物难进，食后复出，胸背灼痛，形体消瘦，肌肤枯燥，五心烦热，口燥咽干，渴欲饮冷，大便干结，舌红而干，或有裂纹，脉弦细数。治以养阴生津，泻热散结。方药在化浊解毒基本方中加入沙参、麦冬清养肺胃，玉竹、天花粉生津止渴，甘草调和药性。

4. 气血两虚型

气血两虚型症见胃脘疼痛，肿块坚硬，恶心呕吐，甚可见严重消瘦，神疲倦怠，皮肤枯燥甲错，大量呕血，甚至腹水，舌质淡，苔薄白，脉沉细无力。治法以扶正为主，佐以祛邪。方药在化浊解毒基本方中加入党参、黄芪补脾益气，当归、川芎、熟地黄补血滋润，白术、茯苓健脾利湿，甘草调和药性。

二、学 术 思 想

1. 谨遵病机，浊毒为本

癌毒由六淫与疫疠及七情郁结、火热郁结、痰湿结聚、气滞血瘀等病邪形成，包括痰毒、瘀毒、热毒、湿毒、风毒、火毒、寒毒等。李教授根据多年临床经验及对当代人们生活起居、饮食规律的观察，提出了胃癌以气滞络瘀、浊毒内蕴为基本病机。患者多因感受外邪，饮食不节，忧思恼怒，而致脾胃损伤，中焦运化失职，清阳不升，浊阴不降，致水反为湿，谷反为滞。日久则气滞、血瘀、热郁、痰阻诸症而生，积湿不化而成浊，郁而不解而成热，热壅血瘀而成毒，终致浊毒内蕴，热毒伤阴，瘀阻胃络，气不布津，血不养经，胃体失于濡养，胃络受损，胃液枯竭，胃腺萎缩，终成胃癌。

2. 巧用虫药，攻守相辅

李教授在多年的临床工作中，在消化道肿瘤的诊治中灵活应用虫类药物，取得了较好的疗效。李教授认为胃癌治疗当遵循《黄帝内经》所言"坚者削之，客者除之""结者散之，留者攻之"的原则。胃癌早期多表现为气滞络瘀、邪实毒蕴，正气虚不显著，治疗以攻为主，临床多采用莪术、蜈蚣、全蝎、藤梨根、白花蛇舌草以破血逐瘀，宣通脏腑。全蝎味辛咸性平，有毒，入肝经，功能息风止痉、攻毒散结、通络止痛；《药性切用》言其："攻毒祛风。"全蝎能开血气之凝滞，解毒医疮，内消僵肿之毒，现用治癌肿即由此而引出。蜈蚣味辛性温，有毒，入肝经，功能息风止痉、攻毒散结、通络止痛。《医学衷中参西录》谓："走窜之力最速，内而脏腑，外而经络，凡气血凝聚之处皆能开之。性有微毒，而专善解毒，凡一切疮疡诸毒皆能消之。"且其通络止痛功效强于其他虫类药物，李教授认为用其治胃癌时取其善于通络止痛之功，其用量不可过大，不超过 3 条为宜。

3. 重视脾胃，生化有源

李教授谨遵《黄帝内经》所言："得谷者昌，失谷者亡。"李教授认为在胃癌的治疗过程中临床多应用苦寒攻伐之品，久之则易损伤人体阳气，致脾阳不振，李教授指出在胃癌的治疗过程中，可酌量加入桂枝、干姜、肉桂等中药以温中健脾，保护脾胃功能；针对脾胃虚弱，运化失司者常以茯苓、山药、砂仁以健脾助运，配以谷芽、麦芽以增强其助运消胀之功。调脾胃气之盛衰有无，直接关系到人体的生命活动。因此临床制方选药宜平和轻灵，少用味厚燥烈之属，禁忌苦寒滋腻之品，以顾护正气，抓住取得疗效的根本所在。

第十一节 潘 敏 求

潘敏求（1941 年生人）是国医大师，湖南省名中医。1968 年毕业于湖南中医学院，1978 年任湖南省肿瘤医院中医科主任。潘敏求教授为湖南省中医药研究院附属医院著名肿瘤防治专家，博士研究生导师，致力于中西医结合抗肿瘤的临床、教学、科研工作四十余年，在中医药治疗肿瘤方面自成体系，独具特色，疗效显著。

一、辨 治 思 路

1. 术后元气损伤，气血亏虚，补益气血为主

手术是胃癌的首选治疗方法，可完全治愈肿瘤，但术后患者气血亏虚，常见神疲乏力、少气懒言、面色无华、头晕、纳呆、舌质淡、苔薄白、脉细甚至细弱等。潘老认为此类患者，气血亏虚，正气未复，治疗以扶助正气为主，祛邪次之。潘老高度重视"正气存内，邪不可干"与"邪之所凑，其气必虚"的发病理论，注重把握好扶正与祛邪的尺度。脾胃相连，互为表里，为后天之本，胃属腑，以通为用，以降为顺，潘老强调胃癌术后患者的治疗应以健脾和胃、调整气机为主，继之以补脾益气、健胃消食、化瘀散结为主，佐以补肾健脾、益气生血、疏肝和胃。临床中，潘老以四君子汤加减补益脾气。方中以西洋参、黄芪、白术、茯苓、陈皮等补气健脾；枸杞子、女贞子、菟丝子补益肝肾；香附、郁金、莪术理气活血化瘀；重楼、半枝莲、白花蛇舌草清热解毒。

2. 化疗期间，正邪相争，扶正解毒为主

化疗药物在杀伤及杀死肿瘤细胞的同时也损伤人体的正常细胞，其产生的消化道反应和骨髓抑制是其最常见的毒副作用，是某些药物的限制性毒性反应，由此导致患者不能耐受化疗，造成化疗药物剂量及疗程的更改，甚至不能完成后续的治疗。化疗患者常出现恶心、呕吐、腹泻、纳呆、自汗、盗汗、舌质淡、苔薄白、脉细等症，"脾为后天之本"，《黄帝内经》云："五藏者，皆禀气于胃，胃者，五藏之本也。"李东垣在《脾胃论》中指出："内伤脾胃，百病由生。"临床中潘老以经验方脾肾方加减，善用人参、黄芪、白术、茯苓、山药等补益脾气。"肾为先天之本""肾藏精，主骨生髓""肾为五脏六腑阴阳之根本"。潘老认为骨髓抑制与肾精受损、缺乏来源有关，化疗药物引起骨髓抑制明显者治疗宜以健脾补肾生髓为主，临证中以枸杞子、女贞子、山茱萸补肾阴，以菟丝子、巴戟天、淫羊藿等补肾阳，以补骨脂、牛膝、骨碎补等补肾壮骨，血虚明显者，常辅以当归、鸡血藤补血活血。

3. 放化疗后，正复邪存，应调补脾肾

脾胃互为表里，纳运协调，燥湿相济，升降相因。潘老认为胃癌患者消化道功能减退和免疫功能降低，放化疗可使脾胃更虚，甚至脾虚及肾。因脾胃健运依赖肾阳的温煦、肾精的充养，故潘老治疗肿瘤强调保护胃气，正所谓"留一分胃气则留一分生机""有胃气则生，无胃气则死"，故健脾和胃、温补脾肾为大多数胃癌患者放化疗后的治疗大法，可提高机体免疫力，防止肿瘤复发及转移。

二、学 术 思 想

1. 分期证治，补虚、活血、祛毒并重

潘老认为胃癌的基本病机是瘀、毒、虚 3 个方面，临床治疗根据胃癌的不同时期进行辨证施治，灵活应用。胃癌术后，气血亏虚，宜补益气血为主；化疗期间，正邪相争，以扶正解毒为主；放化疗后，正复邪存，应调补脾肾。始终不忘扶正祛邪，平调阴阳，随证加减，并嘱患者一定要定期检查，调摄饮食，未病先防。

2. 扶正祛邪，平调阴阳，随证加减

潘老在临床中特别强调个体化用药，因人而异，随证加减，或急则治标，或虚则治本，或标本同治。如肿瘤合并消化道梗阻，病程短，病情急者，在原发肿瘤基本方的基础上加生大黄、芒硝等；病程长，病情反复，常伴有便秘、腹胀、腹痛者，加枳壳、厚朴、肉苁蓉等；肿瘤晚期由于自身的消耗及慢性失血者，常见气血亏虚之象，治疗宜以扶正补虚为主，常以四君子汤合归脾汤加减以补益气血、补脾生血；肿瘤合并胸腔积液、腹腔积液者，症见胸闷气促，不能平卧，或腹胀满甚，双下肢水肿者，临床常选用四君子汤合五皮饮加减以健脾益气、利水消肿。潘老在临床中从不忘扶正与解毒抗癌并用，"大积大聚，衰其大半而止，盖恐过于攻伐，伤其气血也"，强调机体阴阳的平衡；用以毒攻毒之虫类药软坚散结、活血化瘀以解毒抗癌，如蜈蚣 1 条（去头足），或者全蝎 3g 研末冲服，但因虫类药物对肝肾功能的损害，不建议患者长期服用，嘱定期更方。

3. 定期检查，调摄饮食，未病先防

《素问·四气调神大论》载："是故圣人不治已病治未病。"潘老在临床中特别强调"未病先防"，注重肿瘤的预防，争取做到早发现、早诊断、早治疗，特别强调高危人群的筛查。如胃癌的高危人群常有不良的饮食习惯（包括饮食不节、饮食不规律、饥饱失调、恣食肥甘厚腻、暴饮暴食、嗜食烟熏和/或煎烤类食品、食用霉变食品、吸烟酗酒），确诊有萎缩性胃炎、胃息肉、胃溃疡等病变者；或多年前因胃良性疾患做胃大部切除、近期又出现消化道症状者。

此类患者应及时就医，定期进行上消化道钡餐或胃镜检查以明确诊断。潘老根据《黄帝内经》中"未病先防"理念，临床实践中强调患者注重正气的调摄，做到"虚邪贼风，避之有时""恬淡虚无，真气从之，精神内守，病安从来""养正邪自除"。

第十二节　王晞星

王晞星（1959 年生人）是国医大师，第四批全国老中医药专家学术经验传承工作指导老师，卫生部有突出贡献中青年专家，博士研究生导师。从事中医临床、科研、教学工作余载，对脾胃病及肿瘤的研究有较深造诣。王教授倡导"和法"治病的观点，对胃肠功能性疾病治疗效果显著且极具经验，擅于运用中医的"和法"结合现代科学研究成果治疗肿瘤，走出了一条中医药现代创新的道路。

一、辨治思路

（一）辨证论治

胃癌治疗以辨证为基础，王老师根据临床表现特点将胃癌分为以下 4 型辨证论治。

1. 肝胃不和型

症状：胃脘胀痛，窜及两胁，嗳气反酸，呕吐反胃，饮食减少，进行性消瘦，口苦心烦，大便干结，舌质红，苔薄黄，脉弦细。治法：疏肝和胃，软坚散结。

方药：四逆散加减。柴胡 10g，白芍 18g，枳实 15g，半夏 10g，陈皮 10g，三棱 10g，莪术 30g，威灵仙 30g，八月札 30g，山慈菇 30g，浙贝母 30g，蜈蚣 6g，甘草 6g。

2. 痰毒瘀结型

症状：胸闷膈满，胃脘刺痛，心下痞硬，恶心纳呆，大便色黑，甚则呕血，肌肤甲错，面色晦暗，舌质紫暗或有瘀斑，舌苔黄或黄厚，脉沉细涩。治法：化痰解毒，活血散结。

方药：小陷胸汤合温胆汤加减。瓜蒌 30g，半夏 10g，黄连 6～10g，竹茹 10g，枳实 10g，半夏 10g，陈皮 10g，茯苓 10g，菝葜 30g，藤梨根 30g，山慈菇 30g，莪术 30g，石见穿 30g，郁金 15g，砂仁 10g，浙贝母 30g，甘草 6g。

3. 肝胃阴虚型

症状：胃内灼热，嘈杂不舒，食后脘痛，纳食不香，两胁胀痛，口干欲饮，便干溲黄，五心烦热，舌质红或有裂纹，苔薄黄或有花剥，脉弦细。治法：养阴柔肝和胃，化痰活血散结。

方药：一贯煎合四逆散加减。生地黄 15g，当归 10g，沙参 30g，麦冬 15g，川楝子 15g，柴胡 10g，白芍 18g，枳实 15g，八月札 30g，莪术 30g，蜈蚣 6g，山慈菇 30g，浙贝母 30g，甘草 6g。

4. 脾虚气滞型

症状：身疲乏力，喜卧懒言，食少纳呆，呕吐痰涎，腹胀便溏，或排便不畅，肢体浮肿，舌淡胖，苔白滑或厚腻，脉沉细。治法：健脾理气，解毒散结。

方药：香砂六君子汤加减。党参 10g，白术 15g，茯苓 15g，半夏 10g，陈皮 10g，木香 10g，砂仁 10g, 莪术 30g, 山慈菇 30g, 菝葜 30g, 野葡萄藤 30g, 白花蛇舌草 30g, 甘草 6g。气虚明显加生黄芪 30g; 血虚加阿胶 12g, 当归 10g, 女贞子 15g, 鸡血藤 30g; 纳呆加神曲 10g, 谷麦芽各 15g, 鸡内金 15g。

（二）辨病论治

胃癌疾病过程中可有出血、疼痛、呕吐、反流等表现, 严重影响患者生活质量, 甚至危及生命。王教授在临床诊治中针对患者之所苦, 强调在辨证基础上辨病为先急则治标。

1. 贲门癌术后或以反流症状为主

当处以健脾和胃降逆。方药: 六君子汤合四逆散加减。党参 10g, 白术 15g, 茯苓 15g, 半夏 10g, 陈皮 10g, 柴胡 10g, 白芍 18g, 枳实 15g, 砂仁 10g, 郁金 15g, 莪术 30g, 浙贝母 30g, 乌贼骨 30g, 甘草 6g。

2. 以呕吐为主

当处以和胃降逆止呕。方药: 温胆汤合旋覆代赭汤加减。竹茹 10g, 枳实 10g, 制半夏 10g, 陈皮 10g, 茯苓 15g, 旋覆花 12g, 代赭石 30g, 砂仁 10g, 神曲 10g, 谷芽、麦芽各 15g, 甘草 6g。阴虚加麦冬 15g, 石斛 15g; 幽门梗阻加葶苈子 30g, 大黄 6～10g, 防己 10g, 川椒 10g; 吻合口狭窄加郁金 15g, 瓦楞子 30g, 柴胡 10g, 白芍 18g, 枳实 15g。

3. 出现出血甚至呕血倾向时

当处以清热和胃, 降逆止血。方药: 半夏泻心汤加减。半夏 10g, 黄连 6～10g, 黄芩炭 10g, 炮姜 10g, 地榆 30g, 白及 30g, 茜草 15g, 仙鹤草 15～30g, 三七参 3～6g (冲), 大黄炭 10g, 血余炭 30g, 甘草 6g。

4. 以疼痛为主

当处以活血理气止痛。方药: 逍遥散加减。当归 10g, 白芍 18g, 柴胡 10g, 白术 15g, 茯苓 15g, 半夏 10g, 陈皮 10g, 百合 15g, 乌药 15g, 川楝子 10g, 延胡索 15g, 五灵脂 15g, 砂仁 10g, 莪术 30g, 八月札 30g, 甘草 6g。肝转移疼痛, 重用延胡索 30～60g, 加郁金 15g, 片姜黄 30g。顽固性疼痛酌用虫类药, 如蜈蚣 1～2 条, 土鳖虫 10g, 僵蚕 15～30g, 露蜂房 6～10g。制酸止痛用乌贼骨, 浙贝母, 瓦楞子各 30g。

二、学 术 思 想

1. 病机复杂, 唯和能调

正虚、痰浊、瘀血、癌毒形成相互影响的因果链, 肿瘤多表现为虚实夹杂、脏腑不和、气血不调、寒热互见等病机比较复杂的病症, 如消化系统肿瘤多见肝脾不调、肝胃不和、脾胃不和、寒热不调等; 呼吸系统肿瘤多见气阴不和、肺脾不调等; 泌尿生殖系统肿瘤多见阴阳失调; 乳腺癌及甲状腺癌多见肝脾不调、肝气不调、痰气交阻、肝胃不和、营卫不和等; 晚期肿瘤及放化疗后多见气血不和、脾胃不和、脾肾不调等, 均突出表现为不和或不调的病机特点; 同时, 肿瘤病情险恶顽固, 病症变化多端, 纯攻、纯补均难以契合病机, 唯有采用"和法", 从多个工作节点和环节上发挥作用, 兼顾正邪、调和各脏、寒热并用、补泻兼施、升降配合等, 纠正肿瘤导致的功能性及器质性紊乱, 才能使失衡的阴阳气血重新达到动态平衡, 方可愈病。正如周学海在阐述和法时所说: "凡用和解之法者, 必其邪气之极杂者也……寒热并用, 燥湿并用,升降敛散并用，非杂乱而无法也，正法之至妙也。"

2. 中西医学，包容共进

肿瘤是难治性疾病，病情险恶顽固，单一方法很难达到理想的治疗效果。中医始终讲求博采众长，海纳百川，善于吸取现代医学之长，并与之和谐包容、和谐共进。在我国，中西医结合独具特色，共同努力为肿瘤患者谋福祉。正如《国语·郑语》所说："和实生物，同则不继。"

3. 以人为本，带瘤生存

在肿瘤的治疗中贯穿"和法"的思维，还有一个更重要的意义，即首先考虑患肿瘤的"人"，其次才是肿瘤。通盘考虑，适度治疗，正确处理好"人"与"肿瘤"的关系，才有可能使患者带瘤长期生存。以人为本，带瘤生存，实际上就是"和"的理念在肿瘤治疗中的最好体现。

4. 扶正祛邪，标本兼顾

王教授认为恶性肿瘤最基本的病理特点是正虚邪实，虚实夹杂，以正气为本，邪气为标，故肿瘤的治疗离不开扶正、祛邪两个方面，扶正祛邪是肿瘤的基本治则。扶正应贯穿肿瘤治疗的始终，而祛邪则随肿瘤的不同时期及治疗阶段的特点而灵活应用。强调扶正以祛邪，攻不伤正，补不滞邪。治疗首先应顾及正气的盛衰，攻邪也必须考虑患者的正气恢复问题。肿瘤治疗的整个过程，无论早期还是晚期，均应时时注意顾护脾胃，治病留人。顾护了人体的正气之本，即抓住了疗效的根本所在。"和法"是扶正祛邪治则在肿瘤治疗领域的深化和延伸。

5. 病证合参，相得益彰

中医善于取现代医学之长，并与之和谐共进。王教授在肿瘤的治疗中注重中西并举、病证合参，在不违背中医辨证施治原则的前提下，根据不同肿瘤的发病部位和性质特点等特殊情况，有选择地应用某些经现代药理学实验研究证实具有抗肿瘤活性的中药，使遣方用药更具针对性，做到病有主药，药有专司，可达事半功倍的效果。通过辨证整体调理、辨病局部治癌，从而提高疗效。王老师治疗常见肿瘤选择用药：食管癌多选用急性子、威灵仙、冬凌草、天龙、山慈菇等；胃癌多选用菝葜、藤梨根、野葡萄藤、白花蛇舌草、山慈菇等；结直肠癌多选用苦参、牡丹皮、白花蛇舌草、红藤、椿根皮、薏苡仁等；肝癌多选用莪术、八月札、半枝莲、石见穿、山慈菇、蜈蚣、白花蛇舌草、郁金等；肺癌多选石上柏、石见穿、芙蓉叶、壁虎、鱼腥草、浙贝母等；乳腺癌多选用夏枯草、芙蓉叶、橘叶、猫爪草、穿山甲等；膀胱癌多选用白花蛇舌草、土茯苓、百合、龙葵、黄柏、苦参等；头颈部肿瘤多选用金银花、山豆根、冬凌草、玄参、生牡蛎、皂角刺、猫爪草等；宫颈癌多选用土茯苓、白花蛇舌草、黄柏、牡丹皮、红藤等；脑肿瘤多选用天竺黄、蛇六谷、石菖蒲、远志、天龙、地龙等；恶性淋巴瘤多选用山慈菇、猫爪草、夏枯草、生牡蛎等；骨转移疼痛多选用知母、黄柏、补骨脂、骨碎补、蜈蚣、地鳖虫等。

6. 内外合治，彰显优势

王老师认为恶性肿瘤作为一种复杂险恶的顽疾，单靠内治一法，似难有重大突破。肿瘤是全身疾病在局部的体现，治疗肿瘤，应将局部辨证与整体辨证、宏观辨证与微观辨证有机地结合起来，充分利用各种给药方法，重视内外兼治，一方面运用内服药进行机体的综合调养，另一方面在此基础上配合外治法，采用多途径、多手段治疗肿瘤，包括中药外治法、非药物治疗等，如中药外敷、含漱、足浴、灌肠、穴位注射等。对于晚期肿瘤脾胃吸收功能减弱者，应用外治法可避免药物对胃肠的不良影响，这也是贯彻"以人为本""顾护胃气"原则的具体落实。

参 考 文 献

陈云云，2010. 刘尚义治疗恶性肿瘤经验 [J]. 中医杂志，51（S1）：109-110.

董筠，2014. 周仲瑛辨证论治晚期胃癌学术思想 [J]. 山东中医杂志，（7）：589-590.

杜艳茹，张纨，李佃贵，2010. 李佃贵治疗胃癌前病变经验举要 [J]. 江苏中医药，42（1）：15-16.

顾军花，刘嘉湘，2017. 刘嘉湘教授"扶正治癌"理论核心及运用方法 [J]. 中国中西医结合杂志，37（4）：495-499.

郝然菊，2015. 王晞星教授治疗老年晚期胃癌临证经验 [D]. 太原：山西省中医药研究院.

郝然菊，李宜放，王晞星，2016. 王晞星教授治疗老年晚期胃癌中"和"法的应用 [J]. 中医临床研究，8（10）：58-59.

何峰，2015. 朱良春扶正消癥法治疗恶性肿瘤经验 [J]. 中医杂志，56（17）：1453-1455.

何任，2005. 何任医学经验集 [M]. 杭州：浙江科学技术出版社.

何任. 1998. 何任临床经验辑要 [M]. 北京：中国医药科技出版社.

李佃贵，王彦刚，娄莹莹，2009. 李佃贵治疗胃癌前病变经验 [J]. 世界中医药，4（1）：19-20.

李富民，汪一晗，白光，2020. 国医大师周学文"小剂轻方"治疗脾胃疾病思想探究 [J]. 中华中医药杂志，35（11）：5542-5544.

李海文，潘华峰，袁玉梅，等，2013. 慢性萎缩性胃炎以痈论治探讨 [J]. 山西中医，29（2）：1-3.

李和根，2005. 刘嘉湘治疗胃癌经验述要 [J]. 辽宁中医杂志，32（7）：642.

李宜放，2012. 王晞星学术思想与临床经验总结及晚期胃癌证治规律研究与生存评价 [D]. 北京：北京中医药大学.

李宜放，郝淑兰，2011. 王晞星教授治疗胃癌经验 [J]. 中国民间疗法，19（2）：15-17.

李玉奇，1998. 以痈论治萎缩性胃炎纵横谈 [J]. 辽宁中医杂志，（9）：8-10.

刘佳琴，杜小艳，潘敏求，2017. 潘敏求治疗胃癌经验 [J]. 湖南中医杂志，33（4）：22-24.

刘西强，顾冬梅，沙滨，等，2016. 朱良春治疗肿瘤扶正思想探析 [J]. 中国中医基础医学杂志，22（5）：612-613.

卢伟，沈政洁，程海波，2016. 运用癌毒病机理论辨治胃癌的探析[J]. 南京中医药大学学报，32（2）：101-103.

吕泽康，2017. 国医大师朱良春教授诊治疑难病经验研究 [D]. 南京：南京中医药大学.

毛宇湘，刘启明，杜朋丽，等，2022. 慢性萎缩性胃炎浊毒蕴胃证相关症状初步研究 [J]. 河北中医，44（7）：1061-1064.

石绍顺，陈民，张立，2010. 周学文教授"以痈论治"思想在治疗消化系统疾病中的临床运用 [J]. 新中医，42（6）：130-131.

孙洁，王坤根，林友宝，等，2015. 基于病案的国医大师何任胃痛证治经验探析 [J]. 浙江中医药大学学报，（7）：520-522，536.

谭唱，赵宇栋，徐丹华，等，2018. 国医大师徐景藩辨治胃癌术后经验探析 [J]. 中医药导报，24（23）：28-30.

唐东昕，杨柱，刘尚义，2016. 刘尚义"引疡入瘤、从膜论治"学术观点在肿瘤诊治中的应用 [J]. 中医杂志，57（20）：1732-1734.

王杰，赵润元，杜艳茹，2018. 李佃贵教授治疗胃癌经验 [J]. 时珍国医国药，29（10）：2505-2506.

王镜辉，杨柱，唐东昕，等，2017. 国医大师刘尚义教授诊治胃癌用药特点的挖掘分析 [J]. 云南中医学院学报，40（2）：85-88.

王玉涛，肖景东，2019. 周学文以痈论治胃溃疡及 "毒热" 病因病机研究［J］. 中医临床研究，11（16）：55-57.

徐子亮，刘华珍，1996. 李玉奇博士医案 4 则［J］. 吉林中医药，16（3）：6-7.

许婉，孙明瑜，2020. 国医大师刘嘉湘以益气养阴法治疗胃癌术后经验［J］. 上海中医药杂志，54（12）：28-30.

张晓男，赵妮妮，汪欣文，2021. 王晞星运用半夏泻心汤治疗胃癌经验［J］. 中国民间疗法，29（16）：20-22.

张雪梅，周学文，2015. 周学文教授治疗慢性萎缩性胃炎经验［J］. 辽宁中医药大学学报，17（6）：235-237.

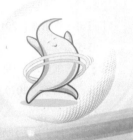

第七章

治疗胃癌的常用中药

恶性肿瘤以正虚为本，邪实为标，治疗以"扶正祛邪"为原则。扶正培本可用益气健脾，温肾化阳，滋阴养血，养阴生津等法；祛邪常用清热解毒，行气化湿，化痰软坚，活血化瘀等法。目前研究表明具有抗肿瘤作用的中草药达上百种，如：冬凌草、黄药子、半枝莲、半边莲、穿心莲、八月札、山慈菇、石上柏、石见穿、夏枯草、龙葵、白花蛇舌草、天南星、急性子、牛黄、猫爪草、泽漆、青黛、壁虎、瓜蒌、全蝎、僵蚕、蟾酥、山海螺、白英、藤黄、仙鹤草、山豆根、猪苓、斑蝥、三棱、莪术、人参、灵芝、薏苡仁、雄黄、砒霜等。本章选取部分"扶正祛邪"常用中药，对其在胃癌治疗中的现代研究做一简述。

第一节 清热解毒药

肿瘤作为正虚邪实之病，热毒病机最为常见。"癌毒"偏于热性，清热解毒法是中医肿瘤学的重要治法之一，唐代孙思邈的《备急千金要方》中载有："凡除热解毒，无过苦酸之物。"清热解毒法按《素问·至真要大论》"温者清之""治热以寒"要旨，选用清热降火、清解泄毒的中药以祛除肿瘤病邪。现代医学认为，不规律的饮食、长期吸烟饮酒等是胃癌前病变的重要诱因。《温热论》载"酒客里湿素盛"，过食膏粱厚味易致湿邪停滞于内，湿易伤脾，脾失升清，致气滞湿阻，久郁化热成毒，蕴阻中焦，胃络失于滋润濡养，日久导致黏膜受损，发为胃癌。据此病机，临床根据健脾利湿、清热解毒的治疗原则，应用清热解毒类中药治疗胃癌及胃癌前病变。现代药理研究发现，清热解毒类中药抗胃癌作用主要与其诱导胃癌细胞凋亡、抑制侵袭转移有关。

一、单味药物及其活性成分

1. 金银花

金银花为忍冬科植物忍冬（*Lonicera japonica* Thunb.）的干燥花蕾或带初开的花。味甘，性寒，归肺、心、胃经。具有清热解毒，疏散风热之功效。《本草正》曰："其性微寒，善于化毒。故治痈疽肿毒，疮癣，杨梅，风湿诸毒，诚为要药。"

金银花清热利湿，疏肝利气，活血破瘀，能有效减轻胃癌初期患者腹痛，增大其食量。绿原酸为金银花的活性成分之一。现代研究表明，绿原酸能抑制胃癌 SGC-7901 细胞的增殖，并通过上调细胞质中凋亡诱导因子 AIF 的表达，降低线粒体膜电位和促进 AIF 从线粒体转移至细胞质，诱导细胞凋亡。

2. 连翘

连翘为木犀科植物连翘 [*Forsythia suspensa*（Thunb.）Vahl] 的干燥果实，味苦，性微寒，归肺、心、小肠经，具有清热解毒，消肿散结，疏散风热之功效。《神农本草经》曰："主寒热，鼠瘘，瘰疬，痈肿，恶疮，瘿瘤，结热。"

连翘乙醇提取物能浓度和时间依赖地抑制 BGC-823 细胞增殖；其所含环氧木质素单体化合物连翘Ⅴ（phillyrin）、连翘脂素Ⅵ（phillygenin）、表松脂素Ⅶ（epipinoresinol）能抑制人胃癌细胞株 SGC-7901 生长。连翘苷可抑制胃癌 HGC-27 细胞增殖、迁移、侵袭及炎症因子 TNF-α 和 IL-6 的表达，其作用机制可能与下调细胞中 LINC00342 的表达有关。

3. 三叶青

三叶青为葡萄科植物三叶崖爬藤（*Tetrastigma hemsleyanum* Diels et Gilg）的新鲜或干燥块根，味微苦，性平，具有清热解毒，消肿止痛，化痰散结之功效，其有效化合物包括黄酮类、三萜类、酚类、有机酸类、甾体类等。其中，三叶青黄酮能促进 SGC-7901 细胞凋亡，抑制胃癌细胞生长。

4. 蒲公英

蒲公英为菊科植物蒲公英（*Taraxacummongolicum* Hand. -Mazz.）、碱地蒲公英（*Taraxacum borealisinense* Kitam.）或同属数种植物的干燥全草。味苦、甘，性寒，归肝、胃经。具有清热解毒，消肿散结，利尿通淋之功效。

蒲公英根提取物（DRE）的主要成分为蛋白质与多糖。研究发现，DRE 能通过线粒体途径诱导胃癌细胞 MGC-803 细胞凋亡，抑制 MGC-803 细胞的活力与迁移能力，阻滞细胞周期于 G_2/M 期。蒲公英及其提取物对体外培养的 BGC-823、人胃低分化腺癌 SGC-7901 细胞具有抑制作用，能下调 BGC-823 细胞 MMP-2、LIMK1、MMP-9、FAK 的表达，抑制肿瘤细胞迁移和侵袭；并通过下调 TGF-β1、mTOR 因子的表达，抑制癌细胞的增殖。

5. 白花蛇舌草

白花蛇舌草为茜草科植物白花蛇舌草（*Hedyotis diffusa* Willd.）的干燥全草，其味甘、淡，性凉，具有清热解毒、消肿止痛的功效。白花蛇舌草提取物能剂量和时间依赖地减少胃癌细胞 BGC-823、SGC-7901 端粒酶数量，抑制肿瘤细胞生长。白花蛇舌草总黄酮可抑制胃癌 BGC-823 细胞 CLIC4 蛋白的表达，减少恶性肿瘤间质的形成，阻止肿瘤的浸润与转移；能抑制肿瘤细胞 DNA 复制，阻滞肿瘤细胞增殖周期，促进肿瘤细胞凋亡。

6. 半枝莲

半枝莲为唇形科植物半枝莲（*Scutellaria barbata* D.Don）的干燥全草，味辛、苦，性寒，归肺、肝、肾经，具有清热解毒、化瘀利尿之功效。

半枝莲在临床上是一种常用的抗癌组方药物，被广泛用于治疗胃癌、肠癌、肺癌、妇科恶性肿瘤。研究发现，半枝莲提取物能浓度依赖地抑制 SGC-7901 细胞的增殖；半枝莲黄酮类化合物能下调胃癌细胞 uPA、Survivin 蛋白表达，上调 PTEN，抑制 Survivin 对 VEGF 的正调控和增强 PTEN 对 VEGF 的负调控，以下调 VEGF 表达，抑制胃癌细胞增殖，诱导胃癌细胞凋亡，进而达到抑制肿瘤细胞迁移和阻断肿瘤血管生成的效果。

7. 土茯苓

土茯苓为百合科植物光叶菝葜（*Smilaxglabra* Roxb.）的干燥根茎，味甘、淡，性平，归肝、胃经，具有解毒，除湿，通利关节之功效。

研究发现土茯苓能浓度依赖地抑制胃癌细胞系 SGC-7901 和 BGC-823 细胞的增殖，是胃癌的潜在治疗药物。对幽门结扎所致的实验性胃溃疡小鼠模型干预研究发现，赤土茯苓苷能减少胃黏膜脂质过氧化反应，减少自由基损伤，促进胃液分泌，提高胃液 pH，从而保护胃黏膜，减少溃疡的发生；土茯苓合剂可以缓解食管贲门癌患者症状，从滴水不入转为能进食半流质食物或软食。

8. 山豆根

山豆根为豆科植物越南槐（*Sophora tonkinensis* gagnep.）的干燥根和根茎。味苦，性寒，有毒，归肺、胃经。此药具有清热解毒，消肿利咽之功效。

山豆根可用于胃癌等多种癌症，红车轴草苷、苦参碱等为其主要活性成分。其中，红车轴草苷在一定时间和剂量范围内能显著抑制人低分化胃癌细胞 MKN45 细胞增殖；苦参碱可诱导胃癌 SGC-7901 细胞自噬和凋亡，并能将 SGC-7901 细胞阻滞在 G_0/G_1 期，进而抑制肿瘤细胞增殖。

9. 藤梨根

藤梨根为猕猴桃科植物软枣猕猴桃 [*Actinidia arguta*（Sieb. et Zucc）Planch. exmiq.] 的根。味淡、微涩；性平。此药具有清热利湿，祛风除痹，解毒消肿，止血之功效。

藤梨根治疗胃癌与其所具有的清热解毒和利湿消肿功效有关。其多糖（ACPS）通过提高免疫功能及下调 PCNA、p53 的表达抑制小鼠胃癌原位移植瘤生长，ACPS 能通过调借 Bcl-2 家族蛋白参与的细胞凋亡途径诱导胃癌 MFC 细胞凋亡；藤梨根总三萜化合物（熊果酸、齐墩果酸）通过增加 miR-630，下调核转录因子 Snail 及 N-Cadherin，抑制 BGC-823 胃癌细胞的侵袭迁移；同时，熊果酸和齐墩果酸可通过抑制 HIF-1α、VEGF 表达抑制胃癌细胞 SGC-7901 增殖。

二、复　方

以三叶青为主，配以黄芪、人参皂苷制成的金芪片对包括胃癌在内的恶性肿瘤均有一定的效果。胃癌前病变患者服用由苦参、蒲公英、柴胡、八月札、黄连、冬凌草、枳实、三七粉、生薏苡仁、白术、藤梨根、石菖蒲组成的连英化浊解毒汤，能增加机体免疫力，消除胃壁细胞异常增殖和分化，降低 COX-2 水平。

以藤梨根、虎杖根、水杨梅根组成的解毒三根汤是浙江省中医院肿瘤科治疗胃癌等消化道恶性肿瘤的有效验方，三药合用共奏清热解毒、化痰散结、活血散瘀、祛风除湿，痰毒共治抗肿瘤之功效。由藤梨根、虎杖根、水杨梅根、党参、茯苓、白术等组成的藤梨根制剂能下调胃癌细胞 MMP-2、MMP-9 及 SDF-1 表达，抑制胃癌 SGC-7901 细胞增殖和迁移。

第二节　扶正固本药

正气不足以致癌毒实邪结聚成癥是恶性肿瘤形成的基本病机,正不胜邪而内伏癌毒流窜扩散是恶性肿瘤转移复发进展的关键，扶正培本是恶性肿瘤中医治法的重要组成部分。胃癌及胃癌前病变患者多素体脾虚，其或因感邪损伤脾胃，脾气虚损，运化失常，气血乏源，致胃体失养；而正气不足，无力鼓邪外出，使邪气存于脾胃，日久痹阻胃络，致胃黏膜损伤，腺体萎缩，进而发为胃癌。据此病机，周仲瑛教授认为，胃癌治疗关键在于"消癌解毒、扶正祛邪"；柴可群教授提出胃癌治疗应遵循"扶正为本，祛邪有度，全程调神，随证而治"的治则。扶正着眼于平衡调稳人体经络、气血、阴阳、脏腑功能，以提高机体的抗病能力，扶正固本类中药（以补气为主）的应用常贯穿于恶性肿瘤综合治疗的全过程。现代药理研究发现，扶正固本类中药抗胃癌作用主要体现在免疫调节、化疗增敏等方面。

一、单味药物及其活性成分

1. 人参

人参为五加科植物人参（*Panaxginseng* C. A.mey.）的干燥根和根茎，味甘、微苦，性微温，归脾、肺、心、肾经，具有大补元气，复脉固脱，补脾益肺，生津养血，安神益智的功效。用治癌瘤中属气血亏虚、气阴两伤、久病正虚致虚极欲脱者或邪实气虚者。

人参是药食同源中药材，其皂苷类成分具有良好的抗肿瘤活性，能抑制胃癌细胞的增殖、侵袭及迁移。体外细胞实验发现，人参皂苷 Rg3 联合 IGF-1 可通过调控 PI3K/AKT 信号通路活性，干扰胃癌 BGC-823 细胞内 CaM 的表达，进而诱导胃癌 BGC-823 细胞凋亡。人参皂苷 Rg5 可有效抑制胃癌 BGC-823 细胞的增殖，降低细胞凋亡因子 Bcl-2 蛋白的表达，上调 Bax 蛋白的表达，促进 BGC-823 细胞凋亡。

2. 黄芪

黄芪为豆科植物蒙古黄芪 [*Astragalusmembranaceus*（Fisch.）Bge. var. *mongholicus*（Bge.）Hsiao] 或膜荚黄芪 [*Astragalusmembranaceus*（Fisch.）Bge.] 的干燥根，味甘，性微温，归肺、脾经，具有补气升阳，固表止汗，利水消肿，生津养血，行滞通痹，托毒排脓，敛疮生肌的功效。用治癌瘤中证属气虚水停者。

黄芪性微温，味甘，为补气要药，对正气及脾胃功能具有良好的保护作用，在调节代谢功能紊乱、免疫功能失衡方面具有较为显著的临床疗效。体外细胞研究发现，黄芪多糖能提高胃癌细胞对洛铂的敏感性，该作用与黄芪多糖调控胃癌细胞 PCNA、MDR1、XIAP、Survivin 基因表达有关。黄芪建中汤能有效缓解胃癌患者临床症状，调控 Kaiso、Flotillin-1 表达。在常规 FOLFOX 化疗方案治疗基础上加用黄芪注射液联合丹参注射液治疗胃癌，可明显降低 VEGF 及 CEA 水平，抑制肿瘤生长，减轻药物毒副作用，延长患者生存时间，提高临床疗效。

3. 太子参

太子参为石竹科植物孩儿参 [*Pseudostellaria heterophylla*（Miq.）Pax ex Pax et Hoffm.] 的干燥块根，味甘、微苦，性平，归脾、肺经，具有益气健脾，生津润肺的功效。用治癌瘤中证属正气不足、气血亏虚致气血凝滞者。

胃癌大多因虚而发，脾胃虚弱为其发病的基本因素，临床治疗应调补脾胃之气以扶正固本。同时，肿瘤患者多病久体虚，正气严重损耗，用药不宜峻猛大补。太子参长于补气健脾，其效与人参相近，但药力较之薄弱，以"清补"见长，具有补虚而不峻烈、益气但不升提、生津却不助湿的特点，适宜需要补益而又不宜大补之肿瘤等病证。现代研究表明，太子参乙酸乙酯对人胃癌 MGC-803 细胞具有抑制作用，其细胞毒活性可能与环肽类化合物有关；太子参活性成分刺槐素对人胃癌细胞 MGC-803 具有抑制增殖及诱导细胞凋亡的作用。

4. 当归

当归为伞形科植物当归 [*Angelica sinensis*（Oliv.）Diels] 的干燥根，味甘、辛，性温，归肝、心、脾经，具有补血活血，调经止痛，润肠通便之功效。与他药伍用可治癌瘤中证属久病血虚血瘀者。

阿魏酸为当归主要活性成分，现代研究表明，阿魏酸能不同程度地诱导胃癌 MGC-803 细胞凋亡；当归补血汤合用蒿芩清胆汤能有效调节胃癌化疗患者胃肠激素，改善中医证候，减轻胃肠道反应。

5. 白芍

白芍为毛茛科植物芍药（*Paeonia lactiflora* Pall.）的干燥根。味苦、酸，性微寒，归肝、脾经。具有养血调经，敛阴止汗，柔肝止痛，平抑肝阳之功效。用治癌瘤中属阴血不足、肝气郁结者。

研究发现，白芍总苷能剂量依赖性地调节凋亡相关基因表达，诱导胃癌 BGC-823 细胞的凋亡；白芍组方——小归芍颗粒能改善胃癌前病变患者其临床症状，逆转腺体萎缩、肠上皮化生和异型增生，治疗组总有效率为 90.76%。

6. 灵芝

灵芝为多孔菌科真菌赤芝 [*Ganoderma lucidum*（Leyss. ex Fr.）Karst.] 或紫芝（*Ganoderma sinense* Zhao，Xu et Zhang）的干燥子实体。味甘，性平；归心、肺、肝、肾经。具有补气安神，止咳平喘的功效。用治癌瘤中证属瘀血阻滞者。

研究发现，灵芝多糖能增加荷瘤小鼠 Bax 基因表达，抑制 Bcl-2 基因表达、肿瘤细胞凋亡，抑制胃癌肿瘤生长。灵芝烯酸 B（GAB）能够通过诱导 Oct4 去 SUMO 化修饰途径，激活 G_0 期的胃癌侧群细胞，诱导发生细胞周期时相后移，使其暴露于常规化疗药物顺铂的作用区间，实现胃癌侧群细胞化疗增敏，降低胃癌患者对化疗药物顺铂的耐受性。灵芝孢子油能增强免疫细胞的生理活性，恢复缺损的机体免疫系统功能；能显著抑制 BGC-823 细胞增殖和迁移，促进胃癌细胞凋亡，具有抗胃肿瘤的作用。

7. 铁皮石斛

铁皮石斛为兰科植物铁皮石斛（*Dendrobium officinale* Kimura et Migo）的干燥茎。味甘，性微寒；归胃、肾经。具有益胃生津，滋阴清热的功效。用治癌瘤中证属久病阴虚者。

研究发现，高剂量铁皮石斛多糖能调节与 DNA 损伤、氧化应激和炎症相关细胞因子表达，诱导细胞凋亡，抑制癌变速率，能预防胃癌的发生。铁皮石斛提取物能够降低胃癌组织 S1P、VEGF、SPHK1、S1PR1 基因表达，抑制血管新生，阻断胃癌的发生。鲜铁皮石斛能改善胃癌术后低热乏力患者精神状态，使体力恢复正常。

8. 熟地黄

熟地黄为玄参科地黄属植物地黄（*Rehmanniaglutinosa* Libosch.）的块根，经加工蒸晒而成。味甘，性微温；归肝、肾经。具有补血滋阴，益精填髓的功效。常与生晒参等参熟伍用，用治癌瘤或癌瘤化疗后气血亏虚已极之者。

熟地黄水提液能降低异变染色体之间交换单体概率，抑制细胞发生突变，具有潜在抑制肿瘤细胞增殖的活性。六味地黄汤能有效提高晚期胃癌患者细胞免疫和体液免疫，治疗晚期胃癌；

六味地黄丸能抑制胃癌细胞增殖，阻滞细胞周期进展，促胃癌细胞凋亡。

二、复　　方

人参黄芪汤与 5-氟尿嘧啶（5-Fu）联用，能增强 5-Fu 对胃癌 MGC-803 的增殖抑制作用，降低癌细胞克隆，减弱癌细胞迁移能力，阻滞细胞期于 G_0/G_1 期，促进癌细胞凋亡。由党参、生黄芪、生白术、补骨脂、石见穿、白花蛇舌草、蚤休、生薏仁组成的扶正抗癌冲剂，能显著提高晚期胃癌患者辅助性淋巴细胞（Th）数量、Th/Ts（抑制性 T 淋巴细胞）比率及其产生 IL-2 和 IFN-r 的能力，并能降低机体免疫抑制因子 sIL-2R 水平，其对胃癌细胞具有直接抑制和杀伤作用，具有扶正与抗癌双重功能。黄芪四君子汤通过调节肿瘤微环境中 IL-6、IL-8 等细胞因子水平，干预肿瘤细胞免疫应答过程，进而抑制肿瘤的进展；其与化疗药物联用，能增加化疗敏感性，提高治疗效果。

第三节　活血化瘀药

中医学认为"久病必瘀"。胃癌的发生经历了慢性非萎缩性胃炎—慢性萎缩性胃炎—胃黏膜肠上皮化生-胃黏膜异型增生-胃癌的演变过程，是多因素、多阶段及多基因变异的综合病变。这种长期的病理损伤为外邪、内伤等诸多因素导致胃络瘀阻奠定了基础。临床研究表明，虚、瘀、毒是胃癌前病变病机核心。瘀的本义是指血积不行。《说文解字》曰："瘀，积血也。"是指体内血液停滞于一定处所。慢性萎缩性胃炎等胃癌基础病变多以脾胃虚弱为本，脾虚日久则湿热之邪聚积，继而成瘀入里、入络，瘀停胃络，瘀阻血脉而发病；周学海在《读医随笔·承制生化论》中提出："气虚不足以推血，则血必有瘀。"气与血如影随形，脾气亏虚，日久无力推动血液运行，血行不畅，停留于血管内而成瘀，瘀成则可见胃脘刺痛、固定不移、舌质紫暗等表现。现代研究表明，胃黏膜层、黏膜下层血管内皮细胞增生，血管腔变窄，可致局部组织供血量减少，使细胞长期处于低氧状态，诱发肿瘤的发生和进展，这与中医的"瘀血"相一致。胃癌前病变环节之一黏膜上皮异型增生可归为"癥瘕"一类的病症，是一种古人由于条件所限肉眼无法观察到的极其微小的癥瘕，是由于脾胃虚弱或外感病邪、饮食不慎、邪气直中脾胃等各种内外因使脾胃运转功能出现问题，瘀毒互结导致的病证。据此病机，临床常用活血化瘀中药治疗胃癌，主要药物有艾叶、丹参、莪术、三七、川芎、当归等。

一、单味药物及其活性成分

1. 川芎

川芎为伞形科植物川芎（*Ligusticum chuanxiong* Hort.）的干燥根茎。味辛，性温。归肝、胆、心包经。具有行气开郁，祛风燥湿，活血止痛功效。川芎为血中之气药，殆言其寓辛散、解郁、通达、止痛等功能。《日华子本草》曰："治……一切血，补五劳，壮筋骨，调众脉，破症结宿血，养新血，……瘰疬瘿赘，……及排脓消瘀血。"

川芎嗪为川芎所含主要活性成分，其能够时间、浓度依赖地抑制人胃癌细胞株 SGC-7901

中 MDR1、GST- π 的表达,抑制肿瘤细胞增殖;抑制 PI3K/Akt/m TOR 通路活化,调控其下游凋亡和自噬相关蛋白表达,同时通过激活 ROS 介导的 AMPK-Cyt-c-Caspase 凋亡信号通路,诱导人胃癌 SGC-7901 细胞凋亡和自噬。川芎嗪可通过激活 AMPK α,抑制 EMT 途径及胃癌诱导的人脐静脉血管内皮细胞(HUVEC)增殖介导的血管新生,从而抑制胃癌细胞的侵袭和迁移,p53 和 AIFM2 可能为川芎嗪抗胃癌侵袭迁移作用中 AMPK α 下游潜在的靶点。

2. 丹参

丹参为唇形科植物丹参(*Salviamiltiorrhiza* Bge.)的干燥根和根茎。味苦,性微寒。归心、肝经。具有活血祛瘀,通经止痛,清心除烦,凉血消痈功效。《神农本草经》曰:"心腹邪气,肠鸣幽幽如走水,寒热积聚,破癥除瘕,止烦满,益气。"《名医别录》曰:"养血,去心腹痼疾,结气,腰脊强,脚痹,除风邪留热。久服利人。"临床常用治胃癌属血热瘀血内阻者。

现代研究表明,丹参所含二氢丹参酮 I、丹参酮 II A、隐丹参酮均具有抗肿瘤活性。二氢丹参酮 I 可通过活性氧介导的氧化应激诱导胃腺癌 AGS 细胞凋亡,抑制 HIF1 α 和 NOS2 的表达,抑制 AGS 细胞的抗氧化应激,提高胃癌患者的总生存率;动物实验证实,二氢丹参酮 I 可以在 HCG27 和 AGS 人胃癌细胞中启动活性氧生成,诱导氧化应激和细胞凋亡,可通过阻碍 PI3K/AKT/GSK-3β 信号通路相关蛋白转导,抑制人胃癌细胞 MKN-45 增殖,并诱导凋亡。丹参酮 I 能下调 cmy-c、Bcl-2 以及上调 p53bax 基因表达,促进细胞凋亡,抑制人胃癌 MGC-803 肿瘤细胞生长。丹参酮 II A 可剂量、时间依赖地下调 COX-2 及 NF-κB 通路相关蛋白表达,抑制 COX-2 转录及 COX-2/PGE2、NF-κB 通路信号转导,从而抑制人胃癌细胞增殖,促进肿瘤细胞凋亡;丹参酮 II A 调控胃癌细胞的增殖和凋亡的作用还与抑制 STAT3 转录活化、抑制端粒酶活性和 hTERT 基因表达等有关;丹参酮 II A 可上调自噬相关基因表达 Beclin-1,促进自噬标志蛋白 LC3-I 向 LC3-II 转化及自噬调控蛋白 PTEN 表达,诱导人胃癌 SGC7901 细胞自噬;可抑制 MKN-45 细胞相关基因蛋白 CD44V6,促进黏附分子 E-cadherin 蛋白表达,进而抑制胃癌 MKN45 细胞侵袭和转移;此外,丹参酮 II A 可抑制胃癌细胞对阿霉素的耐药,其与 DOX 联用能减少耐阿霉素细胞株 SNU-719R 及 SNU-620 细胞的 G_2/M 期细胞,增加 p21、p53、Bax 和 LC3B-II 表达水平,降低 cyclin B1、CDK1、Bcl-2 和 p62 的表达水平。

隐丹参酮可以降低幽门螺杆菌感染引起 CagA 蛋白表达介导的 SHP2 蛋白和磷酸化 SHP2 蛋白的表达,抑制胃癌细胞 AGS 细胞的增殖、迁移和侵袭;隐丹参酮呈剂量依赖性地抑制人胃癌细胞 HGC-27 和 AGS 生长,可抑制 cyclin D1、p-STAT3 蛋白表达,将 HGC-27 细胞阻滞在 G_1/G_0 期,与三氟胸苷(FTD)联用具有协同抗胃癌作用;隐丹参酮能时间、剂量依赖地抑制人胃癌 BGC-823 细胞增殖,上调 GSK-3β 蛋白及 mRNA 表达,降低 Dvl2、β-catenin、Cyclin D1 蛋白及 mRNA 表达,通过 miR-124 靶向抑制 PKM2 基因的转录表达,抑制胃癌细胞的侵袭转移;隐丹参酮可抑制人胃癌 SGC-7901 细胞增殖及其 VEGFmRNA 的表达,浓度依赖地诱导胃癌细胞凋亡。异隐丹参酮通过增加 p53、p21 表达,降低 Cyclin D1、Bcl-2 表达,抑制胃癌 BGC-823 和 SGC-7901 细胞增殖,增加细胞 G_0/G_1 阻滞和凋亡。

3. 莪术

莪术为姜科植物蓬莪术(*Curcuma phaeocaulis* Val.)、广西莪术(*Curcuma kwangsiensis* S.g. Lee et C. F. Liang)和温郁金(*Curcuma wenyujin* Y. H. Chen et C. Ling)的根茎。味辛、苦,性温;归肝、脾经;具有行气破血,消积止痛功效。《药性论》曰:"能治女子血气心痛,破痃癖冷气,以酒、醋磨服,效。"

作为活血化瘀之峻药，莪术少量应用可以开胃进食，中量可以行气消滞，大量可以破血消积，是临床上治疗瘀血疼痛、癥瘕积聚的要药。远在公元 6 世纪的《日华子本草》一书中就曾记载其"治一切气，开胃消食，……消瘀血"，《证类本草》也说到其："主心腹痛，……食饮不消。"《卫生家宝方》曾有记载："一切冷气，抢心切痛，发即欲死，久患心腹痛时发者，此可绝根：蓬莪术二两（醋煮），木香一两（煨）。为末，每服半钱，淡醋汤下。"《杨氏护命方》记载："小肠脏气非时，痛不可忍：蓬莪术，研末，空心，葱酒服一钱。"

现代研究表明，莪术具有防止慢性萎缩性胃炎癌前病变的作用，能改善胃组织微循环、增加血流量，使局部缺血缺氧得到改善，从而有利于炎症的吸收，使萎缩腺体恢复，肠化和异型增生消退。莪术及其莪术油、莪术醇等活性成分具有直接抑制胃癌细胞 BGC-823 增殖和转移，诱导胃癌细胞凋亡，逆转胃癌细胞 SGC-7901/CDDP 耐药及与氟尿嘧啶等药联用提高疗效等作用，上述作用与增强机体免疫力、抑制血管生成有关。莪术醇通过下调 PCNA 基因表达，上调 P27 基因表达抑制人胃癌 BGC-823 细胞裸鼠皮下移植瘤的生长；此外，莪术醇与 5-氟尿嘧啶联用能增强胃癌细胞对化疗药物的敏感性，促进 5-氟尿嘧啶诱导的肿瘤细胞凋亡；和奥沙利铂联用可通过上调 Caspase-3 的表达和下调 Bcl-2 的表达，增强奥沙利铂对裸鼠胃癌移植瘤细胞的抑制作用。应用肿瘤疫苗激发荷瘤宿主产生抗肿瘤免疫反应以治疗肿瘤或接种人群预防肿瘤的主动免疫治疗是目前肿瘤生物治疗有效的方法之一，以莪术醇修饰构建的 MFC 肿瘤细胞疫苗对 MFC 细胞的攻击均有明显的抵抗作用，其可激发特异性细胞介导的免疫应答，改善抗肿瘤免疫从而达到抑瘤作用。

蟾皮莪术汤辅助化疗治疗可有效改善胃癌患者的中医证候积分，降低患者血清 VEGF、MMP-9、内皮抑制素及肿瘤标志物 CEA、CA199、CA724 水平，改善免疫功能，阻断病情。

4. 三棱

三棱为黑三棱科植物黑三棱（*Sparganium stoloniferum* Buch. -Ham.）的干燥块茎。味辛、苦，性平。归肝、脾经。具有破血行气，消积止痛的功效。《本草正义》曰："通肝经积血，……。"《本草经疏》曰三棱："从血药则治血，从气药则治气，老癖癥瘕积聚结块……此所以能治一切凝结停滞有形之坚积也。"三棱含有芒柄花素、豆甾醇、β-谷甾醇、常春藤皂苷元以及反式-11-二十碳烯酸等活性成分。现代研究表明，三棱散水提物通过调控 NF-κB p65 及 cyclin D1mRNA 表达，能时间和浓度依赖地抑制人胃癌 SGC-7901 细胞增殖，诱导其凋亡；三棱芒柄花素等成分可抑制胃癌 MGC-803 细胞增殖，并可通过细胞凋亡信号通路诱导肿瘤细胞凋亡。

临床三棱、莪术常配伍应用。古籍记载，《证类本草》曰三棱："治妇人血脉不调，心腹痛，落胎，消恶血，补劳，通月经，治气胀""莪术治一切气，开胃消食，消瘀血"。《本草备要》曰："莪术，消瘀通经，开胃化食。"《医学衷中参西录》言："三棱、莪术……性皆微温，为化瘀血之要药。"研究表明，三棱、莪术具有抗炎、镇痛、改善血液微循环等作用，对于慢性萎缩性胃炎具有良好的防治作用；同时，在胃癌防治方面，三棱、莪术组方可通过降低人胃癌细胞 SGC-7901 移植瘤裸鼠血清 COX-2、VEGF 和 bFGF 水平，抑制肿瘤生长。

5. 艾叶

艾叶为菊科植物艾（*Artemisia argyi* Lévl.et Vant.）的干燥叶。味辛、苦，性温；归肝、脾、肾经。具有温经止血，散寒止痛功效。现代研究表明，野艾叶、蕲艾乙酸乙酯提取物和正丁醇提取物具有较强的抑制幽门螺杆菌生长的作用，乙酸乙酯提取物能诱导人胃癌细胞株 SGC-7901 细胞凋亡；健脾和胃艾灸可减轻中晚期胃癌（脾胃虚寒证）患者疲倦、恶心呕吐、疼痛、失眠、食欲丧失、腹泻、吞咽困难、反流和进食受限等症状，提高患者的总体生活质量。

6. 白及

白及为兰科植物白及［*Bletilla striata*（Thunb.）Reichb.f.］的干燥块茎。味苦、甘、涩，微寒。归肺、肝、胃经。具有收敛止血，消肿生肌的功效。现代研究表明，对进展期胃癌术中进行白及顺铂微粒和 ^{125}I 近距离放化疗协同治疗，可减少药物的毒副作用，延长患者生存期；在西咪替丁注射液治疗的基础上加用生白及，对胃癌引起的上消化道大出血具有较好的止血作用。

7. 三七

三七为五加科植物三七［*Panax notoginseng*（Burk.）F.H.Chen］的干燥根和根茎。味甘、微苦，性温；归肝、胃经。具有散瘀止血，消肿定痛的功效。《本草从新》曰："散血定痛。"

在癌前病变阶段，三七及其总皂苷可通过激活 JNK 信号通路，诱导胃癌前增生性细胞凋亡发生，抑制炎性反应延缓胃黏膜组织的恶性进展进而保护胃黏膜，并通过调控胃黏膜 hedgehog 信号通路中关键因子的表达，起防治萎缩性胃炎癌前病变作用。在肿瘤发生进展阶段，三七总皂苷通过阻断 WNT/β-catenin 通路，上调死亡受体 5 的表达，显著抑制胃癌细胞系 SGC-790、BGC-823、MKN-4 及 MKN-28 的增殖、侵袭、迁移能力，诱导胃癌细胞凋亡。

8. 红花

红花为菊科植物红花（*Carthamus tinctorius* L.）的干燥花。味辛，性温。归心、肝经。具有活血通经，散瘀止痛的功效。《本草纲目》载："活血润燥，止痛散肿，通经。"

现代研究表明，红花具有一定的抗肿瘤作用，其主要活性成分为红花多糖、红花黄色素、羟基红花黄色素 A。其中，红花多糖能浓度依赖地抑制人胃癌 BGC-823、SGC-7901 细胞增殖，诱导其凋亡；红花黄色素能够抑制胃癌荷瘤小鼠肿瘤组织中 CD44、EGFR 的表达，抑制胃癌的侵袭转移；羟基红花黄色素 A（HSYA）在体外能抑制血管内皮细胞和肿瘤细胞的增殖，促进肿瘤细胞凋亡。

二、复　方

气虚夹瘀型胃黏膜上皮异型增生患者使用太子参、丹参、黄芪、砂仁、莪术、三七、虎杖、白花蛇舌草、山慈菇组成的扶正消瘀方治疗可获良效，能有效改善患者胃黏膜异型的增生程度，改善胃黏膜损伤状态，显著降低胃镜下黏膜状态总分。膈下逐瘀汤出自《医林改错》，由五灵脂、当归、川芎、桃仁、牡丹皮、赤芍、延胡索、红花等组成，具有活血祛瘀、行气止痛的功效。研究表明，膈下逐瘀汤可以改善胃癌前病变患者乏力症状，清除 Hp 感染；与西药联用，能改善胃癌患者凝血功能，纠正患者的凝血状态，提升治疗疗效。

第四节　化痰散结药

痰凝与肿块的形成相关。《丹溪心法》载 "凡人身上中下有块者，多是痰" "痰挟瘀血，遂成窠囊"。《杂病源流犀烛》指出："而其为物，则流动不测，故其为害，上至巅顶，下至涌泉，随气升降，周身内外皆到，五脏六腑俱有。"生动论述了"痰随气动、无处不到"的特点，与肿瘤的侵袭转移有一定相似性。胃癌可归为"痞满""胃脘痛""呃逆"等范畴，《疡科心得集》云："瘿瘤者，非阴阳正气所结肿，乃五脏瘀血浊气痰滞而成。"其病因病机包括饮食失节、外感六淫、久病体虚、情志不遂等。晚期胃癌患者由于脾胃运化失职，津液停滞形成湿邪，凝而为痰；或素体湿盛，加之饮食失节，湿蕴生痰；或脾伤至气结，气机、津液阻滞，凝而为痰，故治疗应以化痰散结为原则。徐晶钰等基于临床与基础研究，提出胃癌"痰环境"致病说，认为胃癌的缺氧微环境可归属于"痰"环境，类似于内环境的"痰污染"，治疗胃癌当从清化"痰污染"环境入手，以消痰散结为大法，阻断或逆转上皮-间充质转化（epithelial-mesenchymal transitions，EMT），从而抑制胃癌侵袭、转移。化痰散结是临床辨治胃癌的一大治法。

一、单味药物及其活性成分

1. 半夏

半夏是天南星科植物半夏 [*Pinellia ternata*（Thunb.）Breit.] 的干燥块茎。味辛，性温；有毒。归脾、胃、肺经。具有燥湿化痰、降逆止呕、消痞散结的功效。《本草图经》曰："主胃冷，呕吐。"《药性论》曰："消痰涎，开胃健脾，止呕吐，去胸中痰满，下肺气，主咳结。新生者摩涂痈肿不消，能除瘤瘿气。气虚而有痰气，加而用之。"《日华子本草》曰："治吐食反胃，霍乱转筋，肠腹冷，痰疟。"临床用于治消化道癌瘤中属痰湿内阻者。

半夏的主要有效成分半夏总生物碱（total alkaloids from Pinellia ternate，TATP），能抑制人胃癌 SGC-7901 细胞的增殖，降低集落形成率，并具有损伤癌细胞 DNA 的作用。现代研究表明：姜半夏乙醇提取物可诱导人胃癌 SGC-7901 细胞凋亡；有效抑制人胃癌 SGC-7901 细胞的生长和总 ATP 酶活力，并使 SGC-7901 细胞发生细胞壁边缘毛刺、细胞体积缩小等形态学变化，同时使细胞折光度和贴壁能力下降；可降低 SGC-7901 细胞内 pH，升高肿瘤细胞外的 pH，减少细胞内外 pH 梯度；对 SGC-7901 细胞的 V-ATP、NHE1 基因表达有明显的抑制作用。通过幽门结扎法构建胃溃疡大鼠模型证实了半夏健胃滴丸对大鼠胃黏膜具有保护作用，发现了半夏抗胃溃疡的作用。以半夏为君药的半夏泻心汤能够显著降低 N-甲基-N-硝基-亚硝基胍结合情志刺激或饥饱失常法导致的雄性 SD 大鼠胃黏膜 B 细胞淋巴瘤-2 蛋白表达，进而诱导细胞凋亡，从而发挥逆转胃癌前病变的作用。

2. 天南星

天南星为天南星科植物天南星[*Arisaema erubescens*（Wall.）Schott]、异叶天南星（*Arisaema heterophyllum* Bl.）或东北天南星（*Arisaema amurense* Maxim.）的干燥块茎。味苦、辛，性温；有毒。归肺、肝、脾经。具有散结消肿的功效。《本草蒙筌》曰："散跌扑即凝瘀血，坠中风不语稠痰。利胸膈下气堕胎，破坚积诛痈消肿。"《景岳全书》曰："善行脾肺，坠中风实痰，利胸膈。"

研究表明，天南星醇提取液对体外培养的胃癌细胞 BGC-823 的增殖有抑制和诱导凋亡的作用。天南星水提取物可改善胃癌模型大鼠胃功能，能浓度依赖地调控 PKM2、mTOR 的表达；可促进胃癌模型大鼠癌组织细胞凋亡，抑制癌组织细胞增殖；通过调控 Bcl-2、PI3K、Akt 的表达诱导胃癌细胞凋亡。体外实验证实，生南星水煎剂能时间、浓度依赖地降低缺氧诱导因子 1α（HIF-1α）mRNA 和蛋白的表达，抑制缺氧诱导的胃癌细胞的侵袭力。

3. 山慈菇

山慈菇为兰科植物杜鹃兰 [*Cremastra appendiculata*（D.Don）*Makino*]、独蒜兰

[*Pleione bulbocodioides*（Franch.）Rolfe] 或云南独蒜兰（*Pleione yunnanensis* Rolfe）的干燥假鳞茎。味甘、微辛，性凉。归肝、脾经。具有清热解毒，化痰散结的功效。《本草新编》记载："山慈姑，玉枢丹中为君，可治怪病。大约怪病多起于痰，山慈姑正消痰之药，治痰而怪病自除也。或疑山慈姑非消痰之药，乃散毒之药也。不知毒之未成者为痰，而痰之已结者为毒，是痰与毒，正未可二视也。"《本草拾遗》中记载："山慈菇，则名金灯，即其花也。能散坚消结，化痰解毒，其力颇峻，故诸家以为有小毒，并不以为内服之药。""山慈菇，主痈肿疮瘘，瘰疬结核等，昔人用醋磨敷，今人亦入药中。"

现代研究表明，山慈菇水提取物对胃癌 HGC-27 细胞增殖的抑制作用，与其抑制 PI3K/Akt 信号通路中的 Akt 活性有关。杜鹃兰假鳞茎乙醇提取物中分离出的醋酸乙酯萃取物对胃癌（BGC-823）细胞表现出非选择性中等强度的细胞毒性。

4. 浙贝母

浙贝母为百合科植物浙贝母（*Fritillaria thunbergii* Miq.）的干燥鳞茎。味苦，性寒。归肺、心经。具有清热化痰止咳，解毒散结消痈的功效。《本草正》曰："大治肺痈肺痿，咳喘，吐血，衄血，最降痰气，善开郁结，止疼痛。"用治癌瘤证属痰热者。

现代研究表明，贝母乙素可明显增加化疗药多柔比星的敏感性，非毒性剂量的贝母乙素与多柔比星联用可抑制胃癌细胞 BGC-823 的增殖，使磷酸化的 AKT 以及 CyclinD1 的表达下调。浙贝母的乙醇提取物和水提物尚有抗幽门螺杆菌的活性。

5. 桑白皮

桑白皮为桑科植物桑（*Morus alba* L.）的干燥根皮。味甘，性寒。归肺经。具有泻肺平喘，利水消肿的功效。《名医别录》曰："去肺中水气，唾血，热渴，水肿，腹满，胪胀，利水道……。"

研究表明，桑白皮黄酮化合物桑辛素可通过下调 c-Myc 的表达抑制胃癌细胞的增殖和肿瘤的生长。桑皮根素、桑呋喃 G、桑酮 G、桑酮 M 和桑根酮 D 均可抑制十四烷酰佛波醇乙酸酯（TPA）与细胞受体的结合，桑酮 H 和桑根酮 A、桑根酮 D 对促癌因子杀鱼菌素的蛋白激酶 C 有剂量依赖的抑制作用，对促癌因子鸟氨酸脱羧酶（ODC）活性的诱导有抑制作用。

6. 昆布

昆布为海带科植物海带（*Laminaria japonica* Aresch.）或翅藻科植物昆布（*Ecklonia kurome* Okam.）的干燥叶状体。味咸，性寒。归肝、胃、肾经。具有消痰软坚散结，利水消肿的功效。《神农本草经疏》曰："昆布……咸能软坚，其性润下，寒能除热散结，故主十二种水肿、瘿瘤聚结气、瘘疮。东垣云：瘿坚如石者，非此不除，正咸能软坚之功也。详其气味性能治疗，与海藻大略相同。"

昆布有效成分昆布多糖硫酸酯（Laminarin sulphate，LAMS）能下调胃癌细胞 Bcl-2mRNA 及基因蛋白表达下降，使胃癌细胞对 5-Fu、MTX、MMC、EPI、CTX 的敏感度增加、有效作用时间延长。昆布多糖具有抗肿瘤作用，作用途径包括间接促进细胞吞噬作用和非特异性免疫，通过控制细胞的凋亡进而控制癌细胞肿瘤细胞数量，增加癌细胞对治疗药物的敏感性及抑制肿瘤血管的生成。由昆布、仙鹤草、藤梨根、人参等组成的昆参颗粒，具有解毒消积，健脾补虚的作用，对进展期胃癌有较好的临床疗效；少林佛手昆布胶囊联合化疗治疗晚期胃癌，可显著改善症状、提高生存质量。

7. 牡蛎

牡蛎为牡蛎科动物长牡蛎（*Ostrea gigas* Thunberg）、大连湾牡蛎（*Ostrea talienwhanensis*

Crosse）或近江牡蛎（*Ostrea rivularis* Gould）的贝壳。味咸，性微寒。归肝、胆、肾经。具有重镇安神，潜阳补阴，软坚散结的功效。《本草纲目》曰："化痰软坚，清热除湿，止心脾气痛，痢下，赤白浊，消疝瘕积块，瘿疾结核。"

研究表明，牡蛎天然活性肽可通过膜受体产生特定的细胞信号，下调靶基因 Bcl-2、mt p53 表达，上调 c-myc、Fas、p16、p21WAFl/CIPI 等基因表达，通过 Fas/FasL 途径抑制 BGC-823 细胞增殖，干预细胞周期等相关基因的表达，使胃腺癌细胞阻滞于 G_0/G_1 期；能促进 DNA 水解酶表达，水解 DNA，引发凋亡，从而对人胃腺癌细胞增殖产生明显的抑制与诱导凋亡作用。

二、复　方

消痰散结方通过上调裸鼠人胃癌细胞 SGC-7901 皮下移植瘤模型肿瘤组织 RUNX3 蛋白表达水平，下调 NF-κB p65 蛋白表达，抑制瘤体生长，并维持裸鼠体质量；另外，消痰散结方可使 MKN-45 人胃癌裸鼠原位移植瘤的微卫星位点 D2S123、D5S346 的变异趋于稳定，有助于抑制肿瘤细胞微卫星的不稳定性；能下调胃癌组及癌旁近端组、远端组微血管密度和 VEGF-A/VEGFR-2 的表达水平。

临床研究发现，姜半夏、陈皮、姜竹茹等组成的化痰散结汤可降低晚期胃癌化疗患者 CD3、CD4、CD4 /CD8、CD16、CD57 水平，改善患者免疫功能，能下调 IL-6、IL-8、CRP 水平缓解机体炎症反应，并一定程度上减轻化疗的毒副作用。基于胃癌细胞系 mGC803 的研究表明，半夏、天南星、浙贝母等组成的化痰散结方含药血清可能通过调控 miR-27a-5p、miR-33b-3p 等 miRs 的表达抑制胃癌的发生发展，其在改善荷瘤动物生存质量方面优于 5-氟尿嘧啶。

第五节　理气解郁药

《丹溪心法》中指出："气血冲和，万病不生，一有怫郁，诸病生焉，故人身诸病，多生于郁。"脏腑功能失调与胃癌前疾病的发病密切相关，位多在脾胃，与情志相关。七情所伤，肝失条达，导致气机不畅或肝郁日久化火；肝气犯胃，则脾胃运化失职，水湿痰浊停聚，日久成积，气滞、痰凝、血瘀、热毒等病理产物逐渐积累。现代医学研究发现，胃肠在内外环境的刺激下会释放神经递质反馈于大脑，使人产生情志变化，而脑作为指挥中枢，亦通过释放脑肠肽调节中枢神经系统、肠神经系统以及胃肠道效应细胞，从而调节胃肠功能，实现脑肠的反馈与负反馈，在人体中产生各种生理效应。脑-肠轴的存在使得胃肠道疾病与情志疾病之间关系密切。《黄帝内经》言："正气存内，邪不可干……邪之所凑，其气必虚。"气滞则满，气滞则痛，气滞则血瘀津停，为害众多；中焦脾胃健运，气机调畅，可抑制胃癌的发生发展，提高预后及转归。因此，宣畅气机是治疗胃癌及癌前病变的重要原则。

一、单味药物及其活性成分

1. 陈皮

陈皮为芸香科植物橘（*Citrus reticulata* Blanco）及其栽培变种的干燥成熟果皮。味苦、辛，性温。归肺、脾经。具有理气健脾，燥湿化痰的功效。《神农本草经》记载："橘柚，味辛，温。主胸中瘕热逆气，利水谷。"《本草从新》中记载："橘皮，调中快膈、导气消痰……定呕止嗽，利水破癥，宣通五脏。"

研究表明，川陈皮素可显著抑制 SGC-7901 细胞的增殖能力和侵袭能力，显著促进上皮标志物 E-cadherin 表达，抑制间叶标志物 Vimentin 和 Fibronectin 蛋白及 MMP-9 蛋白的表达。陈皮多甲氧基黄酮能抑制人胃癌 MGC-803 裸鼠移植模型肿瘤的生长。广藿香醇提物与陈皮醇提物合用可通过降低血清 GAS 和 PGC 的表达，抑制胃酸分泌；通过提高血清 PGE_2 的表达，提高胃黏膜的防御能力，从而改善胃黏膜的损伤。广藿香和陈皮精油的混合物可降低胃溃疡大鼠血清 GAS、PGC、SP、CCK 含量及 cAMP/cGMP 值，从而抑制胃酸分泌。

2. 枳壳

枳壳为芸香科植物酸橙（*Citrus aurantium* L.）及其栽培变种的干燥未成熟果实。味苦、辛、酸，性微寒。归脾、胃经。具有理气宽中，行滞消胀的功效。《名医别录》曰："除胸胁痰癖，逐停水，破结实，消胀满……。"

川陈皮素是枳壳中的活性物质，对肿瘤具有较好的治疗效果，能抑制人体胃癌细胞对小鼠免疫缺陷的腹膜扩散的侵扰能力。

3. 木香

木香为菊科植物木香（*Aucklandia lappa* Decne.）的干燥根。味辛、苦，性温。归脾、胃、大肠、三焦、胆经。具有行气止痛，健脾消食的功效。《本草纲目》曰："心腹一切滞气。和胃气，……"《本草通玄》曰："理疝气。"《日华子本草》曰："治心腹一切气，……健脾消食。疗……，呕逆反胃。"

研究表明，木香活性成分去氢木香内酯（DHCL）可通过促进胃癌 SGC-7901 细胞内活性氧自由基（ROS）产生，诱导细胞自噬性死亡和凋亡。木香内酯（Cos）可通过促进 ROS、抑制 AKT/GSK3β 通路、激活促死亡细胞自噬诱导胃癌细胞凋亡。

4. 枳实

枳实为芸香科植物酸橙（*Citrus aurantium* L.）及其栽培变种或甜橙（*Citrus sinensis* Osbeck）的干燥幼果。味苦、辛、酸，性微寒。归脾、胃经。具有破气消积，化痰散痞的功效。《神农本草经》曰："……，除寒热结，……，利五脏，益气轻身。"《名医别录》曰："除胸胁痰癖，逐停水，破结实，消胀满，心下急痞痛逆气……"《本草纲目》曰："下气破结。"《药性论》曰："解伤寒结胸，入陷胸汤用；……"。

研究表明，枳实能增强胃肠蠕动，可通过促进大鼠胃泌素（GAS）、血浆乙酰胆碱（ACh）、胃动素（MTL）的分泌和抑制血管活性肠肽（VIP）的分泌促进脾虚模型大鼠的胃肠运动。恶性肿瘤化疗可引起恶心呕吐等胃肠道反应，以枳实为君药的枳实消痞汤可显著缓解紫杉醇及铂类等化疗药物在治疗肿瘤过程中引起的胃肠功能障碍。研究表明，枳实中黄酮类化合物可通过上调 Bax 促凋亡蛋白和下调 Bcl-xL 抑凋亡蛋白表达诱导细胞凋亡；枳实粗多糖提取物可促进诱导型一氧化氮合酶（iNOS）、肿瘤坏死因子α（TNF-α）、白细胞介素1β（IL-1β）和白细胞介素6（IL-6）的 mRNA 表达，增强免疫反应，起抗肿瘤作用。

5. 郁金

郁金为姜科植物温郁金（*Curcuma wenyujin* Y. H. Chenet C. Ling）、姜黄（*Curcuma longa* L.）、广西莪术（*Curcuma kwangsiensis* S. G. Leeet C. F. Liang）或蓬莪术（*Curcuma phaeocaulis*

Val.）的干燥块根。味辛、苦，性寒。归肝、心、肺经。具有活血止痛，行气解郁，清心凉血，利胆退黄的功效。《新修本草》曰："主血积，下气，生肌，止血，破恶血，血淋，尿血，金疮。"《本草衍义补遗》曰："治郁遏不能散。"《本草备要》曰："行气，解郁；泄血，破瘀……凉心热，散肝郁。"温郁金挥发油所含 β 榄香烯、γ 榄香烯吗素已被证实能够诱导多种肿瘤细胞凋亡，榄香烯可作用于细胞 S 期，阻止由 S 期进入 G_2/M 期，从而抑制肿瘤生长，并可下调 Bcl-2、c-myc 表达，上调 p53 表达；能显著降低化学致癌剂 MNNG 诱导的大鼠胃癌的发生率。温郁金醇提物主要成分姜黄素，具有抗诱变、抗癌作用。姜黄素具有抑制苯并（α）花诱导小鼠前胃癌作用，能明显抑制胃泌素受体的结合，直接诱导人胃癌 MGC-803 细胞等的凋亡。温郁金二萜类化合物 C 具有抗炎和诱导胃癌细胞凋亡的作用，可通过 p38MAPK 调控 p5 激活凋亡执行蛋白 Caspase-3，上调 Caspase-9、Caspase-3、Caspase-37、PARP（89KD）的表达。温郁金提取物可抑制人胃癌细胞 SGC-7901 生长，下调 VEGF 表达；能降低胃癌细胞培养液中促肿瘤生长因子 IGF-Ⅰ、IGF-Ⅱ的浓度水平，抑制肿瘤组织中环氧合酶-2（COX-2）的表达，对人胃癌裸鼠移植瘤的生长具有明显抑制作用。

二、复　方

由生姜、陈皮、生白术、茯苓、党参、厚朴、姜半夏组成的降逆理气汤，可通过发挥理气降逆、温化水饮之功，对阴阳升降予以调节，对中焦胃气予以治理，促使中焦运转功能恢复正常，可有效调节胃癌术后胃瘫综合征患者胃动素水平。

由柴胡、丹参、香附、白芍、川芎、当归、仙鹤草、白花蛇舌草、甘草组成的解郁化瘀方对胃癌前病变组织中 VEGF 有抑制作用，能够预防和延缓胃癌前病变到胃癌这一病理过程的形成与发展；降低胃癌发病率，具有提高治疗胃癌前病变临床疗效的作用。

参 考 文 献

白建伟，王峰，潘鸿，等，2018. 绿原酸对胃癌 SGC-7901 细胞增殖及诱导因子 AIF 表达的影响［J］. 遵义医学院学报，41（2）：150.

鲍舒洁，张丹，张红，等，2016. 白芍总苷脂质体诱导胃癌 BGC-823 细胞凋亡的实验研究［J］. 中国药学杂志，51（24）：2109-2113.

蔡甜甜，林琳，潘华峰，等，2019. 三七总皂苷激活 JNK 信号通路对胃癌前病变大鼠胃黏膜组织的保护作用［J］. 中华中医药杂志，34（12）：5877-5880.

陈晨，张洲一，康宁，2016. 红花黄色素对胃癌小鼠 CD44、EGFR、nm23 表达的影响［J］. 光明中医，31（20）：2949-2951.

陈继馨，袁成民，曹玉凤，2018. 中药莪术抗胃癌作用研究进展［J］. 中国中医药科技，25（3）：458.

陈瑞川，苏金华，马胜平，2000. 光敏化姜黄素诱导胃癌细胞凋亡［J］. 癌症，19（4）：4.

陈雅琳，唐瑛，王庆敏，等，2014. 半夏总生物碱对人胃癌细胞增殖的抑制作用［J］. 海军医学杂志，（3）：179-182.

陈振鹤，吴国泰，任远，2016. 枳壳的化学成分，药理作用及临床应用［J］. 安徽农业科学，44（26）：95-97.

成睿珍，张春艳，刘凤婷，等，2019. 灵芝烯酸 B 诱导 Oct4 去 SUMO 化激活 G0 期胃癌侧群细胞［J］. 天津中医药，36（4）：396.

戴小军，2006. 艾叶提取物体外抗肿瘤作用的实验研究及机理探讨 [D]. 扬州：扬州大学.

邓凤春，于占江，杨钰，等，2015. 隐丹参酮对人胃癌 SGC-7901 细胞增殖及血管内皮生长因子 mRNA 表达的影响 [J]. 中国医药导报，12（6）：7.

杜鹏，薛洁，周承明，等，2000. 赤土茯苓苷对实验性胃溃疡的保护作用 [J]. 中草药，31（4）：277-280.

高冬冬，张静，李华华，2021. 蟾皮莪术汤辅助化疗治疗胃癌的疗效观察 [J]. 世界中西医结合杂志，16（12）：2329-2333，2337.

顾恪波，张丽娜，吴洁，等，2017. "化痰" 法治疗恶性肿瘤的研究进展 [J]. 中华中医药杂志，32（12）：5468-5471.

郭钦钰，2015. 蒲公英对人胃癌 BGC823 细胞及小鼠肝癌 H22 细胞的影响 [D]. 兰州：兰州大学.

郭志朋，2015. 莪术醇联合奥沙利铂对裸鼠胃癌移植瘤生长及 Bcl-2 和 Caspase-3 表达影响的研究 [D]. 石家庄：河北医科大学.

郝立宏，卢步峰，于丽敏，等，2000. β-榄香烯吗素与阿霉素联合应用对 CEM/ADM 细胞生长的影响 [J]. 大连医科大学学报，22（3）：3.

何必立，吕宾，徐毅，等，2004. 温郁金对胃癌细胞的抑制作用及其对 IGF-Ⅰ、IGF-Ⅱ表达的影响 [J]. 世界华人消化杂志，12（11）：2761-2763.

何必立，吕宾，徐毅，等，2006. 温郁金对胃癌细胞的抑制作用及其对血管内皮生长因子表达的影响 [J]. 中医药学刊，（9）：1741-1743.

何家杰，李敏，唐国富，等，2019. 异隐丹参酮对胃癌细胞增殖、周期和凋亡的影响 [J]. 临床肿瘤学杂志，24（2）：129-132.

何伶芳，高倩颖，侯亚义，2011. 灵芝孢子油对人胃腺癌细胞 BGC823 的抑制作用 [J]. 肿瘤防治研究，38（7）：761-763.

胡源祥，陈海芳，宋玉鹏，等，2017. 枳实及其主要活性成分促进脾虚模型大鼠胃肠运动的机制研究 [J]. 中国药房，28（13）：4.

黄树庆，党静，2020. 膈下逐瘀汤联合西药治疗胃癌的疗效及对凝血功能的影响 [J]. 血栓与止血学，26（6）：932-933.

吉爱军，陆建伟，刘沈林，等，2016. 三棱散对人胃癌 SGC-7901 细胞增殖作用的影响 [J]. 辽宁中医杂志，43（1）：114.

贾晴晴，孙诗晴，李振凯，等，2017. 昆布多糖抗肿瘤活性研究 [J]. 饮食保健，4（14）：59.

江茹，史明珺，吴小峰，2021. 红花多糖对胃癌 BGC-823 细胞增殖抑制作用的研究 [J]. 山东化工，50（2）：62-64.

姜喆，2020. 隐丹参酮对幽门螺旋杆菌 CagA 蛋白在诱发胃癌进程中的干预作用：基于网络药理学和生物学实验的研究 [D]. 合肥：安徽医科大学.

焦凯贺，邵淑丽，陈丽，等，2018. 白花蛇舌草诱导胃癌 SGC-7901 细胞凋亡 [J]. 基因组学与应用生物学，37（7）：3060-3065.

金海峰，吕宾，陈喆，等，2011. 温郁金二萜类化合物 C 对人胃癌 SGC-7901 细胞中 Caspase-9，3，7 和 PARP（89KD）蛋白表达的影响 [J]. 中华中医药杂志，26（2）：4.

金海峰，吕宾，戴金锋，等，2015. 温郁金二萜类化合物 C 抗胃癌作用的实验研究 [J]. 中国中西医结合杂志，35（2）：6.

孔沈燕，李志轩，官菊梅，2015. 人参黄芪汤对人胃癌 MGC-803 细胞株的影响 [J]. 中药药理与临床，31

（3）：126-128.

李凤，孔建飞，2019. 天南星水提取物对胃癌大鼠细胞中 PKM2、mTOR 基因表达的影响［J］. 现代食品科技，35（12）：41-46.

李娜，2007. 陈皮多甲氧基黄酮抗肿瘤作用及其机理研究［D］. 北京：北京中医药大学.

李萍，舒琦瑾，2013. 丹参酮ⅡA 对人胃癌细胞株 MKN-45 体外侵袭和转移能力的影响［J］. 中华中医药学刊，31（10）：2318-2321.

李绍智，练维生，2022. 连翘苷调控 LINC00342 影响胃癌细胞增殖、迁移和侵袭及炎症因子表达的实验研究［J］. 世界华人消化杂志，30（4）：182-190.

李为，刘伟，邹君君，2018. 人参皂苷 Rg$_5$ 对胃癌 BGC-823 细胞增殖、凋亡及凋亡相关因子的影响［J］. 中国中医急症，27（6）：955-958.

李侠，宋其林，陈炳卿，1999. 姜黄素抑制苯并（a）芘诱导小鼠前胃癌作用的实验研究［J］. 中华预防医学杂志，33（4）：255.

李星，2017. 治疗恶性肿瘤方剂中补益药的配伍应用探讨［D］. 南京：南京中医药大学.

梁春艳，2020. 二氢丹参酮Ⅰ在胃癌 AGS 细胞中作用机制的生物信息学分析［J］. 广州医药，51（2）：85-93.

林珊，蔡巧燕，曾建伟，等，2012. 太子参细胞毒活性部位 HPLC 谱效关系分析［J］. 天然产物研究与开发，24（3）：324，349-352.

刘冬梅，陈艳丽，胡冬青，等，2017. 莪术在治疗慢性萎缩性胃炎癌前病变中的应用［J］. 湖北中医杂志，39（4）：58-60.

刘红文，刘琪，王贞，2020. 丹参酮ⅡA 对人胃癌细胞 SGC7901 抑制作用［J］. 中国临床药理学杂志，36（23）：3926-3929.

刘宏飞，何国浓，王杰，等，2022. 藤梨根活性成分熊果酸、齐墩果酸对人胃癌细胞 SGC-7901 增殖以及 VEGF、HIF-1α 表达影响的研究［J］. 浙江中医杂志，57（6）：394-396.

刘磊，张光霁，徐楚韵，等，2018. 解毒三根汤痰毒同治抗消化道肿瘤作用初探［J］. 中华中医药杂志，33（11）：4824-4826.

刘善京，王裕霞，2011. 膈下逐瘀汤治疗胃癌前期病变的临床对比观察［J］. 现代中医药，31（2）：15-16，60.

刘源，倪渐凤芳，刘丽娜，等，2019. 丹参酮ⅡA 抑制胃癌细胞的阿霉素耐药［J］. 中国病理生理杂志，35（12）：2208-2214.

陆浩，周健生，吴明星，等，2006. 生白芨、生大黄结合西咪替丁治疗上消化道出血 136 例疗效观察［J］. 中国基层医药，13（8）：1328-1329.

罗娟，代二庆，任会宁，等，2016. 三棱、莪术在慢性萎缩性胃炎中的应用［J］. 吉林中医药，36（6）：545-548，549.

罗盼权，2021. 三氟胸苷联合隐丹参酮抗胃癌效果及其作用机制研究［D］. 合肥：安徽医科大学.

马丽娟，王锡恩，刘培，等，2020. 隐丹参酮调控 Wnt/β-catenin 信号通路对胃癌细胞抑制作用的研究［J］. 新中医，52（21）：1-5.

马丽娟，王锡恩，沈元良，等，2020. 菖芩清胆汤合当归补血汤防治胃癌化疗后胃肠道反应及骨髓抑制的临床观察［J］. 辽宁中医杂志，47（6）：141-144.

马丽娟，王锡恩，张武广，等，2020. 隐丹参酮通过 miR 124 靶向调控 PKM2 基因表达抑制胃癌细胞的增殖和转移［J］. 中药材，43（8）：1976-1979.

马希中, 2015. 莪术醇联合氟尿嘧啶对裸鼠胃癌移植瘤生长及 PCNA 和 P27 表达影响的研究 [D]. 石家庄: 河北医科大学.

毛威, 2009. 连翘化学成分及其抗肿瘤活性的研究 [D]. 武汉: 湖北中医学院.

毛竹君, 张慈安, 武峰, 等, 2011. 生半夏、南星水提物对人胃癌 BGC823 细胞的侵袭力及 HIF-1α mRNA 蛋白表达的影响 [J]. 现代生物医学进展, 11 (10): 1861-1864, 1880.

邵玉普, 刘斌, 李伟明, 等, 2021. 去氢木香内酯诱导胃癌细胞自噬和凋亡及氧化应激 [J]. 中国比较医学杂志, 31 (12): 27-34.

石维娜, 郝杰, 石新涛, 2020. 三七总皂苷抑制胃癌进程的体外研究 [J]. 中国免疫学杂志, 36 (3): 349-354.

石燕燕, 李树才, 孙军, 2018. 人参皂苷 Rg3 通过 PI3K/AKT 信号系统调控 CaM 基因表达促进胃癌 BGC-823 细胞的凋亡 [J]. 中国肿瘤生物治疗杂志, 25 (6): 590-594.

时艳, 高钦, 2013. 半夏健胃滴丸抗大鼠幽门结扎型胃溃疡实验研究 [J]. 亚太传统医药, 9 (12): 14-15.

史兰陵, 孟广铠, 陈桂英, 等, 1965. 中医药治疗肿瘤初步报导 (附生存 3 年以上病例 20 例) [J]. 上海中医药杂志, (10): 21.

孙玉成, 朴松山, 2019. 蒲公英提取物抑制人胃癌细胞侵袭迁移能力的实验研究 [J]. 中国临床研究, 32 (4): 477-481.

汤建华, 张鹤鸣, 董运成, 等, 2011. 天南星醇提取液诱导人胃癌 BGC823 细胞凋亡的实验研究 [J]. 陕西中医, 32 (10): 1421-1422.

唐继贵, 魏品康, 张映城, 2015. 消痰散结方对胃癌微血管密度及 VEGF-A/VEGFR-2 的影响 [J]. 世界中西医结合杂志, (3): 346-349.

唐杰, 2021. 中药三棱有效成分筛选及其对胃癌 MGC-803 细胞增殖、凋亡的影响 [D]. 衡阳: 南华大学.

唐倩倩, 王云飞, 聂勇战, 等, 2017. 贝母素乙增加胃癌细胞对阿霉素化疗敏感性的研究 [J]. 新疆医科大学学报, 40 (4): 481-485.

陶亚玲, 2015. 莪术醇联合 5-氟尿嘧啶对人胃癌 SGC-7901 细胞增殖、凋亡的影响 [D]. 扬州: 扬州大学.

王冬梅, 2009. 解郁化瘀方治疗胃癌前病变疗效观察及对 VEGF 的影响 [D]. 南京: 南京中医药大学.

王锋, 2017. 桑辛素通过下调 c-Myc 的表达来抑制胃癌细胞的增殖和肿瘤生长 [D]. 重庆: 西南大学.

王冠庭, 朱金水, 徐文玉, 等, 1998. 扶正抗癌冲剂结合化疗治疗晚期胃癌的临床与实验研究 [J]. 华人消化杂志, (3): 214-216.

王华, 郭维, 孙琪, 2020. 化痰散结方含药血清作用胃癌细胞系 MGC803 后差异表达 miRNAs 筛选及生物信息学分析 [J]. 四川中医, 38 (5): 71-74.

王华, 郭维, 孙琪, 2021. 化痰散结方对人胃癌 MKN45 细胞的体内外抑制作用 [J]. 西部中医药, 34 (3): 40.

王佳林, 吕宾, 倪桂宝, 等, 2006. 温郁金对人胃癌裸鼠移植瘤生长和环氧合酶-2 表达的影响 [J]. 胃肠病学, 11 (5): 4.

王杰, 王邦才, 2012. 鲜铁皮石斛临床应用举隅 [J]. 浙江中医杂志, 47 (11): 841-842.

王景景, 胡京红, 于雪, 等, 2016. 羟基红花黄色素 A 对体外培养人胃癌细胞增殖、凋亡及周期的影响 [J]. 中华中医药杂志, 31 (9): 3738-3741.

王其进, 张达坤, 蔡媛媛, 2016. 黄芪建中汤防治脾胃虚寒型胃癌的临床研究 [J]. 中国中西医结合消化杂志, 24 (2): 108-111, 115.

王秋兰, 薛永杰, 韩涛, 2016. 胃癌中 CLIC4 蛋白表达及白花蛇舌草总黄酮对其表达的影响 [J]. 临床与实验病理学杂志，32（6）：681-684.

王笑娜，2010. 半枝莲黄酮化合物调控胃癌细胞 Survivin、PTEN 蛋白表达的实验研究［D］. 扬州：扬州大学.

王亚明，张桂东，尹清臣，等，2014. 丹参酮Ⅱa诱导人胃癌细胞 MKN-45 凋亡及对端粒酶活性的影响［J］. 中
　　国生化药物杂志，34（5）：43-47，50.

王赞滔，黄艳丽，王文静，2006. 白花蛇舌草作用于人胃癌细胞 BGC-823 后端粒酶的定量表达［J］. 临床输
　　血与检验，8（2）：116-117.

王志坤，刘启泉，杜艳茹，等，2008. 小归芍颗粒治疗胃癌前病变 119 例疗效观察［J］. 新中医，40（1）：
　　28-29.

王治全，杨振林，王凯军，等，2010. 术中白芨顺铂微粒联合 125I 近距离放化疗在进展期胃癌治疗中的应用［J］.
　　中国普外基础与临床杂志，17（1）：11-16.

卫蓉，杨柱，刘华蓉，等，2014. 养阴散结法和化痰祛瘀法辅助化疗治疗胃癌 60 例临床观察［J］. 中医杂志，
　　55（21）：1849-1852.

魏克民，丁刚强，浦锦宝，等，2007. 中草药三叶青抗肿瘤作用机制实验研究和临床应用［J］. 医学研究杂
　　志，36（11）：41-43.

魏赈权，聂玲辉，伍志勇，等，2016. 观察枳实消痞汤对恶性肿瘤化疗相关性恶心呕吐的临床疗效［J］. 现
　　代消化及介入诊疗，21（2）：300.

吴其鹏，2020. 蒲公英根提取物诱导胃癌细胞 MGC803 凋亡的研究［D］. 合肥：安徽医科大学.

吴晓健，董蒲江，2008. LAMS 对胃癌细胞化疗的增敏作用［J］. 激光杂志，29（4）：88-90.

吴志平，谈建中，顾振纶，2004. 中药桑白皮化学成分及药理活性研究进展［J］. 中国野生植物资源，23（5）：
　　10-12，16.

武岳，2021. 扶正消瘀法治疗气虚夹瘀型胃黏膜上皮异型增生临床效果探究［D］. 天津：天津中医药大学.

夏文斌，薛震，李帅，等，2005. 杜鹃兰化学成分及肿瘤细胞毒活性研究［J］. 中国中药杂志，30（23）：4.

谢贵萍，何娅妮，翟竞，等，2022. 黄芪四君子汤增强进展期胃癌术前辅助化疗敏感性的临床研究［J］. 中
　　华中医药杂志，37（3）：1810-1814.

邢会军，侯雷，孙勇，等，2017. 灵芝多糖对小鼠胃肿瘤活性的体内外抑制作用［J］. 中国实验方剂学杂志，
　　23（13）：116-120.

邢玉瑞，2010. 中医辨证思维之病势分析［J］. 陕西中医学院学报，33（5）： 1-2.

修丽娟，刘煊，刘宁宁，等，2016. 消痰散结方对裸鼠人胃癌细胞 SGC-7901 皮下移植瘤 RUNX3、NF-κB p65
　　蛋白表达的影响［J］. 上海中医药杂志，50（1）：70-73.

徐楚韵，张光霁，楼招欢，等，2018. 藤梨根有效组分抑制胃癌 BGC-823 细胞增殖与迁移作用的研究［J］. 南
　　京中医药大学学报，34（6）：602-606.

徐晶钰，张璇，裴蓓，等，2014. 从痰论治胃癌缺氧微环境逆转细胞上皮间质转化理论探析［J］. 吉林中医
　　药，34（5）：433-436.

徐兰芳，1997. 土茯苓合剂治疗食道贲门癌体会［J］. 海峡药学，（3）：112.

徐磊，吕宾，俞林峰，2007. 温郁金提取液对化学致癌剂致大鼠胃癌的预防作用［J］. 世界华人消化杂志，
　　15（24）：4.

许萍，孙婧，胡文静，等，2007. 连翘乙醇提取物对人胃癌细胞株 BGC-823 增殖和凋亡的影响［J］. 医学研
　　究生学报，20（12）：1235-1238.

严绪华，宋烨，2016. 丹参酮Ⅰ对人胃癌 MGC-803 细胞抗肿瘤作用机理研究［J］. 辽宁中医杂志，43（11）：

2337-2339.

燕彩霞，满孝蕊，王健，2020. 化痰散结汤对晚期胃癌化疗增效、毒副反应及免疫功能的影响［J］. 四川中医，38（10）：109-112.

杨雪竹，张浩，崔西玉，等，2020. 川陈皮素抑制胃癌 SGC-7901 细胞侵袭能力的机制探讨［J］. 现代肿瘤医学，28（18）：6.

姚云祥，2018. 夏黎明从邪正关系论治晚期胃癌经验［J］. 安徽中医药大学学报，37（1）：28-30.

叶丽芳，徐俊鸿，仇志坤，2019. 山慈菇水提取物对胃癌 HGC27 细胞增殖抑制的影响［J］. 中医临床研究，11（17）：28-30.

叶敏，孙大志，魏品康，2013. 消痰散结方对 MKN-45 人胃癌裸鼠原位移植瘤微卫星不稳定的影响［J］. 中国中医药信息杂志，20（12）：32-34.

尹定聪，杨华升，2018. 莪术油抗肿瘤作用的研究进展［J］. 中医药导报，24（3）：62-63，69.

吁佳，2020. 健脾和胃艾灸对中晚期胃癌（脾胃虚寒证）患者生活质量的影响［D］. 南昌：南昌大学.

张慈安，2011. 姜半夏乙醇提取物对人胃癌细胞系 SGC7901 酸性微环境影响的研究［D］. 上海：第二军医大学.

张凡勇，张娜，方亮，2018. 藤梨根制剂对胃癌 SGC-7901 细胞 MMP-2、MMP-9 和 SDF-1 表达的影响［J］. 中医学报，33（2）：175-180.

张广顺，廖广辉，张光霁，2019. 藤梨根从"痰毒"论治胃癌探析［J］. 辽宁中医药大学学报，21（2）：86-88.

张金艳，张学红，2012. 连英化浊解毒汤对胃癌前病变环氧合酶 2 的影响［J］. 河北中医，34（8）：1132-1133.

张明明，高伟，崔佳，等，2019. 黄芪多糖联合洛铂对胃癌细胞的作用效果及分子机制［J］. 医学动物防制，35（12）：1150-1154.

张强. 2005. 抗幽门螺杆菌天然产物及尿素酶抑制剂研究［D］. 南京：南京大学.

张文山，左东明，何淑兵，等，2020. 黄芪注射液联合丹参注射液治疗进展期胃癌临床研究［J］. 河北中医，42（8）：1175-1178，1182.

张艳，李海龙，王虎平，等，2017. 当归活性成分阿魏酸对胃癌细胞环氧化酶的影响和促凋亡机制研究［D］. 兰州：甘肃中医药大学.

张杨，于东洋，尹立华，等，2023. 从脾虚湿蕴挟毒论治胃癌前病变［J］. 辽宁中医杂志，50（5）：37-39.

张莹，朱萱萱，王海丹，2016. 三棱莪术组方对人胃癌细胞 SGC-7901 移植瘤裸鼠血清 COX-2、VEGF 和 bFGF 含量的影响［J］. 中华中医药学刊，34（5）：1196-1199.

张拥军，彭伯坚，曹天生，等，2019. 丹参酮αA 通过抑制 STAT3 活化调控胃癌细胞增殖和凋亡的研究［J］. 重庆医学，48（4）：559-563.

张跃，张科，赵琦，等，2012. 半枝莲抑制胃癌 SGC-7901 细胞浸润转移作用及机理［J］. 时珍国医国药，23（11）：2692.

赵唯含，毛堂友，高康丽，等，2018. 黄芪、三七及其配伍对 MNNG 诱导萎缩性胃炎癌前病变大鼠 Gli1/2/3、SUFU 及 CyclinD1 水平的影响［J］. 北京中医药，37（1）：44-48.

赵雪峰，李勇，贾楠，等，2014. 丹参酮ⅡA 通过抑制 COX-2 的转录、翻译和活性抑制胃癌细胞增殖［J］. 第三军医大学学报，36（17）：1862-1863.

赵雪峰，魏敬妙，李勇，等，2014. 丹参酮ⅡA 诱导体外胃癌细胞的自噬［J］. 中成药，36（1）：10-14.

赵益，张启云，刘燕，等，2017. 铁皮石斛提取物调节内源性代谢产物 S1P 及相关基因预防胃癌的机制研究［J］. 中华中医药杂志，32（5）：1910-1914.

钟广俊，王兆军，王道荣，等，2019. 二氢丹参酮对人胃癌细胞 MKN-45 增殖和凋亡的影响研究［J］. 中国临床药理学杂志，35（22）：2872-2874.

钟雄东，2020. 丹参有效成分：二氢丹参酮Ⅰ抑制胃癌的作用研究［J］. 广州医药，51（6）：11-18.

周娟，2007. 莪术醇修饰构建 MFC 胃癌细胞疫苗的实验研究［D］. 扬州：扬州大学.

周韦利，2019. 健脾为主的中药治疗对晚期胃癌生存期的影响及实验研究［D］. 上海：上海中医药大学.

周永志，2018. 降逆理气汤治疗胃癌术后胃瘫综合征的效果观察［J］. 白求恩医学杂志，16（2）：208-209.

庄珊，2017. 六味地黄丸降低 2 型糖尿病小鼠胃癌发生风险的作用机理研究［D］. 上海：上海交通大学.

Chen G R，Xie X F，Peng F，et al，2022. Protective effect of the combination of essential oil from patchouli and tangerine peel against gastric ulcer in rats［J］. Journal of Ethnopharmacology，282：114645.

Hao G Z，Zheng J，Huo R T，et al，2016. Smilax glabra Roxb targets Aktp$^{-Thr308}$ and inhibits Akt-mediated signaling pathways in SGC7901 cells［J］. Journal of Drug Targeting，24（6）：557-565.

Lu X G，Ma J X，Qiu H F，et al，2016. Anti-proliferation effects of trifolirhizin on MKN45 cells and possible mechanism［J］. Oncology Reports，36（5）：2785-2792.

Yan Z P，Xu T T，An Z T，et al，2019. Costunolide induces mitochondria-mediated apoptosis in human gastric adenocarcinoma BGC-823 cells［J］. BMC Complementary and Alternative Medicine，19（1）：1-10.

Zhao Y，Sun Y Z，Wang G Y，et al，2019. Dendrobium officinale polysaccharides protect against MNNG-induced PLGC in rats via activating the NRF$_2$ and antioxidant enzymes HO-1 and NQO-1［J］. Oxidative Medicine and Cellular Longevity，2019：1-11.

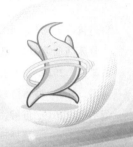

第八章

胃癌的中医康复

中医药不仅在肿瘤的治疗中起到关键作用，在肿瘤的康复调养中同样有着举足轻重的地位。中医药在肿瘤的康复调养中，秉承了天人合一、形神合一、身心合一、标本相得的理念，这些重要的理念在肿瘤的调治中起到的作用也是多方面的，包括病前的预防养生、病中的用药治疗、病后的康复调养等。同时，不同阶段都有各自适宜的调养方法，如中药疗法、气功疗法、情志疗法、天然疗法、饮食疗法、针灸疗法等，这些方法在各期都具有针对性的康复养生作用。其中，中药疗法在肿瘤康复调养中占据重要地位。

除了中药疗法外，还有其他许多康复疗法，例如：

（1）气功疗法：历史悠久，其源于古代的"导引""吐纳"，它是将呼吸、意念、姿势相结合的练气和练意功夫，是中医养生保健中独特的练精、气、神的自我身心康复法。肿瘤患者通过气功的锻炼可以调和气血和脏腑功能，平衡阴阳，促进疾病的康复。很多患者在练功过程中体会到了增强体质、巩固疗效和养生长寿的效果。

（2）精神疗法：精神对肿瘤患者影响甚大，除患者应控制自己的情志，进行自我调摄外，家属及医护人员尚可通过语言、感情、举止影响和改变不利于患者的情绪和行为。通过开导鼓励、精神转移、发展其兴趣爱好等来唤起患者的信心，常可达到意想不到的效果。

（3）饮食疗法："药补不如食补"，中医十分重视以合理调配饮食来达到治病养身之目的。《儒门事亲》中明确指出："养生当用食补。"《黄帝内经》云"谨和五味"则"长有天命"。肿瘤患者多气血不足，脏腑功能衰弱，要想调养好身体，饮食疗养是必不可少的手段。不管何种肿瘤，或肿瘤处在何种阶段，皆需选用适合的饮食和药膳。经过合理安排的食谱有形神并重、养生保健之功，从而达到防、治、养之目的。

（4）针灸疗法：古有"一针、二灸、三吃药"的说法。针灸通过对不同经络和穴位的刺激，达到激发和调整人体生理功能的平衡、增加机体抗病能力的目的。它不但对疾病有很好的治疗作用，同时具有防病保健和延年益寿的效果。

（5）自然疗法：是早在内经时期，先贤诸医家曾提出的治疗方法，如今因现代科学的精心挖掘而重新受到重视。例如，自然界的开阔环境、清新空气，可使人暂时忘却人间琐事，达到思想上的超脱；大自然的阳光、泉水都能很好地调理人机体的内环境，从而益于养生康复。

第一节　胃癌术后的中医康复

一、中药疗法

1. 肝胃不和

主证：胃脘痞满，时时作痛，串及两胁，嗳气不舒，或进食发噎，口苦心烦，时有便干，舌质红，苔薄黄，脉弦细或沉弦。

治法：疏肝和胃，降逆止痛。

方药：柴胡疏肝散合旋覆代赭石汤加减

党参 15g，柴胡 10g，白芍 15g，代赭石 15g，枳壳 12g，陈皮 10g，茯苓 15g，川楝子 10g，郁金 10g，法半夏 9g，黄连 6g，甘草 6g，川芎 12g，生姜 10g。

2. 脾胃虚寒

主证：胃脘隐痛，绵绵不断，喜温喜按，进食生冷痛剧，进热食则舒，泛吐清水，恶心呕吐，或朝食暮吐，大便溏泻，神疲乏力，面色无华，四肢厥冷，舌质淡胖或有齿痕，苔白或稍滑润，脉沉缓或沉细。

治法：温中散寒，健脾和胃。

方药：理中汤合香砂六君子汤加减

制附子 10g（先煎），党参 12g，吴茱萸 6g，良姜 10g，砂仁 6g，茯苓 15g，甘草 3g，干姜 3g，桂枝 10g，白术 12g，生姜 5g。

3. 瘀血内阻

主证：胃脘部可扪及肿块，硬如坚石，胃脘刺痛，痛有定处，或向后背放射，拒按，呕吐污血，大便色黑，面色晦暗，眼眶暗黑，肌肤甲错，舌质紫暗，或有瘀斑，舌下脉络紫胀，苔黄或黄厚，脉弦细或弦涩。

治法：活血化瘀，理气止痛。

方药：膈下逐瘀汤合失笑散加减

当归 15g，赤芍 15g，桃仁 15g，红花 10g，延胡索 12g，枳壳 15g，牡丹皮 10g，蒲黄 15g，北沙参 15g，麦冬 15g，台乌药 10g，五灵脂 15g，川楝子 10g，三七粉 6g，甘草 10g。

4. 胃热伤阴

主证：胃脘灼热，嘈杂，痞满吞酸，食后痛胀，口干欲饮，手足心热，小便短赤，大便秘结，舌质红绛或光红少苔，脉弦细或弦数。

治法：滋阴清热，养胃和中。

方药：沙参麦冬汤合竹叶石膏汤加减

北沙参 15g，麦冬 15g，玉竹 10g，知母 15g，生石膏 30g，天花粉 12g，黄柏 12g，生地黄 20g。

5. 脾虚痰湿

主证：胸膈满闷，呕吐痰涎，进食发噎不利，胃脘疼痛，面白浮肿，纳呆，乏力，口淡无味，舌质淡红或有齿痕，苔白腻，脉细滑。

治法：健脾利湿，化痰和胃。

方药：六君子汤加减

炒党参 30g，山药 15g，法半夏 10g，茯苓 15g，白术 15g，厚朴 10g，浙贝母 15g，薏苡仁 20g，山楂 20g，木香 10g，莱菔子 15g，甘草 6g，白花蛇舌草 30g，枳实 10g。

6. 气血两虚

主证：胃脘隐痛，心悸气短，头晕目眩，自汗盗汗，心烦失眠，面色萎黄，消瘦，神疲乏力，下肢浮肿或有腹水，大便溏或秘结，舌质淡红或瘦小光红，苔薄或无苔，脉沉细无力。

治法：补气养血，健脾益胃。

方药：十全大补汤加减

炒党参 15g，白术 10g，黄芪 30g，枸杞子 20g，熟地黄 20g，白芍 15g，茯苓 20g，补骨脂 15g，大枣 10g，甘草 9g，女贞子 20g，淫羊藿 15g，当归 12g，川芎 12g，阿胶 15g（烊化）。

二、针 灸 疗 法

1. 穴选中脘、足三里、内关、公孙、丰隆、太冲

方解：胃之募穴中脘穴与下合穴足三里穴相配，能健脾和胃，理气化痰；内关、公孙穴是八脉交会穴相配，能宽胸理气，开郁止痛；太冲穴为肝经输穴、原穴，疏肝降逆气；丰隆穴为胃之络穴，功擅祛湿化痰。诸穴合之，共起健脾和胃、理气化痰、散结止痛之功。

辨证配穴：肝胃不和加期门、章门穴疏肝调胃；痰湿结聚加灸脾俞、胃俞穴健脾化痰；气滞血瘀加期门、膈俞穴行气活血化瘀；脾肾两虚加灸脾俞、肾俞穴温补脾肾；饮食难下，天突穴或针或灸；吐血者，配地机、二白穴，平补平泻；顽固性呃逆者，补复溜穴、泻翳风穴。

刺灸法：毫针刺，平补平泻，或针刺得气后加电，留针 30 分钟。

2. 耳针法

选脾、胃、肝、腹、耳中、神门、交感、皮质下、轮 4～6 的反应点，每次取 5～6 穴，留针 20～30 分钟，每日 1 次，10 天为 1 个疗程。或王不留行籽贴压，每日压按 5～6 次，留贴 3 天，间隔 1 天，可缓解胃癌腹痛、顽固性呃逆。

3. 梅花针叩刺法

用梅花针叩打脊柱两侧，中度或较重刺激，可缓解胃癌疼痛。

4. 穴位注射

用维生素 B_6、维生素 B_1 各 2ml，取膈俞穴做穴位注射，可治疗胃癌化疗后胃肠道反应及顽固性呃逆；或取双侧足三里穴，穴位注射 10mg，可治疗顽固性呃逆。

三、饮 食 疗 法

（1）蔗姜饮：甘蔗、生姜各适量。取甘蔗压汁半杯，生姜汁 1 匙和匀炖即成。每周 2 次，炖温后服用，具有和中健胃作用，适宜胃癌初期。

（2）糖煲豆腐：豆腐 100g，红糖 60g，清水 1 碗。红糖用清水冲开，加入豆腐，煮 10 分钟后即成。经常服食，具有和胃止血的作用，吐血明显者可选用此食疗方治疗。

（3）陈皮红枣饮：陈皮 1 块，红枣 3 枚。红枣去核与陈皮共煎水即成。每日 1 次，此食疗方行气健脾，降逆止呕，适用于虚寒呕吐。

（4）莱菔子粥：莱菔子 30g，粳米适量。先将莱菔子炒熟后，与粳米共煮成粥。每日 1 次，早餐服食，此药方消积除胀，腹胀明显者可选用。

（5）陈皮瘦肉粥：陈皮 9g，乌贼鱼骨 12g，猪瘦肉 50g，粳米适量。用陈皮、鱼骨与米煮粥，煮熟后去陈皮和乌贼骨，加入瘦肉片再煮，食盐少许调味食用。每日 2 次，早、晚餐服用，此食疗粥降逆止呕，健脾顺气，腹胀者可首选此膳。

（6）莴苣大枣饼：莴苣 250g，大枣 250g，面粉 500g。将莴苣切碎，大枣煮熟去核，与面粉混合后做饼即成。当点心服用，健脾益胃，燥湿利水，大便稀薄或腹泻者可选用。

（7）芡实六珍糕：芡实、山药、茯苓、莲肉、薏米仁、扁豆各 30g，米粉 500g。将上述全部加工成粉末与米粉合匀即成。每日 2 次或 3 次，每次 6g，加糖调味，开水冲服，也可做糕点食用，此方健脾止泻效果良好。

（8）桂圆花生汤：花生连红衣 250g，大枣 5 枚，桂圆肉 12g。大枣去核，与花生、桂圆一起加水煮熟即可。每日 1 次，养血补脾，贫血明显者可用此方。

（9）乌梅粥：乌梅 20g，粳米 100g，冰糖适量。先将乌梅煎取浓汁去渣，入粳米煮成粥，粥熟后加少许冰糖，再稍煮即可。每日 1 次，此方有收涩止血作用。

（10）麻仁粥：芝麻、桃仁各 20g，粳米 80g。用芝麻、桃仁和粳米共同煮粥即成。隔日 1 次，具有润肠通便的作用，大便干燥秘结者可用此粥。

（11）芝麻粥：芝麻 6g，粳米 30g，蜂蜜适量。将芝麻炒香待米煮粥即将熟时加放，再加蜂蜜调匀即成。每日 1 次，此药膳补血润肠。

（12）鱼肚酥：鱼肚（大黄鱼、鲤鱼、黄唇鱼、鳗鱼的鳔均可作原料），芝麻油。鱼肚用芝麻油炸酥，压碎即成。每日 3 次，每次 10g，用温开水送服。此药膳补肾益精，滋养筋脉，可止血散瘀消肿。

（13）健胃防癌茶：向日葵秆蕊或向日葵盘 30g。用上述原料煎汤即成。煎汤代茶，长期饮用，有抗癌消炎之功效。胃癌术后吻合口有炎症者可选此膳。

四、气 功 疗 法

气功是一种不同于其他保健锻炼形式的医疗与体育相结合的健身运动，它是练气与练意的功夫，能发挥人体内在的潜力，通过调身（姿势）、调心（意识）、调息（呼吸）来锻炼精、气、神，使体内真元之气得到增强，气血、脏腑、经络之功能得到调整，达到祛病强身的目的。

现代医学在治疗肿瘤的同时，对机体都会有不同程度的损伤。例如，手术可将肿瘤切除，但也会伤及正常组织，并造成失血，中医谓之，气血受损，脏腑失调；而放疗在治疗肿瘤时，常出现敌我不分的情况，全身及消化道均有不同程度的毒副作用，更有甚者，会导致骨髓造血功能抑制，出现全身乏力、食欲不振等症状，中医将放疗造成的毒副作用，看作一种热毒，认为热毒之邪伤及气血，致使气血亏虚；同样地，化疗在治疗肿瘤的同时，带来的各种毒副作用，对机体也难免有所损伤。气功则通过其独特的作用，既可针对病因进行治疗，又可弥补手术、放疗、化疗的缺陷。它通过练功，以培育真气、调和气血、平秘阴阳、疏通经络为手段，达到扶正祛邪、行滞活络、调整阴阳、消肿散结的目的。

对于气功治疗肿瘤以及康复保健的机制，已有不少人进行过研究，虽然尚不能完全阐述清楚，但有一些认识却是比较一致的。从各种文字报道中和实际访问中了解到，气功可以增强肿瘤患者的体质，提高生存质量。无论是气功专家、肿瘤专家，还是肿瘤患者，都认为练习气功，"只要得法，是有益的"。河南医科大学第一附属医院肿瘤科自 1986 年以来，对不能作根治术及术后复发的晚期胃癌患者 20 例，进行大剂量丝裂霉素冲击治疗与气功合并大剂量丝裂霉素治疗的对比研究，其结果后者降低了化疗药物的毒性反应，提高了症状缓解率，改善了患者的健康素质，近期疗效满意。中山医学院附属肿瘤医院认为"练气功，对病后增强体质、增加耐力、振作精神、促进康复是大有好处的"，他们主张肿瘤患者练静功，因为在卧位或坐位下练静功可降低身体能量代谢率（下降约 20%），减少身体耗氧量（下降约 30%）。有研究者对练功者的白细胞变化进行了动态观察，发现练习气功可以使白细胞保持在正常范围以内，练功前白细胞偏低者，练功后可使白细胞回升至正常水平，原来正常者则无影响，从而推断练习气功可对白细胞实行双向调节。

练习气功可增强体质，同时又可调节造血功能，这为肿瘤患者的进一步治疗和加速康复提供了保证。无论是手术，还是放疗、化疗，都不可能百分之百地将体内所有的癌细胞杀死，都有复发的风险，至于复发的时间和程度，往往取决于机体自身的防卫系统，这就是人们常讲的免疫功能。从理论上讲，免疫系统可以将残留的癌细胞全部杀死，有些肿瘤自行消退就是它的功劳。练习气功，能够提高机体的免疫监视水平，通过自身免疫监视能力的提高，达到康复和防止复发及转移的目的。

气功功法有千百种，每一种功法有它独特的要求与练法，但万变不离其宗，基本方法都是调身、调息、调心。调身、调息与调心称之为练功三调，也是肿瘤患者练功必须遵循的基本方法。

调身，就是练功的姿势。每一种功法都有姿势选择的原则和要求，所谓"形不正则气不顺，气不顺则意不宁，意不宁则神散乱"。俗话说"坐有坐相""站有站相"，调身在气功锻炼中是三调之首，是调息与调心的先决条件。练功的姿势有多种，归纳起来包括站式、坐式、卧式和行走式。

以站式为例说明：

站式（亦称站桩式）：两脚平行分开，与肩同宽。头颈端正、下颌微收，含胸拔背，全身放松，两眼平视或微闭。同时配合不同的站档式，有高位（膝关节微屈）、中位（膝关节弯曲后成 120°的夹角）和低位（膝关节弯曲后成 90°的夹角）三种站档式。肿瘤患者多采用高位和低位。该式又根据手臂的不同姿势分自然式、三圆式、佛掌式、提抱式和下按式等不同的姿势。

（1）自然式：两手重叠，左右手的劳宫穴相对并放在小腹丹田部位。常采用高位站档式。

（2）三圆式：两手在胸前呈环抱状，两手心向里，左右五指自然分开，手指微屈，指尖相对，距离约为 30 厘米。常采用中位站档式。

（3）佛掌式：两手合掌，指尖向上立于胸前成拜佛样。常采用中位站档式。

（4）提抱式：两臂成弧形，两手在小腹前成上捧姿势，手与小腹距离约两拳，五指自然分开，指尖相对相距约 30 厘米，掌心向上。

（5）下按式：两臂屈肘，小臂前伸与地面平等，两手心向下，手指自然分开，成下按姿势。

五、中医情志疗法

在我国古代，早就有关于情志因素影响躯体的记载，如《黄帝内经》曰："喜怒不节则伤脏，脏伤则病起于阴也。"又如"怒伤肝，喜伤心，思伤脾，忧伤肺，恐伤肾"等。现代医学也已充分证实了中医的这种观点。在临床上，大多数肿瘤患者几乎都有过情志刺激，或存在着性格缺陷，尤其是内向型性格的人，平时大多沉默不语，抑郁寡欢，习惯把心事闷在心里而不发泄。当这类人受到情志刺激时，如亲人伤亡、家庭不和、事业不顺利等都会促使本来就不稳定的心理失去平衡，而长期的心理不平衡就会削弱机体的抵抗力，降低体内的免疫功能，就更加容易遭受到包括癌症在内的各种疾病的侵袭。一般说来肿瘤患者的心理状态是复杂的，主要包括恐惧、愤怒、失望等多种不良情绪。

恐惧是每一位肿瘤患者得知病情时最初的情绪反应，他们往往以为自己被判了死刑，因此表现出明显的心理断层，常感到恐惧、紧张和焦虑不安，这些心理表现是正常的反应过程。有些患者由于医护人员及家属没有给予适当的解释引导、关心及安慰，表现为过度紧张和焦虑，引起体内的应激反应，产生内分泌失调，促使疾病恶化。而当最初的恐惧过后，患者又常常会陷入另一种感情波澜中，那就是愤怒。想到自己年纪尚轻，却要过早离世；想到自己还有许多心愿未了，却什么也干不成了；想到人世间有那么多美好的事物值得留恋，就会感到万分痛苦，甚至嫉妒他人的幸福生活，而怨恨自己被剥夺了生活的权利，因此就会产生行为上的失态和性格上的变化，以此来发泄怨愤。这些表现也是患者由于愤怒而产生的正常反应，同时也是患者悲痛无助的表现。然而，患者极度或长时间的愤怒却也将无谓地消耗精力与体力，不利于治疗。患者经过一段时间的治疗后，逐渐恢复了理智，但又由于较长时间的治疗疗效不显著，或病情出现反复，体力持续下降，精神每况愈下，都会使患者产生失望的情绪。患者往往会终日消沉沮丧，感到寂寞凄凉，控诉命运的不公，有时甚至会由失望转变为绝望，产生轻生的念头，这时需要医护人员和亲属予以重视，给予密切关心。

1. 帮助患者正确认识疾病，树立战胜疾病的信心

对病情的具体情况，是否告诉患者，何时告诉，要因人的社会角色、文化背景、个性特点、自我意识水平、医学知识水平等情况而定，不能盲目行事，要选择适当时机，逐渐渗透病情，让患者正确认识疾病，配合医生治疗，把握住最佳治疗时机，并向患者讲述治愈或生命得到延长的具体例子，树立战胜疾病的信心。

2. 鼓励患者表达情绪和情感

医护人员应密切观察病情，及时给予心理支持和疏导，经常和患者沟通交流，诱导患者说出自己心中的想法，特别对那些性格内向、情绪低落的患者，应仔细察言观色，及时发现存在的问题。同时，鼓励患者培养兴趣爱好，转移注意力，重燃对生命的热情。另外，亲属也应给予患者更多的关心和爱护，陪伴患者一同抵抗病魔。

3. 创造舒适温馨的环境

医院应营造干净整洁的居住条件，通过摆放绿色植物、播放音乐、构建读书角等，保证病室环境温馨舒适，宜于居住；同时，组织病友活动，引导同病室的病友之间和谐相处。

六、自然疗法

1. 日光疗法

中医历来十分重视太阳能量和其对人体的特殊作用，认为太阳乃孕育宇宙万物之源，人体之阳气亦无例外。因此，特别强调采阳育阴的保健作用，如《老老恒言》认为："日为太阳之精，其光壮人阳气。"《万病自疗全书·养病问题》也认为："日光疗法，其效力在于吸日常热气。"以天然之阳气补人体之阳气，可以助阳气不足的患者。肿瘤患者，尤其中、晚期患者，由于癌细胞大量吸收人体的各种营养，特别是使用大剂量放射及化学疗法后，气血阴阳两虚，有的患者会出现怕冷、自汗、乏力、懒言等阳气不足的表现。此时，进行日光疗法是肿瘤患者保健康复的重要措施，采太阳之精，以壮自身阳气之不足，具体方法分背光浴、面光浴和全身日光浴 3 种。

（1）背光浴，是以阳光照晒患者背部为主，患者或坐或卧，以吸收早晨日光之精为最佳，每次约半小时至一小时。因为肿瘤患者多数年龄较大，且身体多较虚弱，故不宜暴晒和久晒。背光浴主要适用于阳气虚弱的肿瘤患者，尤其适宜胃阳、脾阳不足，久病虚寒证的患者。《老老恒言》认为"背日而坐……脊梁得有微暖"，能温通督脉，使患者"遍体和畅"，故能壮人阳气。

（2）面光浴，《理瀹骈文》中采用"对日坐定"的方法，患者仰而闭目让日光晒面部，每次以适度为限。

（3）全身日光浴，即明代医家徐灵胎所主张的全身晒法，不时变换身体体位，以上下左右通身依次吸收日光热气为法。此法主要适用于术后肿瘤患者的病后恢复，利于早日康复及防止肿瘤复发。

日光疗法用于肿瘤康复时多配合气功、导引等同时进行，如《诸病源候论·养生导引法》中的"虾蟆行气"，即要求患者"仰头吸日精光，九咽之，益精百倍"等。这里需特别注意的是，日光疗法过程中一定要根据患者病情和体质量力而行；同时，需要谨记，皮肤癌患者禁用此法。

2. 森林疗法

森林多处在高山环抱之中，环境幽静，风景秀丽，鸟语花香，气候宜人，人们处在这样的环境中自然会心胸开阔，情志舒畅，对于恶性肿瘤患者更是康复养病的理想场所。正像《千金方》所认为："山林深处，最是佳境。"不少肿瘤患者在患病之前曾经受过不幸事件的打击，他们往往性格内向，性情孤僻，患病后常顾虑重重，特别是经过长期繁复的治疗后，病情却控制不佳，患者已经丧失战胜疾病的勇气和信心。若是在此时，他们能够进入万物茂盛、百花争艳、空气清新的森林，多年郁闷之气会伴随着自然清气一扫而光，心情为之振奋，甚至忘却疾病困苦。曾有医家分享过这样一则病例，有一恶性淋巴瘤患者，由于病属晚期，经过大剂量的放射治疗和化学治疗后身体极度衰竭，茶饭不思，懒言少语，日渐消瘦，似乎自己的末日即将来临，已开始处理自己后事。这时医生和朋友们劝其回江南故乡一游，以便换一下周围环境。患者的故乡在南方某省，地处山区，那里山清水秀，森林茂密，泉水清清，空气宜人。该患者每日在家人的陪同下漫步林间，吸收芳香清新的森林空气，沐浴在大自然的怀抱之中，心情豁然开朗，饭食日增，衰弱的身体日渐得到恢复。正如古诗中所说："山重水复疑无路，柳暗花明又一村。"

不久该患者重新开始了工作。他不无感慨地说，自己九死一生，是大自然又给他一次新的生命。可见森林养病的确是一种有效的康复手段。

3. 空气疗法

中医把空气比作清气，把体内之气比作浊气，认为人的正常生存靠的是吸清呼浊，吐故纳新。《黄帝内经》认为："圣人传精神，服天气而通神明。"呼吸清新的空气可以补养五脏，故《寿世保元》说"吸清气以补心"。空气疗法就是充分利用自然环境中的天然空气，通过呼吸和空气浴促进肿瘤康复的一种养生方法。《万病自疗全书·养病问题》指出："然则养病消遣。……合于天时者，曰空气疗法。平旦早起，缓步庭中，饱受清气，使人身之碳酸气渐以输出，而呼吸养气，以和血脉。"调节体内阴阳气机，并通过"人与天调，然后天地之美生"途径，逐渐使正气得以复原，这一疗法主要用于呼吸系统的肿瘤。中医认为，肺司呼吸，外合皮毛，主一身之气。

空气疗法主要包括呼吸法和空气浴法两种。

（1）呼吸法：要求选择优美的自然环境，以山涧泉林、田野花草为宜，最好在清晨寅时（凌晨3～5点），人气在肺时进行该法治疗。届时患者面向东方，先要入静，通过鼻和皮毛呼出浊气（皮毛呼吸要用意念），吸入清气，以养五脏而补肺气，也可在苍松翠柏之中以双手贴树，用意念采收松柏之精华，通过双手心进入人体。此法在进行时宜配合气功，以达更为理想的康复疗效。

（2）空气浴法：是指让清新的天然空气尽量接触患者的肌肤，以"禀天地之气"。每次半小时或1小时为宜，均以不受凉为度，浴后用毛巾将身体反复擦热，接着可行导引、气功等锻炼。该疗法着重锻炼肿瘤患者的卫外功能，以提高全身的免疫力，防御六淫外邪（指风、寒、暑、湿、燥、火六种自然界的致病因素）入侵。

4. 香花疗法

民间流传着这样的谚语"花中自有健身药""赏花乃雅事，悦目又增寿""养花种草，不急不恼，有动有静，不生杂病""种花长福，赏花长寿，爱花养性""常在花间走，能活九十九"等，都说明了以花为伴有利于养生的道理。香花是大自然中的精华，香花的治疗意义历代文献记载颇多，多用于情志康复，如嵇康在《养生论》中说："合欢蠲忿，萱草忘忧。"《理瀹骈文》指出："七情之为病，看花解闷。"《儒门事亲》则"以兰除其陈气"。用桃花使人"神日昌，气血日和"。花，能美化环境，使人感到赏心悦目，陶情怡性。香花也是美的化身，望花色，五彩缤纷；观花态，千娇百媚；闻花味，芬芳扑鼻。洁白如玉的，使人感到素洁而高雅；艳红似火的，又使人感到精神焕发；翠绿欲滴的，使人充满遐想；黄灿如金的，则使人心中升起光华；枝奇叶茂，使人振奋；枝叶飘逸，使人潇洒。飘逸芬芳的花香，尤其会令人神往。茉莉的芳香，使人轻松愉快；桂花馨芬，可沁人心脾，增进食欲；夜闻夜来香，往往唤起美好的回忆；水仙温馨的雅香，给人带来春的气息；紫罗兰和玫瑰的香味使人身心爽朗、愉快；天竺葵的香味能镇静安神和消除疲劳；柠檬香味可驱赶睡意，使人思路清晰。肿瘤患者的香花疗法，就是利用香花的颜色、形态、馨花的气息作用于患者的心神，使患者爽神悦心，调畅情志，益智醒脑，活血舒经。

香花疗法的具体方法，一是多让患者观赏香花，以悦目调情，陶冶情操，焕发青春，增强活力，尤其适用于情志郁闷，对治疗丧失信心的肿瘤患者；二是通过闻香花的清香气味，以悦目调神，活血舒络；三是让力所能及的肿瘤患者亲自动手养花，一方面可以美化养病的环境，另一方面也是一种精神寄托。我国著名文学家老舍先生曾写了一篇《养花》的妙文。该文一不写养花的艰辛，二不写养花的技艺，却专写养花的乐趣，指出通过养花"把脑力劳动和体力劳动结合到一起，有益身心，胜于吃药"。其中乐趣，让人回味无穷。

第二节　胃癌放化疗期间的中医康复

一、放疗时及放疗后的调理

中药与放疗相结合，可以局部增敏，提高放疗疗效，预防和治疗放疗的副作用，防止后遗症产生，提高生存质量，延长生存时间。

（一）具有增敏作用的药物

苏木、赤芍、川芎等活血化瘀药物具有增敏作用，在放射治疗前，可在汤药中适当加入1～2味上述药物。

（二）副作用的处理

1. 放射性肺炎

放射性肺炎是由于肺癌、乳腺癌、食管癌、恶性淋巴瘤等胸部其他恶性肿瘤进行放射治疗后，出现的肺组织的放射性损伤所造成的非感染性炎症。多由于大剂量、大面积照射引起，其病理改变早期以渗出为主，晚期以纤维化为主。放射性肺炎的西医治疗大多采用激素加抗生素治疗，虽有一定疗效，但激素治疗后易导致肿瘤复发及部分并发症的发生，所以迫切需要寻求疗效好、副作用小的治疗方法。中医认为放射线是一种热毒之邪，热能化火，灼伤肺络，耗伤津液，炼液成痰。热毒之邪与痰瘀互结，影响肺的宣发与肃降，产生咳喘气促、呼吸困难，甚至紫绀等呼吸道症状。本病属本虚标实，阴伤气虚、热毒血瘀是其基本病机，治疗时根据不同阶段采取滋阴、益气、化瘀解毒等治法。根据患者的临床表现进行辨证施治，一般常分为以下三型：

（1）阴伤肺燥：多见于放疗后1～3个月，主要表现有刺激性干咳，无痰或少痰，胸闷心烦，口干喜冷饮，咽痛，或伴低热，纳食不香，舌红少苔，脉细数。治以滋阴清热，润肺生津，用沙参麦冬汤、清燥救肺汤加减，常用药有麦冬、西洋参、竹叶、生石膏、天花粉、知母、川贝、沙参、玉竹、阿胶、胡麻仁、枇杷叶、银柴胡、百合、白薇等。

（2）肺脾气虚兼痰瘀：患者素体肺脾气虚，加之放疗损伤，病程迁延，咳嗽反复发作，早晨咳痰较多，痰黏腻或稠厚成块，色白或带灰色，常伴胃脘痞满，呕恶纳差，乏力懒言，大便溏，小便数，舌质紫黯，苔白腻或黄腻，脉濡滑或滑细。治以补肺健脾，祛湿化瘀，以二陈汤加味，常用药可选法半夏、陈皮、茯苓、白术、苍术、泽泻、党参、黄芪、川朴、鼠妇、八月札、红花、露蜂房等。

（3）热毒炽盛，痰热郁肺：放疗后血管渗透性增强，肺泡间质水肿，易合并肺部感染，使热毒和痰火内郁。多表现为恶寒发热，咳嗽痰多，痰黏厚或稠黄，咯吐不爽，咳甚胸痛或咳血，口干欲饮，舌红，苔薄黄或黄腻，脉滑数。治以清热解毒，清肺化痰，以千金苇茎汤合清肺化痰汤加减，用药常选芦根、冬瓜仁、贝母、桑白皮、黄芩、山栀子、知母、鱼腥草、金银花、连翘、桔梗、石斛等。

2. 放射性肠炎

放射性肠炎为肠癌、宫颈癌、宫体癌或其他盆腔肿瘤在放疗过程中的并发症。患者常见表现为腹泻，腹痛，脓血便，排便次数增加，甚至每日多达 20～30 次。现代医学对此症采用抗生素加糖皮质激素治疗，虽然可缓解症状，但疗效不易巩固。中医学认为，此属气虚滑脱，气滞血瘀，络脉受损。治宜益气固摄，祛瘀生新，通络止痛，以生黄芪 15g、苍白术各 10g、生薏苡仁 30g、鸡内金 10g、苦参 15g、炒白芍 10g、生甘草 6g 为主方。如大便次数增多，里急后重严重者，加黄连 5g、败酱草 15g、白头翁 10g、红藤 10g、马齿苋 10g、槐花 10g，从中选取 3～4 味；脓血便较多者，加生地榆 10g、三七粉 3g（冲服）；女性阴道脓性分泌物增多者，加明矾 6g、土茯苓 15g、黄柏 10g，并用此药渣煎水坐浴，每日 2 次，每次 15 分钟。本方应连续服用 7～15 天。

3. 放射性口腔炎、咽喉炎、鼻腔炎及皮肤损伤

对放射线作用引起的热毒内侵、实火过盛而出现的口咽干燥，喜饮凉水，口腔溃疡，咽喉肿痛等放射性口腔炎、咽喉炎病证，常用金银花、菊花、生地黄、玄参、麦冬、天花粉、石斛、蝉蜕、胖大海、牛蒡子、射干、马勃、桔梗、甘草等滋阴清热，解毒凉血药物。鼻腔炎常见鼻腔干燥，鼻塞流浊涕，则用辛夷花、苍耳子、菊花、白芷、川芎、生石膏、生地黄、麦冬、桑白皮等清热通窍药物。放疗后，皮肤充血干燥、起疮破溃，一般选用金银花、连翘、山豆根、射干、板蓝根、蒲公英、败酱草、黄连、生地黄、元参等，以清热解毒，凉血消斑，排脓破血；并用黄连、黄柏、红花、虎杖水煎过滤，去渣冷却后湿敷患处，每日 3 次，每次一小时，以清热解毒，凉血止痛，通络消肿。如局部破溃，则用玉红膏外涂，可消炎去腐，生肌长肉，一般用药 7～10 天可修复痊愈。

二、化疗时及化疗后的调理

用化学药物治疗肿瘤可取得全身性治疗效果，并可辅助提高手术以及放疗的治愈率，但化疗药物都有不同程度的毒副作用，用中药或食物疗法来预防与治疗这些毒副作用有较好的效果。患者接受化疗时，常出现各种不同程度的副作用，其主要症状有：①消化障碍：多数患者化疗 1～2 周后出现胃部饱胀、食欲减退、恶心、腹泻等。②骨髓抑制：主要表现为白细胞减少及贫血。③全身反应：多于化疗 1～2 周后出现全身乏力、气短、失眠、出虚汗等。④炎症反应：常见发热、疼痛、口腔溃疡等。以上症状，中医认为主要是由于肿瘤患者在接受化疗后，机体内热毒过盛、津液受损、气血不和、脾胃失调导致。中医的治疗原则为：清热解毒、养阴生津、健脾和胃、补气养血、滋补肝肾。

（一）全身反应

全身乏力，精神不振，头晕，汗多，纳差，视力下降，性欲下降或消失，失眠。

1. 治法

益气养血，滋补肝肾。

2. 方药

（1）凉补气血：主要适用于气血虚弱而症候偏热者，如在化疗中因热毒过盛，造成癌症患者气血亏损时，即可采用凉补气血药物治疗。常用凉补气血药有：生黄芪15～30g，沙参15～30g，西洋参3～6g（单包），生地黄15～30g，丹参15～30g等。

（2）温补气血：主要适用于化疗中气血双亏，形体虚弱而症候偏虚寒者。常用药物有：党参15～30g，太子参15～30g，红参6g，白参6g（以上诸参，每次用药时选用一味即可），阿胶9g（烊化冲服），三七粉2～3g（冲服），黄精15～30g，紫河车6g，龙眼肉9g，红枣7枚等加减。

3. 食物疗法

（1）参归乌鸡汤：乌鸡1只，人参5g，当归5g，怀山药10g。将乌鸡洗净，与人参，当归，怀山药同水炖。取汁饮。

（2）虫草怀山炖牛髓：冬虫夏草5g，牛骨髓50g，淮山药15g，上述物品同炖，饮汤服食材。

（二）骨髓抑制

骨髓抑制既可表现为某一类血细胞减少，亦可表现为全血细胞减少。在治疗上，服用中药效果较好，但饮食疗法亦十分有效。血常规检查以白细胞减少为主，常伴有发热，容易感染。血常规检查以红细胞减少为主，伴有面色白、头晕、心悸、胸闷、气短、口唇指甲淡白。血常规检查以血小板减少为主，并常伴有皮下出血、鼻腔出血、牙龈出血、尿血、便血、眼底出血或内脏血肿。全血细胞减少者，以上3个类型的症状都可见到。

1. 治法

健脾益肾，补精填髓。

2. 方药

治疗本症，要根据患者具体的症状、体征、舌象、脉象辨证用药，辨证加减以下药物：生黄芪、人参、麦冬、当归、怀山药、阿胶、大枣、生熟地黄、黄精、鳖甲胶、鸡血藤、枸杞子、五味子、女贞子、墨旱莲、首乌、鹿角胶、淫羊藿等。

3. 食物疗法

（1）骨髓抑制者的食物调理原则

1）补充食物精微，以增补气血化生的物质基础，多选用血肉有情之品。中医认为血肉有情之品可以补精填髓。从气血关系上来看，气为血帅，气行则血行，补气有利于补血，能更快地改善贫血状态。

2）健脾胃，以增强消化食物并提高营养吸收的能力，使气血生化之源充足。

3）由于贫血者需要的营养较多，而人体的消化系统一时又无法承担太多的食物，所以应选择营养高而渣滓少的食物，如以禽肉、畜肉、蛋类、鱼类、奶制品为主，蔬菜、水果为辅的食谱。在肉类中，以动物的肝、髓、血补血作用更好；在烹调时，配上桂圆肉、红枣、黄芪、当归、地黄、花生衣等药物或食物，补血的作用更明显。

（2）骨髓抑制者的食物调理方法

1）桂圆猪骨炖甲鱼：甲鱼1只，连脊髓之猪骨200g，桂圆肉10g，上述物品同煮汤汁，食甲鱼肉，脊髓，桂圆肉。

2）黄芪枸杞炖乌鸡：乌鸡1只，黄芪50g，枸杞子30g，上述物品同煮汤，饮汁，食乌鸡。

3）灵芝炖猪心：猪心 1 个（或用瘦猪肉 60g），灵芝 50g，上述物品煨炖，喝汤，吃猪心或肉。

4）桂圆莲枣糖水：桂圆肉 10g，莲子 15g，大枣 10g，黄芪 6g，红糖适量（按个人爱好选用量多少），上述物品同煮水，取汁饮。用此汁代茶饮。

5）冬虫夏草西洋参茶：冬虫夏草 1g，西洋参 1g，生黄芪 10g，泡水代茶饮。

（三）消化道反应

1. 恶心、呕吐

恶心、呕吐等消化道反应在肿瘤患者中较为常见，既可以是肿瘤本身所引起的，亦可以是治疗化疗毒副作用的结果。由于消化道反应严重地影响了患者对营养的摄取，加上疾病本身的消耗，会使患者体重减轻、体质下降、抗病能力减弱及产生严重的精神负担。在治疗时，也需要根据具体症状辨证施治，如恶心，呕吐物酸苦，口中有秽气，口干苦，舌质红，舌苔黄厚腻，脉滑数，多属胃热之症，治宜清热降逆止呕，方选炒陈皮 10g，姜半夏 9g，茯苓 12g，竹茹 9g，黄连 3g，麦冬 9g，枇杷叶 10g 等煎服。如恶心，呕吐清水，口内多涎，遇寒加重，舌质淡，舌苔白润，脉滑者，多为脾胃虚寒之症，治宜温中散寒，降逆止呕，方选炒陈皮 10g，姜半夏 9g，茯苓 9g，炙甘草 6g，党参 20g，丁香 6g，柿蒂 6g 等加减。呕吐、恶心患者，在饮食上应注意多食用具有开胃醒脾及有消导功能的食物，理气降逆，如萝卜、生姜、香菜、橘、柑、枇杷、柠檬、茴香、胡椒、玫瑰花、刀豆、豌豆、山楂、红曲、麦芽、沙果、马蹄、米醋等。生姜为止呕之妙品，可以将生姜切片，放入口中含服，或泡水后饮汁，或与粳米同煮粥后食用，或榨汁，兑入菜汁、果汁、药汁或汤中，均能达到很好的止呕吐效果。呕吐日久，必耗胃阴而出现口干咽燥等症状，此时，应多食用一些具有滋润生津的食物，如西红柿、木耳、鲜藕、饴糖、琼脂、蜂蜜等。食物品种的选择及选用的烹调方法，应按患者口味，不宜强令食其所恶，以免加重恶心、呕吐的症状；忌食辛辣刺激性食物；进食量以少食多餐为好；进食前可先食用一些具有止呕作用的食物或药物，如生姜等。保持大便通畅亦是防止呕吐的重要方法之一。

2. 食欲下降

饮食不香，食欲下降在肿瘤患者中也很常见。患病后精神压力大，可影响患者食欲，同时，治疗期间化疗的毒副作用都可导致食欲下降。对于本症状的治疗，除了治疗原发疾病、缓解精神压力及停用导致食欲减退的治疗外，用中药针刺及食物疗法亦可取得较好的效果。脾胃虚寒，喜热饮者，食用香砂六君子汤加减：党参 15～20g，焦白术 9g，茯苓 9g，甘草 6g，陈皮 9g，姜半夏 9g，广木香 3～5g，砂仁 3g（后下）；如有胃脘饱胀，胸胁窜痛之肝胃不和者，宜以逍遥散加减：炒柴胡 9g，杭白芍 15～30g，茯苓 9g，焦白术 9g，甘草 6g，当归 15g。针刺取足三里、内关、中脘、神阙、丰隆、膻中穴，用平补平泻手法，每日 1 次，或针上加用艾灸。耳针取胃、脾、神门、皮质下穴。贴敷王不留行籽。每餐进食前几分钟，用手按压各穴位共 5 分钟。选择食材时应以有助消化，增加食欲的食物为主，在烹调时，也应注意菜肴的色、香、味。

（四）各种脏器及组织的损伤

1. 心脏损害

加用人参、麦冬、五味子、川芎、丹参、石菖蒲、酸枣仁、柏子仁等。

2. 肝脏损害

加用柴胡、茵陈、郁金、香附、太子参、白术、茯苓、甘草、薏苡仁。

3. 肾脏损害

加用黄精、晚蚕沙、车前草、茯苓、泽泻、瞿麦、萹蓄。

4. 末梢神经损害

加用鸡血藤、川牛膝、络石藤、白花蛇、乌梢蛇、续断、桑寄生、党参、黄芪。

第三节 胃癌常见并发症的中医康复

一、消化道出血

晚期胃癌患者并发消化道出血时，多为小量出血，但有大约5%的患者会出现大出血。主要表现为黑便以及呕血，还会出现头晕、柏油样大便以及心悸和呕吐咖啡色物等现象。晚期胃癌并发消化道出血患者中西医结合的护理措施如下。

1. 情志护理

晚期胃癌并发消化道出血患者病情反复，患者心理负担大，对治疗缺乏信心，过分悲伤。中医学认为，七情致病，过分悲伤则伤肺，可使气机逆乱，气血失调，而致病情加重或反复。针对这些情况，采取如下措施：

（1）耐心解释有关疾病的知识，告知患者不良情绪对疾病的负面影响，鼓励其树立战胜疾病的信心。

（2）指导家属多陪伴安慰患者，避免精神刺激。

（3）经常与患者交谈沟通，耐心解答患者的疑问，提供表达情感的机会。

（4）对待患者态度热情，各项护理操作细心，取得患者的信任。

2. 津液护理

由于晚期胃癌并发消化道出血患者会长期慢性出血，食欲缺乏，进食少，大便稀溏，津液丢失较多，常常表现为消瘦，津液严重不足，西医表现为水电解质紊乱，血容量不足，低钠低氯血症。为此，要采取如下护理措施：

（1）指导患者进食温凉的流质饮食，少量多餐，忌烟酒、刺激性食物，可食用菜汤、鱼汤、红枣汤等。鼓励饮食中适当增加钠盐的摄入。注意食物的色、香、味，经常更换饮食的类型，以增进患者的食欲。《素问·阴阳应象大论》曰："味归形，形归气，气归精，精归化。"因而津液生化有源，日渐生长。

（2）注意观察患者的神志、面色，注意舌苔脉象的变化，监测患者的生命体征，观察大便的次数、性质，做好准确记录，及时留取大便标本送检，准确记录24小时出入量，以了解机体津液盈亏的变化。

（3）给予输液以补充电解质，观察用药后的疗效，控制输液滴速。

（4）遵医嘱及时抽取血标本复查电解质、血常规，必要时行输血治疗。

（5）观察患者有无出现淡漠、迟钝、乏力、痉挛、抽搐，甚至昏迷等低钠血症的表现，发现异常及时报告医生。

（6）观察患者有无呕血、黑便。若持续出血，及时应用止血药物。

3. 失眠护理

晚期胃癌并发消化道出血患者长期失血，久病血虚，心血不足，心失所养，心肾不交，虚阳上扰，心神不安，易出现失眠。因此，要为患者提供舒适的睡眠环境，避免吵闹。睡前可用热水泡脚，水没过踝关节，同时可用手心按摩足心，促进睡眠。睡前 1 小时可食用莲子百合红枣汤一小碗，以补血宁神。可予归脾汤口服，以补脾益心，养心安神。

4. 服药护理

晚期胃癌并发消化道出血患者，中医辨证属气虚不摄。选用归脾汤煎药口服。服中药汤剂 1 小时后再进食，一般每日 1 剂，每剂分 2～3 次服用。因热时服用易导致出血，故宜待汤剂冷却温凉时服用。

二、贲门及幽门梗阻

晚期胃癌患者并发幽门、贲门梗阻时，大多是来源于幽门以及贲门部的胃癌，胃底部的胃癌延及贲门或者是食管时也会造成食管下端梗阻，邻近的幽门肿瘤比较容易导致幽门梗阻。患者会出现呕吐，上腹部可见扩张的胃型，并且还能够听到振水声。

1. 情志护理

精神情绪因素与疾病的治疗和预后有很大的关系，易被激怒、忧郁、焦虑，特别是对自己所患"不治之症"的恐惧心理，往往能促使或加重病情向坏的方向发展。反之，对战胜疾病充满信心，保持开朗乐观的思想情绪，将有利于抗邪能力的提高，促使疾病向好的方向转化。历代医家主张："善医者，必先医其心，而后医其身。"因而，护理人员应耐心细致地了解患者及其家属对该病的认知程度，向其详细介绍本病的知识，以增强其积极治疗疾病的信心。对于精神紧张、情绪波动明显的患者，可予听轻音乐放松情绪，或适当给予地西泮等镇静药；对于需要插胃管及胃肠减压者，在操作前，应向其说明操作的重要性和必要性，以取得患者配合。

2. 饮食护理

梗阻症状轻者可给予流质饮食；梗阻症状重者应禁食，迅速建立静脉通道。由于大量频繁的呕吐，患者往往表现为脱水、电解质紊乱、酸碱失衡、营养不良、消瘦、恶病质等，应根据医嘱静脉补充高能量营养剂，补液量约每天 3000ml。

3. 洗胃与胃肠减压的护理

梗阻症状较重者应行洗胃及胃肠减压术。因胃内存积潴留宿食影响幽门黏膜修复，故每晚应行洗胃术，将潴留的胃内容物经胃管抽出，再以生理盐水洗胃，减轻炎症、缓解梗阻。

4. 口腔及皮肤的护理

由于胃内食物存积潴留，晚期胃癌患者除表现大量呕吐症状外，还有频繁的食物反流现象，口腔内有酸酵味，易致恶心、呕吐，年老体弱者易致坠积性肺炎，故应加强口腔护理。嘱患者在呕吐和反流后用生理盐水或 5%的硼酸溶液漱口。由于患者脱水明显，血容量不足，末梢循环欠佳，局部营养供应不足，故应加强皮肤护理，同时还应预防压疮的发生。

5. 休息与热敷

嘱患者卧床休息，以减轻胃蠕动和减少热量消耗。幽门梗阻属中医学中"反胃"范畴，发病基础为脾胃阳虚，对于脾胃虚寒、寒饮内积、肾阳虚衰等虚寒型患者可给予腹部热敷，有助于康复。

三、腹 水

晚期胃癌患者并发腹水，应行中西医结合护理。腹水属中医"鼓胀"范畴，其临床表现以腹部胀大、绷急如鼓、皮色苍黄、腹壁青筋显露为特征。病程较长，是一个慢性发展、迁延难愈、易复发性的疾病。

1. 一般护理

①病室环境：宜舒适安静，空气流通。②隔日测腹围，每周测体重，每日准确记录 24 小时出入量。③详细观察病情变化：注意腹围大小、尿、便、神志等变化。如发现异常立即报告医生，加强治疗措施，慎防呕血、便血及肝昏迷等危急重症发生，并随时做好抢救准备。④加强口腔护理：每天餐后用盐开水漱口。口臭者，可用地骨皮 30g 煎水或金银花、甘草溶液漱口，清腔，减少并发症的发生。⑤注意皮肤护理，保持床铺整洁干燥，定时翻身按摩，防止压疮。皮肤瘙痒者可用温水擦身，外涂止痒酊、润肤膏，避免抓挠，如有破损及时处理。

2. 情志护理

晚期胃癌并发腹水的患者病程相对较长且易反复，常意志消沉低落，甚至出现轻生的念头，情志护理极为重要。对患者要关心体贴、亲切和蔼、言语谨慎，鼓励患者勇敢面对疾病，使其积极主动配合治疗。患者家属应多抽时间陪伴患者，并保持积极的态度，让患者感到自己不是一个人在面对病魔，增强战胜疾病的信心。帮助建立病友间良好群体关系，使其互相照顾，消除不安情绪。

3. 给药护理

遵医嘱准确给药，注意观察用药后的效果，并向患者做好药物相关知识的宣教。若发现药物不良反应，及时报告医生，配合处理。中药汤剂浓煎温服，寒湿困脾者趁热服；热毒蕴结者凉服；食管静脉曲张者，药丸研碎后服用。

4. 饮食护理

饮食原则上以柔软、易消化、营养丰富的低盐饮食为主。应给予高糖、高维生素、高蛋白、低盐、低脂肪饮食，宜少食多餐，饥饱适度，切忌暴饮暴食，戒烟酒，限制钠盐及水的摄入量，忌生冷、辛辣、油腻、粗糙等刺激性的食物；有神昏先兆者或肝昏迷者，禁食含氮食物（如含蛋白质、铵盐、尿素等物质较多的食物）；食管静脉曲张者忌食煎炸、粗糙、过硬的食物，进食宜细嚼慢咽，防止粗糙食物损伤上消化道黏膜。

气滞湿阻的患者可理气健脾食物，如柑橘、佛手、萝卜、芍药、白扁豆等；湿热蕴结的患者可食偏凉、渗湿的食物，如菠菜、芹菜、黄花菜、冬瓜、绿豆、菱白、荸荠等清热利湿之品；寒湿困脾的患者可食健脾温阳利湿食物，如鲤鱼、山药、薏苡仁、赤小豆等；肝脾血瘀的患者可食行气活血的食物，如萝卜、橘子、山楂、桃仁等；脾肾阳虚的患者应忌生冷，食温热、健脾益肾的食物，如羊肉、南瓜、大枣、龙眼、鸡蛋、黄鱼、鳝鱼等；肝肾阴虚的患者可食平肝息风、滋肾养阴的食物，如黑木耳、香菇、核桃、花生等。

春季时鼓励患者加强户外活动,指导其服用乌梅汤、覆盆子汤等;夏季脾气易损,应增加室内空气的流通,调配菊花茶、绿豆赤豆粥、玉米须茶及冬瓜汤等;秋季燥邪为甚,告知患者保持心境平和,并指导患者调配荸荠藕汁茶等养阴润燥;冬季患者则应厚衣重食,进食高热量、高蛋白食品,可服枸杞桂圆汤等。

四、疼　　痛

中医学认为,肿瘤疼痛主要可分为邪实与正虚两大类型。气滞血瘀,瘀血阻络,痰浊凝聚,毒热蕴结,均可导致脉络瘀阻,而表现为邪实疼痛;正气内虚,则可引起脉络失养,而表现为正虚疼痛。一般肿瘤疼痛属邪实者,多疼痛较甚,并伴有气滞、血瘀、痰浊、热毒等兼证;属正虚者,多以慢性疼痛为主,时轻时重,延绵不断。辨证施治是中医治疗肿瘤疼痛的基本方法。

1. 辨证分型

（1）肝郁气滞

攻窜胀痛,痛无定处,或跳动性疼痛,舌苔薄白,脉弦。

治法:理气止痛。

方药:柴胡疏肝散加减。

柴胡 10g,白芍 15g,陈皮 5g,枳壳 15g,郁金 10g,甘草 10g,香附 15g,延胡索 15g。

其他常用理气中药:八月札、乳香、没药、川楝子、乌药、枸橘、广木香、玫瑰花等,可随证加减。

（2）血瘀阻络

固定性刺痛,刀割样疼痛,入夜更甚,严重者有撕裂样疼痛。且经久不愈,舌质暗有瘀斑,脉弦涩。

治法:活血化瘀止痛。

方药:桃红四物汤加减。

桃仁 15g,红花 15g,川芎 15g,当归 15g,五灵脂 10g,延胡索 15g,莪术 15g,凤仙花 10g。

其他常用活血化瘀中药:穿山甲、地鳖虫、益母草、凌霄花、王不留行、水红花子、姜黄、泽兰叶、苏木、三棱、丹参等,可随证选用。

（3）痰浊凝聚

疼痛并重著,伴见头晕、目眩、嗜睡,局部出现单个或多个肿大的淋巴结。

治法:化痰止痛。

方药:导痰汤或半夏白术天麻汤加减。

半夏 10g,茯苓 10g,天麻 10g,枳实 10g,陈皮 6g,牡蛎 20g。

其他常用化痰中药:白芥子、竹茹、生南星、浙贝母、夏枯草等,可随证加减。

（4）毒热蕴结

局部烧灼样疼痛、绞痛,疼痛部位固定不移,触摸疼痛部位会使疼痛加剧,伴有发热、口渴或出血症状,舌质红或绛。

治法:清热解毒,消肿止痛。

方药：五味消毒饮加减。

蒲公英 30g，金银花 30g，野菊花 20g，草河车 15g，莪术 15g，三棱 10g。

其他常用清热解毒中药：漏芦、羊蹄根、芙蓉叶、皂角刺、冰片、牛黄、干蟾皮、龙葵、蛇莓、龙胆草、白花蛇舌草、半枝莲、山豆根、黄芩、黄连、黄柏，可随证选用。

（5）脾肾气血亏虚

局部或全身疼痛，痛势绵绵，喜按，伴消瘦，神疲，气短，食欲不振，怕冷，大便溏薄，腰膝冷，舌质淡，苔白，脉沉细。

治法：益气养血，温补脾肾。

方药：八珍汤或附子理中汤加减。

党参 10g，炒白术 15g，茯苓 15g，当归 10g，川芎 6g，干姜 6g，白芍 10g，枸杞子 10g，女贞子 10g。

其他补益中药：人参、太子参、黄芪、阿胶、何首乌、山药、山萸肉、菟丝子、巴戟天等，可随证加减。

2. 穴位注射止痛

胃俞、脾俞、中脘、内关、足三里穴。取双侧穴位。当归注射液 0.5 毫升或 0.1%阿托品注射液 0.5 毫升，或用 2%普鲁卡因 0.3～0.5 毫升，每次选取 1～3 个穴位，每日 1 次，交替使用，10 天为 1 个疗程。

3. 穴位拔罐止痛

取内关、中脘、足三里、胃区阿是穴。火罐或哈慈五行罐，每次留罐 10 分钟，每日 1～2 次。

五、结　语

中医指导癌症康复有两个基本原则：一是辨证论治。整体观念是中医学的基本特点，无论是治疗还是调养，都应根据全身情况，辨明证型后，再予用药。中医认为，肿瘤是全身疾病的局部表现，在治疗中需要着重考虑局部病灶，然而在辨证施治过程中，更要考虑到患者本身气血阴阳虚实的整体状态，这样用药才能效如桴鼓。二是要分清标本缓急。"急则治其标，缓则治其本"是中医用药的基本法则，"标"是疾病所呈现出的症状，如咳嗽、发热、出血、呕吐等，"本"是产生这些症状的根本原因，如肝胃不和、气血亏损等。在治疗时，需要分清病证的标本缓急，予以准确的对症干预，以期达到事半功倍的效果。例如，对早期手术患者来说，术后身体机能较弱，加以中药干预，主要是起到补虚的作用；对不适宜手术或手术后放化疗的患者来说，予以中药干预，一是为了降低毒副作用，二是为了增强治疗的敏感性，提高治疗效果；以上这两种情况，即属于急则治其标，在用药过程中，需要以解除患者当下最痛苦的症状为旨。而对于肿瘤晚期的患者来说，机体处于气血阴阳亏虚的状态，一方面可以通过应用补益中药扶正补虚，一方面可以联合抗癌中药祛邪抑瘤，标本兼治，共奏良效。

总之，中医治疗在肿瘤发展各期都有适宜的应用，通过调节机体的内环境，重塑机体平衡，保证各脏器仍"正常运转"，防止肿瘤进展与复发。

参 考 文 献

林洪生. 2015. 林教授与肿瘤患者谈康复［M］. 北京：中国中医药出版社.

高清泽，赵忠印.2005.肿瘤防治康复与调养［M］.北京：中国医药科技出版社.

郭宏昌，2011.中西医结合疾病治疗与康复［M］.北京：中国科学技术出版社.

张文彭，张寅.2012.肿瘤病人康复手册［M］.2版.北京：人民卫生出版社.

许健鹏，高文柱.2005.中国传统康复治疗学［M］.北京：华夏出版社.

何裕民.2005.现代中医肿瘤学［M］.北京：中国协和医科大学出版社.

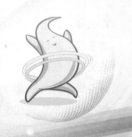

后 记

　　本手册定稿于2022年秋，适逢祖国第七十三个国庆日，躬逢盛典，实属殊荣。

　　中医药治疗胃癌的历史源远流长，历代名家辈出，方药成效斐然，然至今日，在现代医学治疗奠基之下，业内对中医辨治胃癌的理论却错综复杂，难得真解，由此萌生了编撰该册的想法。

　　本手册介绍的胃腑中医生理及胃癌的相关辨治均是参考了历代经典论著和临床经验并参考当代药理研究等文献资料慎重编撰。诚如东垣所言："医之用药犹将之用兵，良将不拘于法；药有方，良将不拘于方，非约尽废其旧也。"至于具体临床实践仍需诸位读者结合患者实际，审慎斟酌。中医辨治疾病博大精深，绝非这浅浅一册所能尽言，在此欢迎广大同仁积极予以批评指正。

　　最后，感谢所有为该手册的编撰提供帮助的同仁。惟愿我辈能寻先杰之迹，立先贤之肩，为中医药在胃癌诊治中舒展拳脚以尽绵薄之力。